먹어서 약이 되는 생활 음식 100가지

지은이_유태종

서울대학교 농과대학 농화학과 졸업.
고려대학교 식품공학과 교수,
독일 마인츠 대학 교환 교수,
보건사회부 식품위생 심의 위원,
국방부 정책자문위원 역임.
농림부 전통가공식품 심의위원
한국산업규격식품부회 위원장
식생활 개선 국민운동본부 부회장
건양대학교 식문화연구소장
곡천건강장수연구소장

저서 _ 《음식족보》 《음식궁합1》 《음식궁합2》
《식품 동의보감》 《아이들 두뇌는 식탁이 결정한다》
《수험생 밥상을 다시 차리자》 《유태종 박사의 건강 장수법》 외 다수.

먹어서 약이 되는 생활 음식 100가지

초판 1쇄 발행 | 2006년 9월 15일
초판 3쇄 발행 | 2008년 3월 10일

지은이 | 유태종
펴낸이 | 양동현

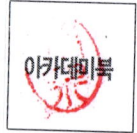

펴낸곳 | 도서출판 아카데미북
출판등록 | 제13-493호
주소 | 서울 성북구 동소문동4가 124-2
대표전화 | 02) 927-2345 팩시밀리 | 02) 927-3199
이메일 | academy@academy-book.co.kr

ISBN | 89-5681-056-7 13570

잘못 만들어진 책은 구입한 곳에서 바꾸어 드립니다.

ⓒ 유태종, 2006

www.academy-book.co.kr

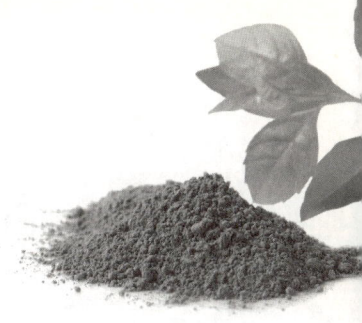

먹어서 약이 되는
생활 음식 100가지

식품영양학 박사 谷泉 유태종 지음

아카데미북

| 머리말 |

잘 먹으면 보약이 되는 생활 속 음식들

요즘은 단순히 배를 채우기 위해서 먹는 것이 아니라 맛을 즐기기 위해 음식을 먹는다. 게다가 웰빙 열풍이 불면서 맛은 물론 '건강'을 추구하는 사람들이 많다. 실로 '무엇을 먹을 것인가'에 대한 관심이 대단하다.

1977년 미국 상원의 영양 문제 특별 위원회에는 '지금까지 우리의 식사는 잘못되었다. 암·심장병·당뇨병을 줄이기 위해서는 동물성 지방과 설탕 섭취를 줄이고, 곡물과 채소 위주의 식사를 해야 한다'는 맥거번 보고서가 제출되었다. 이 보고서에서는 현대인이 병에 걸리는 원인이 대부분 '음식으로 인한 식원병(食原病)'이라고 지적하고 있다.

우리는 전통적으로 쌀을 주식으로 하는 곡물 중심의 식생활을 해 왔다. 쌀밥(현미밥)과 된장국, 김치와 나물, 생선과 약간의 육류로 구성된 식단은 오늘날에도 매우 과학적인 밥상으로 인정받고 있다.

이 책은 음식을 사랑하는 사람들을 위해 엮은 것이다. 음식은 원래 먹고살기 위한 절박한 것에서 시작하여, 지금은 여러 가지가 풍부해지면서 감상해 가며 먹는 지경에 이르고 있다. 그래서 식도락이란 말까지 생기지 않았는가?

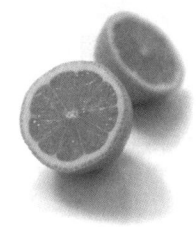

　음식은 잘 먹으면 보약 이상으로 사람을 건강하게 해 주는 특징이 있지만 잘못 먹으면 탈이 나고 도리어 건강을 해치는 것이 되고 만다. 그래서 우리는 음식을 잘 알고 먹어야 하는 것이다.

　음식은 저마다 유래와 역사를 다 가지고 있다. 그것을 알고 음식을 먹으면 음식 맛도 배가될 수 있다. 다른 사람과의 대화에서도 좋은 화제의 재료가 되는 것이다. 앞으로 시대의 흐름에 따라 음식도 많이 변할 것인데, 그것을 살피고 이해한다는 것은 생활을 윤택하게 하고 건강을 위해서도 필요한 것이다.

　여기에 수록한 음식들은 일상생활에서 쉽게 접할 수 있는 것들을 선별한 것이다. 식생활은 건강의 기본이다. 아무리 허약한 사람이라도 식사를 잘하고 생활 습관을 바로 가지면 자연 치유력이 강화되어 건강하게 살 수 있다. 우리의 몸을 건강하게 하는 비결은 어쩌다 먹는 특별하고 비싼 음식에 있는 것이 아니라, 일상 속의 음식을 골고루 먹는 생활 습관에 달려 있다.

　이 책을 펴내는 데 애써 주신 아카데미북의 여러분과 가족과 친지들에게 사의를 표하는 바이다.

2006년 가을, 谷泉 유태종

| 차례 |

머리말 • 4

가지 • 10
간 • 13
감 • 16
감자 • 18
게 • 21
결명자 • 24
고구마 • 27
고등어 • 30
고추 • 33
구기자 • 36
굴 • 39

귤 • 42
김 • 45
냉이 • 47
녹차 • 50
다시마 • 53
달걀 • 56
달래 • 59
닭고기 • 62
당귀 • 66
당근 • 68
대추 • 71
더덕 • 74
도라지 • 76

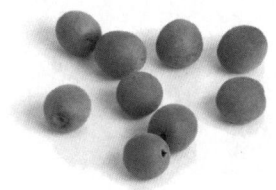

돼지고기 • 78
둥글레 • 83
들깨(깻잎) • 86
땅콩 • 89
레몬 • 92
마 • 95
마늘 • 97
매실 • 100
머위 • 103
메밀 • 106
멸치 • 109
무 • 112
미꾸라지 • 115

미나리 • 118
미역 • 120
민들레 • 122
바나나 • 124
바지락 • 126
밤 • 128
배 • 131
벌꿀 • 135
보리 • 139
복숭아 • 142
부추 • 145
브로콜리 • 148
사과 • 151

| 차 례 |

산수유 • 154
상추 • 156
새우 • 159
생강 • 161
셀러리 • 164
소고기 • 166
송이버섯 • 169
수박 • 172
시금치 • 174
식초 • 177
쑥 • 180
쑥갓 • 183
씀바귀 • 186

아욱 • 188
알로에 • 190
양배추 • 192
양파 • 195
연근 • 197
연어 • 199
오미자 • 201
오이 • 203
옥수수 • 205
올리브유 • 208
요구르트 • 211
우엉 • 213
우유 • 215

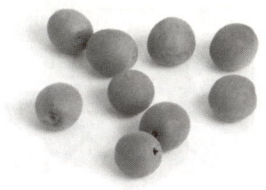

유자 • 217
율무 • 219
은행 • 221
인삼 • 224
장어 • 226
질경이 • 229
참깨 • 231
청국장 • 234
치즈 • 237
커피 • 239
콩 • 243
콩나물 • 246
키위 • 249

토란 • 252
토마토 • 254
파 • 257
파래 • 260
팥 • 263
포도 • 265
표고버섯 • 268
피망 • 271
현미 • 273
호두 • 275
호박 • 278

아름다운 빛깔, 우수한 항암 성분
가지

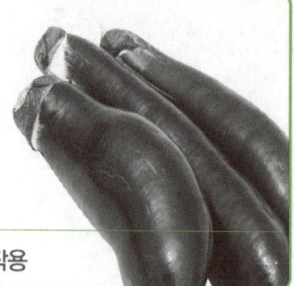

• 식욕 증진 • 칼로리 공급 • 뇌출혈 예방 • 항암 작용

　서양 사람들은 가지를 '달걀나무'라고 한다. 우리와는 달리 둥근 모양의 가지가 많기 때문이다. 원형 · 달걀형 · 대장형 · 중장형 · 장형 등으로 모양이 다양하고, 색에 따라 자색 · 자갈색 · 청백색 · 자주색 · 흰색 · 노란색 · 녹색 줄무늬 등을 띠며, 세계 각지에 150여 종이 분포되어 있다. 우리나라에서 주로 재배되는 것은 진한 흑자색에 긴 장방형이다.
　인도 동남부가 원산인 가지는 우리나라에선 신라 시대부터 재배하기 시작했다. 몹시 딱하거나 서러워서 목 맬 나무의 크고 작음을 가리지 않고 죽으려 한다는 뜻으로 '가지 나무에 목맨다'는 속담이 전해지고 있을 정도로 친숙하다.
　《본초강목(本草綱目)》에는 '가지는 피를 맑게 하고, 통증을 완화하며, 부기를 빼 준다'고 기록되어 있다. 해열 효과도 큰 것으로 되어 있다.
　가지는 칼로리가 100g당 16kcal에 불과하고 수분이 94%나 되는 다이어트 식품이다. 칼슘 · 철분 · 구리 · 카로틴이 함유되어 있고, 엽산과 칼륨이 풍부하다. 또한 특이하게도 인삼의 주성분인 사포닌을 많이 함유하고 있다. 사포닌은 항산화·항염 작용이 있고, 혈중 콜레스테롤을 낮춰 비만 치료와 예방 효과를 보인다. 가지는 기름 흡수율이 뛰어나므로, 식욕이 없을 때 가지를 기름에 볶아 먹으면 좋은 칼로리 공급원이 된다.

가지는 과채류 가운데서 영양가가 가장 낮지만, 보라색의 선명한 색과 부드러운 질감이 좋아서 동서양 어디에서나 식탁의 벗으로 애용되어 왔다. 사실 식품은 반드시 영양가만 가지고 평가할 수는 없다. 빛깔·향기·맛 등의 기호성도 식품을 선택하는 중요한 기준이 되는데, 특히 빛깔이 뛰어난 음식은 시각을 통해 중추 신경을 자극해서 침이 많이 나게 하며, 먹고 싶은 생각을 강하게 만드는 효과가 있다.

그런데 최근 들어 영양 면에서 별로 주목을 받지 못하던 가지가 우수 항암 식품으로 밝혀졌다. 일반 영양가는 그리 높지 않지만 **암을 억제하는 효과가 다른 채소에 비해 매우 우수한 것**으로 확인되었다. 암과 종양을 억제하는 알칼로이드, 항산화 작용으로 노화를 늦추는 비타민 C·E, 암을 예방하는 식이섬유와 페놀·클로로필·안토시아닌 등이 함유되어 있으며, 혈관을 강화하여 뇌출혈을

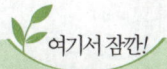

보라색의 영양 효과 가지의 보라색을 내는 안토시아닌은 플라보노이드계 색소로, 동맥에 침전물이 생기는 것을 막아 피를 맑게 하며 심장 질환과 뇌졸중 위험을 감소시킨다. 또한 살균·소염 효과가 뛰어나며, 눈의 피로에 효과적이다. 안토시아닌이 풍부한 식품으로 자주색 포도·가지·블루베리·체리·붉은 양배추·붉은 양파·망고스틴 등이 있다.

예방하고 혈압을 내려 준다.

1일 필요량은 70g(작은 것 2개) 정도다. 클로로필과 비타민C는 열에 약해 가열 조리하면 손실되기 쉽지만, 암 발생을 막는 효과가 있는 성분은 가열해도 거의 파괴되지 않는다. 따라서 조림 · 구이 · 튀김 · 볶음 · 숙장아찌 등 기호에 맞게 조리해 먹는다.

가지는 표면이 탱탱하고 꼭지 부분이 껄끄러운 것이 싱싱하며, 가늘고 껍질이 부드러운 것이 맛이 좋다. 그러나 씻어서 썰어 놓으면 갈변되므로 썬 즉시 물에 담가 변색을 막는다.

가지를 날 것으로 먹으면 혓바늘이 생기기도 한다. 예부터 천식이나 기침을 하는 사람이 먹으면 기침이 더 나며, 목소리를 많이 쓰는 사람이 먹으면 목을 거칠게 하여 고운 목소리가 나오지 않는다고 한다.

궁합이 맞는 음식 & 약이 되는 조리법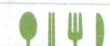

가지 냉국

● **재료** 가지 2개, 대파 흰 부분 1/2뿌리, 양념(국간장 · 다진 마늘 각 1/2큰술, 다진 파 1큰술), 국물 재료(끓여 식힌 물 4컵, 식초 2큰술, 설탕 1큰술, 국간장 2/3큰술, 소금 1.5작은술)

● **만드는 법**
① 가지는 꼭지 부분을 잘라 낸 뒤 2등분하여 두께 7cm 정도로 잘라서 찐다. 찜통의 물이 끓어 수증기가 오르면 가지를 넣는다.
② 찐 가지가 어느 정도 식으면 반으로 갈라 젓가락으로 길게 찢는다. 손으로 가르면 가지 살이 흩어지거나 부스러지므로 젓가락을 사용한다.
③ 분량의 재료로 냉국 국물을 만들어 냉장고에 넣어 차갑게 식힌다.
④ 대파 흰 부분에 칼집을 내어 속대를 뺀 뒤 겉부분만 2cm 길이로 곱게 채 썬다.
⑤ 찢어 놓은 가지에 양념을 넣고 버무린다.
⑥ 양념한 가지를 그릇에 담고 냉국을 붓고 그 위에 채 썬 대파를 얹는다.

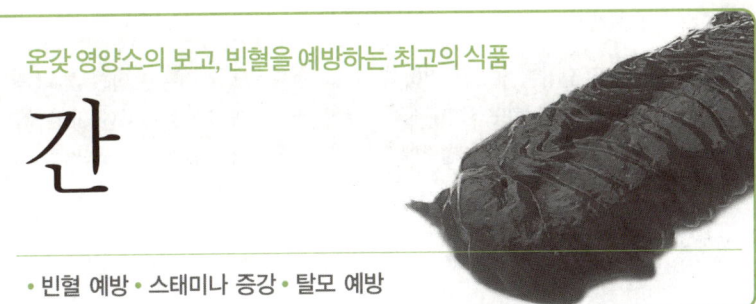

온갖 영양소의 보고, 빈혈을 예방하는 최고의 식품
간

• 빈혈 예방 • 스태미나 증강 • 탈모 예방

　음식을 먹고 나서 종종 '간에 기별도 가지 않았다'는 표현을 하는 경우가 있다. 이는 먹은 것의 양이 적어서 먹은 것 같지 않음을 비유할 때 쓰는 말로, 은연중에 간의 중요성을 나타낸다.

　동물의 왕 사자는 사냥해 온 먹이를 먹을 때 가장 먼저 간을 먹는다고 한다. 치열한 생존 경쟁에서 살아남으려면 강인한 스태미나가 필요할 것이니, 어쩌면 사자가 사람보다 영양학적인 면이 본능적으로 발달한 것인지도 모르겠다.

　모든 동물의 간은 물질대사의 중심체이며 큰 화학 공장과 같은 것으로서, 분해·합성·저장·해독·중화 등 만능에 가까운 작업을 수백 가지나 하고 있다. 단백질과 비타민, 무기질 등이 풍부하여 빈혈을 예방하고, 스태미나를 키우는 데 좋은 식품이다. 하지만 영양가가 높은 대신 부패가 잘되므로 신선한 것을 고르는 지혜가 필요하다. 사실 영양 가치로 따지면 살코기보다 간이 훨씬 비싸야 옳은데, 간은 별로 비싸지 않다. 쇠고기의 단백가가 79인 데 비해 쇠간의 단백가가 89인 걸 보면 그 영양적 가치를 결코 무시할 수 없다.

　50g의 간을 먹게 되면 비타민A 하루 필요량을 훨씬 넘게 섭취할

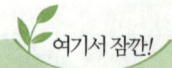

간 손질법 간은 냄새를 없애는 것이 무엇보다 중요하다. 쇠간은 표면의 흰 막을 벗겨 내고 물에 1시간 정도 담가 핏물을 뺀 후 납작하게 썰어서 우유에 30분 이상 담가 둔다. 쇠간을 썰어서 청주에 30분 정도 담갔다가 끓는 물에 슬쩍 데쳐도 좋다.

수 있고, 질 좋은 단백질·지질·비타민B_2·B_6·철·구리·코발트·망간·인·칼슘 등 빈혈 예방이나 스태미나 증강에 필요한 무기질도 풍부하게 섭취할 수 있다. 즉 간을 먹으면 창고에 쌓여 있는 영양소를 그대로 이용하게 되는 셈이다.

쇠간은 탈모 예방 식품으로도 더 없이 귀중하다. 풍부한 비타민A는 모공이 각질화하여 탈모되기 쉬운 상태를 막아 주며, 비타민B_2는 피부의 물질대사에 작용하고, 비타민B_6는 모발의 성장을 돕는다. 더구나 탈모를 막는 또 하나의 이유인, 지방의 함량이 적은 반면 단백질은 많아 효과적이다.

간은 여러 가지 효소가 많아 효소 작용으로 인한 변질과 부패가 빠르다. 또 독특한 냄새가 있어서 싫어하는 사람도 많다. 따라서 쇠간을 요리할 때는 포도주나 우유에 담갔다가 조리하면 맛있는 간 요리를 만들 수 있다.

식물성 단백질에 동물성 단백질을 보충하면 영양가가 시너지 효과를 낸다. 그러므로 여러 가지 채소와 더불어 간 요리를 밥상 위에 올릴 줄 아는 주부는 가족 건강을 챙길 줄 아는 현대판 현모양처라고 해도 될 듯하다.

궁합이 맞는 음식 & 약이 되는 조리법

간 전

- **재료** 쇠간 200g, 소금·깨소금 각 1큰술씩, 후춧가루 약간, 메밀가루 3큰술, 식용유 적당량, 초장(간장 2큰술, 식초·물 1큰술씩, 잣가루 1/2작은술)
- **만드는 법**
① 쇠간은 얇은 막을 벗기고, 힘줄과 기름을 발라 낸 뒤 한입 크기로 잘라 0.6cm 정도의 두께로 포를 뜬다. 소금을 고루 뿌려 주물러서 물에 헹구어 핏물을 빼고 채반에 건져 물기를 뺀다.
② 물기를 뺀 간에 후춧가루를 고루 뿌려 밑간한 뒤 메밀가루와 깨소금을 섞어서 고루 묻힌다.
③ 뜨겁게 달군 팬에 기름을 넉넉히 두르고 양면이 완전히 익도록 지진다.
④ 준비한 양념을 고루 섞어 초장을 만들어 곁들여 낸다.

몸을 차게 해서 혈액을 깨끗하게 한다
감

• 피로 회복 • 노화 방지 • 고혈압 예방 • 해독

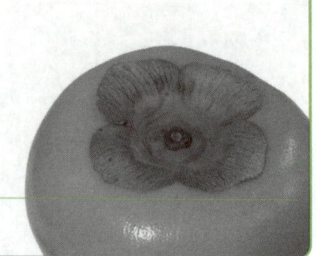

감은 다른 과일에 비해 수분이 적고 당분이 14%로 매우 많다. 당분의 대부분은 포도당과 과당이어서 소화 흡수가 잘된다. 열량은 100g당 60kcal로 사과보다 20% 정도가 높다.

비타민A(카로틴)도 과일치고는 많은 편이어서 100g에 400I.U 이상이 들어 있다. 비타민A는 질병에 대한 저항성을 높이며 피부를 탄력 있고 강하게 하는 영양소이다.

비타민C의 함유량도 귤의 2배, 사과의 6배나 되는데, 이 비타민C와 카로틴이 상승 작용을 하여 피로 회복과 미용에 도움을 주고, 감기를 예방하며, 노화와 스트레스를 예방한다. 또 감에는 몸속의 나트륨을 배출해서 혈압을 낮춰 주는 칼륨이 풍부하기 때문에 감을 자주 먹으면 고혈압과 동맥 경화 예방에 도움이 된다.

감의 떫은맛 성분은 타닌 때문인데, 이것을 지나치게 많이 섭취하면 철분 흡수율이 떨어지지만, 적당히 섭취하면 해독 효과가 있고, 위에도 좋은 자극을 준다. 또한 악취와 숙취를 방지하는 효과가 있다.

감은 또한 몸을 차게 하는 성분이 있어서, 과음한 다음날 메스꺼울 때 효과적이지만, 몸이 지나치게 차가워지면 좋지 않으므로 낮에 하

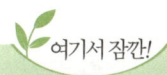 **여기서 잠깐!**

비타민이 풍부한 감잎차 감잎에는 섬유질·단백질·비타민 성분이 풍부하다. 감나무의 어린잎을 말려서 우려낸 차로, 비타민C와 A가 풍부해 감기를 예방하고 병에 대한 저항력을 높여 준다. 갈증을 풀어 주므로 냉장고에 넣고 음료수처럼 마셔도 좋다. 5월에 딴 어린잎에는 칼슘이 풍부해 빈혈에 효과가 있다. 5월 이후에 딴 잎은 살짝 찐 뒤 잘게 썰어 말려서 쓴다. 또한 꾸준히 마시면 고혈압·동맥 경화·당뇨병 등의 생활습관병을 예방함은 물론 치료 효과도 얻을 수 있다.

루 1개 정도만 먹는 것이 좋다.

감을 곶감으로 만들면 비타민A가 증가한다. 곶감의 분말은 기관지나 폐의 점막에 좋아서 환절기의 감기, 목이 아플 때 효과적이다.

감 꼭지는 딸꾹질과 야뇨증에 효과가 있다.

면직물에 풋감 즙을 물들여 만든 갈옷은 천이 질기고 빳빳하며, 열이 전도되지 않고 통기성이 뛰어나 시원하게 입을 수 있다. 비를 맞거나 땀이 나도 몸에 달라붙지 않으며, 감즙이 방부제 역할을 하여 땀이 묻은 채 두어도 썩지 않아 매우 실용적인 건강 생활 용품이다.

궁합이 맞는 음식 & 약이 되는 조리법

감 장아찌

- **재료** 떫은 감, 된장 담긴 그릇, 양념(마늘, 깨소금, 참기름)
- **만드는 법**
① 가을에 과숙되지 않은 떫은감을 준비하여 꼭지를 떼고 깨끗이 씻은 뒤 물기를 닦는다.
② 장독에 있는 된장을 한쪽으로 퍼내 올린 뒤 감을 넣고 다시 덮어 둔다. 20일이 지나면 감의 떫은맛이 없어지고 독특한 맛이 난다.
③ 먹기 좋은 크기로 썰어, 마늘·깨소금·참기름으로 양념하여 무쳐 먹으면 맛있는 별미가 된다. 술안주로도 손색이 없다.

비타민C와 칼륨이 풍부한 땅의 사과
감자

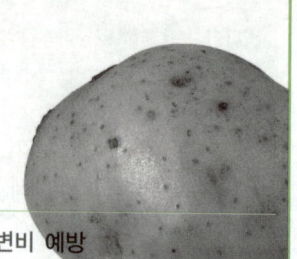

• 다이어트 효과 • 면역력 증강 • 당뇨병 예방 • 변비 예방

감자를 많이 먹고 있는 지방에 장수자가 많은 것은 흥미 있는 일이다. 장수촌으로 유명한 코카서스에선 유제품·호밀빵·메밀·옥수수죽, 그리고 감자 등을 많이 먹고 있으며, 파키스탄의 훈자에선 한 사람당 하루 250g의 감자를 먹는다고 한다.

열량은 중간 크기의 감자 1개가 밥 반 공기보다 조금 많거나 거의 비슷하다. 그러므로 감자를 주식으로 하면 쌀밥에 없는 **비타민C와 B_1, 식이섬유 등을 섭취할 수 있어 다이어트와 당뇨병에 도움**이 된다. 프랑스에선 감자를 '땅의 사과'라고 하는데 영양 효과 면으로 보아 비슷한 점이 많다.

비타민C와 B_1은 스트레스 해소를 돕는 중요한 영양소다. 비타민C는 면역력을 높여 주며, 감기 예방이나 활성화 산소 제거에 효과적이다. 또한 감자에는 칼륨이 풍부하여 체내의 불필요한 나트륨을 배출하기 때문에 고혈압이나 신장이 나쁜 사람, 소변이 원활하지 못한 사람들에게 좋다.

한국인의 식생활은 소금의 섭취량이 높아 고혈압 유발 원인이 되고 있다. 하지만 소금을 갑자기 줄이면 음식 맛이 없고 소화도 잘 안

되어 부작용이 크다. 그럴 때에 완충력을 발휘할 수 있는 식품이 감자이다. 나트륨과 칼륨의 비율이 돼지고기는 1.3:1이고 단무지가 17:1인데 비해 감자는 무려 1:12이다. 칼륨은 물에 잘 녹아 나오므로 찌거나 구워 먹는 것이 유리하다.

사람이 스트레스를 받으면 위궤양이나 십이지궤양, 심근경색 등에 노출되기 쉬운데, 그러한 생활습관병을 예방하는 식품의 하나로 감자가 손꼽히고 있다.

또 감자에는 수용성 식이섬유인 펙틴이 사과만큼 많다. 이 수용성 섬유는 혈중 콜레스테롤을 줄여 주는 작용이 있다. 변비를 예방할 뿐만 아니라 부교감 신경이 정상적으로 작용하도록 돕는다. 두통·어깨 결림·빈혈·고혈압 등 성인들에게 많은 증상은 대부분 부교감 신경의 작용이 둔화되면서 초래되는 것이 많다. 백미나 육류 등 식이섬유가 적은 식사를 하게 되면 장내 세균의 수가 감소되어 장내 판토텐산 합성이 줄게 되는데, 감자의 식이섬유는 장내 유익균의 생육을 도우며 자율신경실조증을 예방하는 작용을 하는 것이다.

감자에 함유되어 있는 비타민C는 많은 양은 아니지만, 전분에 싸여 있어서 열에 강하므로 수프나 된장국 등 따뜻한 국의 재료로 매우 좋다. 감자를 통째로 찌면 70% 이상, 기름에 볶으면 80% 이상 비타

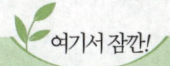
여기서 잠깐!

피부 진정 작용이 탁월한 감자 팩 감자는 화이트닝 효과와 진정 작용으로 피부를 투명하게 가꿔 주므로 여름철 햇볕에 지친 피부에 매우 좋은 팩 재료다. 감자 팩은 차가운 상태로 이용하는 것이 좋다. 감자 팩은 감자를 강판에 갈아 밀가루와 섞어 쓰거나 감자를 얇게 저며 피부에 바로 붙이는 방법이 있다.

민C가 남는다. 소량 함유되어 있는 비타민B_1 또한 감자를 익힌 뒤에도 90%가 남는다.

유럽에서는 16세기 무렵부터 괴혈병이 유행했다. 특히 독일은 풍토 때문에 과실이 잘 자라지 못해 비타민C의 부족으로 괴혈병이 심각했다. 그 대안으로, 독일 정부가 감자 보급에 애쓴 결과 괴혈병이 해소되었다고 한다.

하지만 감자는 뛰어난 영양 효과 만큼이나 싹에는 솔라닌이라는 유독 성분이 함유되어 있으므로 반드시 싹 주위를 잘 제거하고 먹어야 한다. 솔라닌으로 인한 일시적인 혈당 저하 현상 때문에 날 감자즙이 당뇨에 특효라고 알려져 있다. 하지만 계속해서 솔라닌을 먹으면 간의 기능 저하와 물질대사 이상이 생겨 부작용이 커진다.

감자는 고구마와는 달리 맛이 담백하고 조리법도 다채로워서 먹어도 싫증이 나지 않는다. 프랑스인은 튀겨서 먹고, 영국과 북구인은 삶아서 먹는 것을 좋아한다. 격식 있는 스테이크 요리에는 꼭 구운 감자가 곁들여진다. 구운 감사에 버터를 녹여서 먹었을 때 맛이 어울리는 이유는 감자에는 지방이 0.2%밖에 없기 때문이다.

궁합이 맞는 음식 & 약이 되는 조리법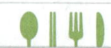

크네델

감자를 좋아하는 독일 사람들이 고안해 낸 요리로, 맛과 모양이 좋을 뿐 아니라 영양의 균형을 이룬 훌륭한 요리이다.
- ● **재료** 감자, 생치즈
- ● **만드는 법**
① 감자를 껍질째 깨끗하게 씻어서 찐다.
② 찐 감자를 껍질을 벗겨 으깬다.
③ 감자가 뜨거울 때 으깬 뒤 치즈를 넣어 밤알만 하게 빚는다.

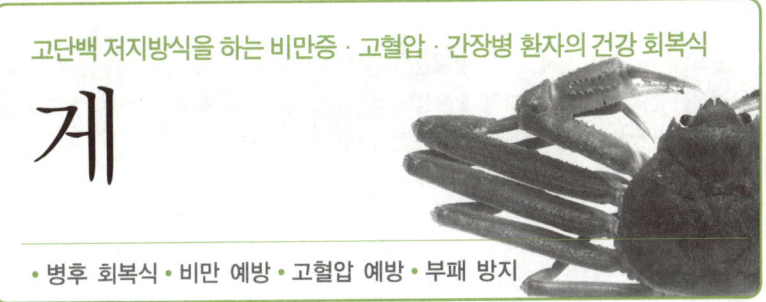

게

고단백 저지방식을 하는 비만증 · 고혈압 · 간장병 환자의 건강 회복식

• 병후 회복식 • 비만 예방 • 고혈압 예방 • 부패 방지

　재주 없는 사람을 가리켜 '게 꼬리 같다'고 하는 표현이 있다. 이는 게 꼬리가 매우 짧기 때문이다. 또 게는 옆으로 잘 기어다니고 거품을 내뱉는 습성이 있어 사람이나 동물이 몹시 괴로울 때 부걱부걱 나오는 거품 같은 침을 '게거품'이라고 표현하기도 한다.
　게는 가을 생식기에 암컷의 등딱지 속에 단맛 있는 장이 들 때가 가장 맛있다. 배에 알이 다닥다닥 붙은 산란기의 것이 좋다는 사람은 게 맛을 제대로 알지 못하는 사람이다. 배 모양으로 암컷과 수컷을 알 수 있는데 암컷이 배 뚜껑이 넓다.
　꽃게의 성분은 수분 79%, 단백질 16.4%, 지질 0.5%, 당질 1.3%, 무기질 2.8% 칼슘 58mg%, 인 174mg%, 철분 3.4mg%, 비타민B_2 0.03mg% 등으로 이루어져 있다. 특히 단백질 함량이 높은데, 이를 구성하는 아미노산으로 로이신 · 아르기닌 · 라이신 · 이소라이신 · 메티오닌 · 페닐알라닌 · 발린 · 히스티딘 · 티로신 · 시스틴 등이 있다. 필수 아미노산이 많고 지질 함량이 적어서 맛이 담백하고 소화성도 좋아 **병후 회복기 환자나 허약 체질인 사람, 노인과 발육기 어린이에게 매우 훌륭한 식품**이다. 특히 고단백

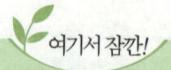

> **꽃게와 미나리의 찰떡 궁합** 꽃게는 고단백 저지방 식품으로, 비만증·고혈압·간장병 환자에게 좋다. 그러나 산성 식품이므로 알칼리성 식품을 곁들여 먹어야 한다. 미나리는 피를 맑게 하고 무기질과 비타민이 풍부하여 해독 성분이 강하므로 상하기 쉬운 게와 함께 먹으면 좋다.

저지방을 필요로 하는 비만증·고혈·간장병 환자에게 권장할 만하다.

게는 옛날부터 금기 식품(禁忌食品)이었다. 게와 꿀을 함께 먹으면 죽는다느니, 게와 감을 함께 먹으면 죽는다는 말이 그것이다. 아마도 선도가 빨리 떨어지고 세균 번식이 매우 빨라 식중독을 일으키기 쉬워 부패한 게를 먹은 사람이 식중독으로 사망한 데서 생겨난 말일 것이다. 하지만 신선한 게를 먹으면 다른 어떤 음식을 먹어도 탈이 나지 않는다.

게를 비롯한 갑각류의 껍질에는 '키틴'이라는 다당류로 소화 흡수되지 않는 동물성 식이섬유가 있다. 이것은 오징어·패류·곤충 등의 외피, 세균 세포막이나 버섯에도 들어 있는데, 뜨거운 알칼리 용액에 담그면 키토산으로 바뀌고, 약한 산에 녹는다. 키틴과 키토산을 총칭해서 '키틴질'이라 한다. 게 껍질에 풍부한 키틴 성분인 키토 올리고당도 면역의 활성을 높여 암 억제 작용을 하는 것으로 알려져 있다. 또 키틴 키토산은 창자에서 소금의 염소를 흡착하여 몸밖으로 배설하므로 소금의 과잉 섭취가 원인인 고혈압에 효과가 있다. 또한 부패 방지 효과가 있어 침채류에 소량을 첨가하여 잡균의 번식을 억제하는 데 이용하기도 한다.

게는 경북 영덕 게가 유명한데 그 지방의 파전은 게살을 바탕으로 한 것으로 맛이 일미다.

궁합이 맞는 음식 & 약이 되는 조리법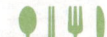

게 감정

- **재료** 꽃게 작은 것 4마리, 쇠고기 100g, 두부 50g, 숙주 100g, 밀가루 약간, 달걀 1개, 식용유 2큰술, 무 150g, 파 2대, 다진 마늘 1큰술, 다진 생강 1작은술, 고추장 4큰술, 된장 1큰술, 물 5컵, 양념(소금 2작은술, 다진 파 1큰술, 다진 마늘·깨소금 2작은술, 참기름·후추 약간씩)

- **만드는 법**
① 무는 얄팍하게 나박 썰기하고, 표고버섯은 미지근한 물에 불려 물기 없이 꼭 짜서 곱게 썬다.
② 숙주는 꼬리와 머리를 자르고 끓는 물에 데친 후 곱게 썬다.
③ 두부는 칼등으로 곱게 으깬 후 면 보자기를 이용해 물기를 빼낸다.
④ 쇠고기는 곱게 칼로 다져 놓고, 게를 흐르는 물에 깨끗이 씻어 놓는다.
⑤ 게의 등딱지를 뗀 뒤 속의 장과 게살을 떼어 낸다.
⑥ 준비된 양념을 게살에 넣고 버무려 소를 만든다.
⑦ 물기를 제거한 게 껍질 안쪽에 밀가루를 뿌리고 ⑥을 채워 넣고 밀가루를 바른다.
⑧ 달걀물을 씌워 달궈진 팬에 얹어 지져 낸다.
⑨ 냄비에 물을 붓고 된장과 고추장을 푼 후, 무·파·마늘 다진 것을 넣고 끓인다.
⑩ 지져 낸 게를 ⑨에 넣고 5분 정도 끓여 낸다.

먹으면 눈이 밝아지는
결명자

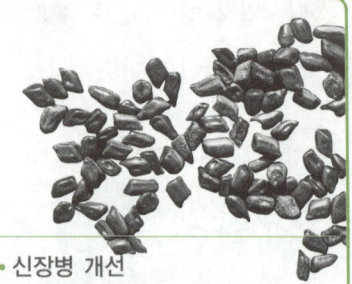

• 안과 질환 개선 및 치료 • 불면증 해소 • 신장병 개선

　결명자(決明子)는 이름에서도 알 수 있듯이 눈을 밝게 해 주는 효능이 뛰어나 눈병의 치료에 쓰인다. 특히 **눈의 충혈과 피로를 풀어 주는 특효약**으로 인정받아 왔다. 눈동자가 쑤시고 아프거나 눈자위가 당기는 경우에도 효과가 있으며, 결막염 등의 각종 안과 질환에 큰 도움이 된다. 전복 껍질인 석결명(石決明)이나 맨드라미 씨인 초결명(草決明)도 이름에 명(明)이라는 글자가 있는 것으로 짐작할 수 있듯이 눈에 이롭다.
　결명자의 맛은 약간 달면서 쓴맛이 조금 나는데, 평소에 음료수나 죽으로 만들어 먹으면 좋다.
　급성 결막염에는 결명자와 국화를 함께 달여 먹으면 효과가 좋다. 하지만 결명자는 속에 열이 많고 얼굴에 열이 오르는 사람에게 적합한 데 비해 속이 냉한 체질은 소화 장애와 설사를 유발할 수 있으므로 주의해야 한다.
　결명자를 베갯속으로 만들어 사용하면 머리에 열이 많아 생기는 두통에 도움이 된다. 머리를 맑게 하는 효능이 있으므로 불면증이 있는 사람이나 수험생들에게도 효과적이다. 오래 누워 있는 중풍 환자

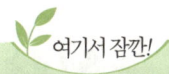

결명자 손질법 결명자를 사용할 때는 살짝 볶아 두었다가 끓여야 한다. 오래 먹을 경우에는 누렇게 되도록 볶아서 차로 마신다. 결명자를 볶는 이유는 오래 복용할 경우 결명자가 찬 성질을 가지고 있어서 속을 냉하게 할 수 있기 때문이다. 또 결명자를 볶지 않고 그냥 끓이면 비린내가 나서 먹을 수 없으므로 반드시 볶아서 차를 끓여야 한다.

에게도 결명자를 넣은 약베개가 도움이 된다.

《본초강목》에는 결명자의 효능에 대해 다음과 같이 기록하고 있다.

'간장과 신장의 기능을 돕는다. 오랜 눈병에는 결명자 두 되를 가루 내어 먹으면 좋다. 입술의 혈색을 좋게 한다. 숙취에 좋다. 뱀독에 잘 듣는다……'

결명자의 주성분은 비타민C, 에모딘, 비타민A의 전구 물질인 카로틴, 캠페롤 등이며, 각종 필수 지방산과 완하 작용을 하는 안트라퀴논 유도체도 들어 있다. 안트라퀴논 유도체는 변비에 효과가 있는데, 대황과 함께 끓여 마시거나 꿀을 넣어 마시면 변비 치료에 더 효과적이다. 결명자(C. tora)에서 분리한 Chrysophanic acid-9-anthrone 성분은 일부 피부 사상균의 발육을 억제하며 항진균 작용도 한다.

신장병이 있을 때 결명자차를 마시면 수분이 대변과 함께 많이 배설되기 때문에 신장의 부담을 가볍게 하여 피로한 신장이 회복되도록 도와준다. 또 구강염이 생겼을 때 진하게 끓인 결명자차를 2~3분간 3~4회 머금고 있으면 매우 효과가 좋다.

과음한 후에 진하게 끓인 결명자차를 마시고 자면 숙취가 풀린다.

궁합이 맞는 음식 & 약이 되는 조리법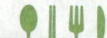

결명자차

- **재료** 결명자, 잣, 설탕
- **만드는 법**
① 결명자는 깨끗이 씻어 체에 받쳐 물기를 뺀다.
② 물기를 뺀 결명자를 프라이팬에 충분히 볶는다.
③ 찬물에 결명자를 넣고 20분 정도 중간 불에서 달인다.
④ 맛이 충분히 우러나면 찻잔에 따른다.
⑤ 잣을 띄우고 설탕을 곁들여 낸다.

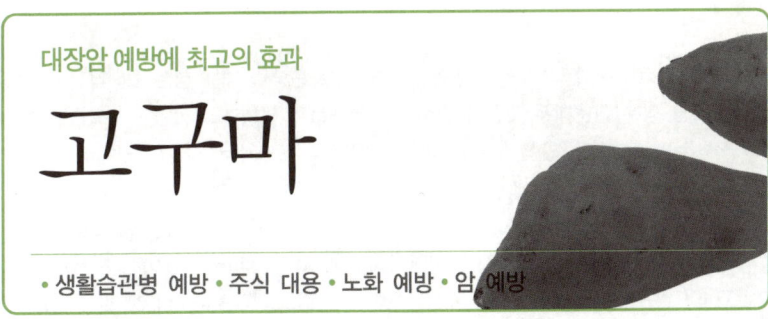

대장암 예방에 최고의 효과
고구마

• 생활습관병 예방 • 주식 대용 • 노화 예방 • 암 예방

군고구마의 향기는 우리에게 따뜻한 고향의 정감을 안겨 준다. 콜럼버스가 미 대륙을 발견했을 때 처음 유럽으로 가지고 간 물품 중 하나가 고구마인데, 지금은 세계 각지의 온대 지역에서 많이 재배하고 있다.

고구마의 주성분은 전분이며, 자당 · 포도당 · 과당 · 마니톨 · 이노시트 등의 당질이 들어 있어 단맛을 낸다. 특히 탄수화물이 풍부하여 주식으로 대용이 가능하여 예부터 구황 작물로 재배되어 왔다. 간식이나 엿, 과자 · 잼 · 당면 등의 원료로 쓰인다.

고구마는 식이섬유가 풍부해 변통을 좋게 하며, 발암 물질과 장관 벽과의 접촉 시간을 단축시켜 주기 때문에 대장암 예방에 좋다. 또한 껍질에는 전분질을 분해하는 효소가 함유되어 있어서 **껍질째 먹으면 암 예방 효과가 상승**한다. 특히 고구마 껍질에는 혈관을 튼튼하게 하는 효과가 있고, 암과 노화를 예방해 주는 보라색의 플라보노이드 성분이 들어 있다. 고구마를 자른 부분에서 나오는 하얀 유액은 수지 배당체인 얄라핀이라는 성분으로, 변통을 좋게 한다. 또한 고구마는 전분을 분해하는 효소와 장 기능을 활성화해 주는 비

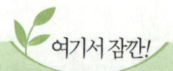

고구마에 풍부한 베타카로틴의 효과 고구마의 노란색을 내는 성분인 베타카로틴은 자연 성분 가운데서 가장 강력한 항산화제로서 몸의 노화와 암, 생활습관병 등의 질병을 부르는 활성 산소의 작용을 억제한다. 또 베타카로틴이 인체에 흡수되면 비타민A로 바뀌는데, 비타민A는 식욕을 촉진하고 신체 발육을 돕고, 면역력을 강하게 하는, 우리 몸에 꼭 필요한 영양소이다. 지친 장에 원기를 보충하는 데도 효과적이다. 장이 좋아지면 자연히 부기가 빠지고 피부가 좋아진다. 베타카로틴이 많은 음식으로는 당근·자몽·호박·고구마·카레·감·망고·벌꿀 등이 있다.

타민 B_1 도 풍부하다. 이들 성분과 식이섬유의 상승 작용으로 배변을 원활하게 한다. 이 밖에 비타민C와 E도 풍부하며, 전분질이 많아 열에 강한 것도 장점이다.

고구마의 천연적인 단맛을 평소에 많이 섭취하여 미각을 길들이면 과자에 들어 있는 인공적인 단맛이 느끼하게 느껴져 먹고 싶은 생각이 줄어든다. 과자의 다량 섭취로 인한 비만·당뇨병·심장병·변비·대장암 등을 개선할 수 있는 좋은 식품이기도 하다.

고구마는 조림이나 맛탕 등의 반찬과, 삶은 고구마·군고구마 등의 간식, 엿·포도당·과자류·식용 가공품·의약품·화장품·위스키나 소주 등의 증류주의 원료로 이용된다. 감자 역시 조림·볶음·수프·국·찌개 등 어떤 요리에도 활용할 수 있으므로 이들을 적극적으로 활용하는 것이 좋다. 그러나 당분도 많이 함유되어 있으므로 과잉 섭취해서는 안 된다.

고구마는 알칼리성 식품으로 칼륨 성분이 특히 많다. 이 칼륨 성분은 나트륨과 길항(拮抗) 작용을 하여 몸밖으로 나트륨이 많이 빠져나가게 한다. 칼륨은 혈액과 임파액 등에 많으며, 세포 조직의 삼투압 조절, 체액의 산·알칼리 평형 유지에 작용하는데, 특히 신경의 흥분을 억제하는 작용이 있다. 따라서 고구마를 먹게 되면 소금의 소비가 많아지므로 소금기 있는 김치를 곁들여 먹으면 좋다.

어린이가 놀다가 장난감이나 식품이 아닌 이물질을 먹었을 때 군고구마를 대강 씹어 삼키게 하면 이물질이 고구마에 싸여 배설된다.

궁합이 맞는 음식 & 약이 되는 조리법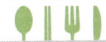

브로콜리 고구마 샐러드

● **재료** 브로콜리 1/3송이, 고구마 1개, 식용유 적당량, 프렌치드레싱(샐러드 오일 2큰술, 와인 식초 2큰술, 설탕 1/2큰술, 소금 1/3작은술, 후춧가루 약간)

● **만드는 법**
① 브로콜리는 먹기 좋은 크기로 잘라서 끓는 물에 소금을 넣고 데친다.
② 고구마는 3cm 정도 크기로 잘라서 팬에 기름과 물을 넣고 볶듯이 삶는다.
③ 볼에 브로콜리와 고구마를 넣고 분량의 재료를 섞어 만든 드레싱을 끼얹어서 버무린다.

고구마 채소 볶음

● **재료** 고구마 1개, 피망 1/2개, 당근 1/4개, 양파 1/4개, 소금·후춧가루·참기름·깨소금 약간씩, 식용유 적당량

● **만드는 법**
① 고구마는 0.5×1.5cm로 썰어서 전분을 빼고 소금 1큰술을 넣어 10분 정도 절인 다음 소금기를 씻어 낸다.
② 피망, 당근, 양파는 0.5cm 두께로 채 썬다.
③ 팬에 기름을 두르고 양파, 고구마를 투명해질 정도로 볶은 뒤에 피망과 당근을 넣고 소금·후춧가루·참기름·깨소금을 넣어 마무리한다.

고등어

EPA가 심혈관계 질환을 예방하는 등푸른 생선

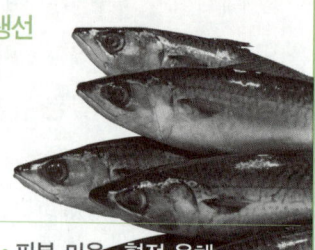

• 신체 발육 촉진 • 심장병 예방 • 학습력 향상 • 피부 미용 • 혈전 용해

　고등어만큼 세계 어디서나 즐겨 먹는 생선도 드물 것이다. 단백질과 지방질이 풍부한 대표적인 등푸른 생선으로, 값도 싸고 맛도 좋아 전 세계인의 사랑을 받고 있다. 특히 5~6월이 제철인 고등어는 위를 튼튼하게 해 주고 체력을 길러 주므로 성장기 어린이나 기력이 쇠한 어른들에게 좋다. 단백질과 지방 외에도 칼슘·나트륨·비타민 A·B·D 등의 영양소가 풍부하다.

　고등어를 비롯한 꽁치·정어리 등 회유어는 수온이 10~22℃ 내외의 바다 위층에 주로 살기 때문에 강한 수압을 받지 않는다. 그래서 깊은 곳에 사는 생선보다 육질이 연하고 부패가 빨라 '고등어는 살아 있으면서도 썩는다'는 말이 있을 정도다. 그런 특성상 몇몇 초밥집에서는 주방장이 단골 손님에게 몇 점의 고등어회를 대접함으로써 '오늘 생선은 선도가 좋습니다'라는 자랑을 대신하기도 한다.

　제철인 가을에 맛이 제일 좋으며, 등쪽보다 은백색인 배쪽이 지질 함량이 많아 맛이 좋다.

　고등어는 한명(漢名)으로 고등어(古登魚), 고도어(古刀魚), 청(鯖) 등으로 불리며, 일본말로는 '사바'여서 해방 후 한때 남과 교제를 한

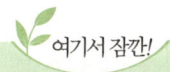
여기서 잠깐!

왜 안동 간고등어가 맛있고 유명할까? 조선시대부터 안동, 의성 지방은 일본 강점기 시대 일본 관리들도 함부로 하지 못할 정도로 세도가가 많았다. 그 당시 내륙 지방은 생선이 매우 귀한 음식이었는데, 안동 역시 내륙 지방으로, 바다와 가까운 영덕과는 아무리 빨리 걸어도 3박 4일이나 걸렸다. 그리하여 바다에서 갓 잡은 생선을 안동 세도가에 바치려는 염도 처리 기술이 발전하게 되었다. 또 며칠 걸려 가져간다고 해도 그날 다 먹어치울 수도 없을 뿐더러, 선물로 바치는 사람도 많아, 창고에 층을 이룰 정도로 쌓였다고 한다. 이것을 상하지 않게 하기 위해 보관도 잘되고, 짜지 않으면서 생선 고유의 맛을 유지하는 염도 측정 기술이 특별히 개발되었다고 한다. 이것은 손에서 손으로, 사람간에 전해진 기술로서, 간고등어는 안동 세도가에 의해, 한양의 삼정승, 육판서는 물론이고 현직 벼슬은 없으나 권세가 당당한 왕손, 임금과 사돈 관계의 대감댁에 다시 올라가고 임금 수라상에도 올라가는 진상품으로 자리잡았던 것이다.

다는 은어로 '사바사바' 한다는 말이 유행하기도 했다.

고등어를 비롯한 등푸른 생선에는 EPA(에이코사펜타엔산)라는 성분이 들어 있어 심장을 튼튼하게 해 주므로 매주 2~3일 정도 섭취할 경우 심장병을 예방할 수 있다. 하지만 튀겨 먹으면 예방 효과가 없고, 굽거나 쪄 먹을 경우에만 예방에 도움이 된다. 특히 심혈관계 질환을 예방해 준다. 등푸른 생선에는 특히 오메가-3 불포화 지방산이 다량 함유되어 있는데, 우리 몸에 나쁜 LDL 콜레스테롤을 감소시키고 몸에 좋은 HDL 콜레스테롤을 증가시켜 주며 혈관을 확장시켜 주는 등 동맥 경화 및 혈전을 예방해 준다.

등푸른 생선의 DHA 성분은 두뇌에 활력을 주어 기억력과 학습 능력을 좋게 한다. 또 성장기 어린이의 시력 향상에도 도움이 된다.

또한 고등어에 들어 있는 비타민B와 철분은 혈액을 보충하고 혈액 순환을 좋게 하는 작용이 뛰어나며 피부를 아름답게 하는 데도 효과적이다. 꾸준히 먹으면 혈액 순환 개선에 도움이 된다.

맛있고 신선한 고등어는 탄력이 있고 아가미가 붉으며 눈동자가 선명하다. 튀기거나 조릴 때 된장을 조금 넣으면 생선 특유의 비린내를 없앨 수 있으며, 무와 함께 조리면 고등어에 없는 무기질 성분이 보충되어 영양적인 면에서 우수하다. 보관할 때는 소금과 식초를 뿌려 두면 쉽게 부패되지 않는다.

고등어는 산란기인 여름철에는 내장에 유독 성분이 만들어지고 부패 속도가 다른 생선보다 빠르므로 회는 삼가는 것이 좋다.

궁합이 맞는 음식 & 약이 되는 조리법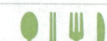

고등어 된장 조림

- **재료** 간고등어 중간 크기 1마리, 감자 중간 크기 1개, 파 1뿌리, 된장·간장·설탕 약간, 녹말가루 1작은술
- **만드는 법**
① 간고등어를 깨끗하게 손질한다.
② 고등어가 약간 잠길 정도로 물을 넣고 된장을 푼다(짜지 않게 적낭량을 푼다).
③ 간장과 설탕으로 간을 한 뒤 한번 끓어오르면 감자와 파를 넣는다.
④ 국물이 자글자글해지면, 준비해 놓은 녹말가루 1/2스푼에, 물 2스푼을 넣고 갠 물을 붓고 빨리 저어 준다. 국물이 걸쭉해지면 완성. 식성에 따라 고춧가루나 참깨를 뿌려 먹으면 좋다.

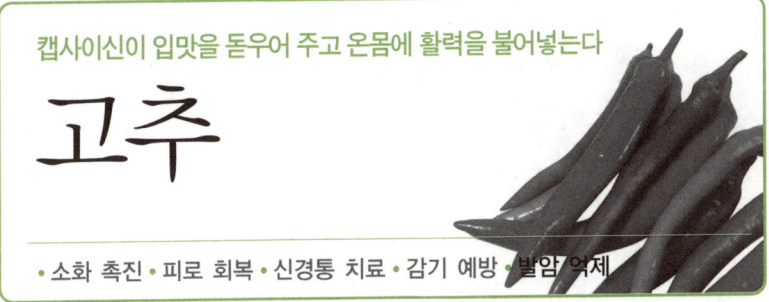

캡사이신이 입맛을 돋우어 주고 온몸에 활력을 불어넣는다
고추

• 소화 촉진 • 피로 회복 • 신경통 치료 • 감기 예방 • 발암 억제

　높푸른 가을 하늘 아래 시골 마당 멍석 위에 널린 붉은 고추는 한국의 가을 풍경을 대표하는 풍물화이다. 고추는 마늘과 함께 한국 음식에서 빠질 수 없는 양념으로 인정받고 있는데, 사실 한국에 들어온 지는 400년에 불과하다. 멕시코 고원 지대가 원산지로서, 조선 중기 임진왜란 때 처음 우리나라에 들어온 뒤로 짧은 기간에 우리나라 음식 문화를 확 바꾸어 놓았을 만큼 인기 있는 식품이다.

　고추의 매운맛은 캡사이신 성분 때문이다. 고추씨에 가장 많이 들어 있고, 나머지는 껍질에 있다. 우리나라 김장용 고추는 다른 나라의 고추 품종보다 캡사이신은 1/3, 당분은 2배 정도 들어 있어 매운맛과 단맛이 잘 조화되어 있다. 캡사이신은 젖산균의 발육을 도와 음식을 발효에 도움을 준다. 김치에 들어가는 고춧가루도 이와 같은 역할을 한다. 캡사이신은 껍질 쪽보다 씨가 붙어 있는 태좌라는 흰 부분에 많이 들어 있으므로 매운맛에 약한 아이들에게 고추를 먹일 때는 이 부분을 제거하여 매운 맛을 줄인 뒤 먹이면 된다.

　고추의 매운 맛은 혀와 위를 자극해 소화액의 분비를 촉진시키고 식욕을 돋우므로 여름철 잃어버린 입맛을 찾아 주고 기운이 없을 때

몸에 활력을 불어넣는 역할을 한다.

또한 혈액 순환을 촉진해 혈액의 흐름이 좋지 않아 생기는 신경통을 치료하는 효과도 있다. 또한 캡사이신이 위나 장에 흡수되면 혈액 속에 있는 아드레날린의 농도가 올라가 당질의 소모를 높이고 물질대사를 활발하게 하므로, 격렬한 운동을 했을 때와 마찬가지로 열량 소비가 높아지고, 지방 조직을 감소시키는 작용을 한다. 이 때문에 한때 일본에서는 고추 다이어트 열풍이 불기도 했다. 하지만 비만인 사람이 고추로 체중을 감량하는 것은 무리이므로, 우선 총 열량을 줄인 뒤에 활용해 보는 것이 좋다. 이 밖에도 고추의 캡사이신은 엔도르핀을 솟게 하여 기분을 밝게 하며, 발암 억제 효과가 있는 것으로 알려져 있다.

고추는 성질이 뜨겁고 맵기 때문에 평소 몸이 차서 소화 장애가 있는 사람에게 좋다. 매운맛이 소화를 촉진시키고 침샘과 위샘을 자극해 위산 분비를 촉진시키기 때문이다. 또한 고추의 붉은 색에는 체내에서 비타민A로 바뀌는 성분이 다량 함유되어 있으며, 비타민C의 경우 귤의 2배, 사과의 20배에 달할 정도로 함량이 많다. 그 밖에도 루테인·베타카로틴·무기질 등이 풍부하게 들어 있다.

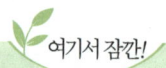
여기서 잠깐!

고추의 매운맛의 부작용   고추의 캡사이신은 체내에서 잘 흡수되지 않는 데다, 식도·위·장을 거쳐 배설될 때까지 자극을 주므로 위장 장애 및 설사를 일으킬 수 있다. 따라서 위경련·위염·위궤양 환자는 매운 음식을 피하는 것이 좋다. 특히 열이 많은 임산부는 매운 음식을 많이 먹으면 아기가 태열에 시달릴 수 있으므로 조심해야 한다.

고추는 전 세계에서 재배되고 있는데, 우리나라에서 재배되는 것은 맵기가 중간 정도여서 요리에 사용하거나 생으로 먹기에 적당하다.

풋고추에는 비타민A · B · C 등 다량의 비타민이 들어 있어 피로 회복에도 좋다. 특히 비타민C는 감귤의 9배, 사과의 18배나 된다. 예로부터 우리 조상들은 풋고추를 초복에는 1개, 중복에는 2개, 말복에는 3개를 먹어 몸에 기운을 북돋워 주었는데, 이는 무더운 여름철 지치기 쉬운 몸에 비타민을 공급하기 위한 것으로 해석된다. 풍부한 비타민A는 호흡기 계통의 감염에 대한 저항력과 면역력을 높이고 회복을 도우며, 밤눈을 밝게 한다. 또한 겨울에 구두 속에 고추를 넣으면 발이 따뜻해져 감기도 예방된다. 하지만 자극 성분을 다량으로 섭취하는 것은 위장이 약한 사람과 치질, 심장병이 있는 사람에게는 좋지 않으므로 주의해야 한다.

궁합이 맞는 음식 & 약이 되는 조리법

고추김치

- **재료** 풋고추, 무, 당근, 양파, 부추, 소금, 양념(멸치액젓, 고춧가루, 마늘, 생강, 설탕)
- **만드는 법**
① 풋고추는 소금물에 씻어서 숨을 죽인 후에 칼집을 반만 넣고 씨를 발라내 물기를 뺀다.
② 무는 3cm 길이로 썰어 주고 부추는 다듬어 씻어서 2cm 길이로 썬다.
③ 당근은 무 길이로 곱게 채 썰고, 양파는 아주 곱게 채 썬다.
④ 채 썬 무는 소금에 살짝 절인 후 물기를 꼭 짜 준다.
⑤ 멸치액젓에 고춧가루를 개어서 불린 후에 마늘, 생강, 설탕을 넣고 버무린다.
⑥ ⑤의 양념에 무, 당근, 양파, 부추를 넣고 버무려 소금으로 간을 맞춘다.
⑦ 절여진 풋고추에 ⑥의 소를 채워 넣고 항아리에 차곡차곡 담는다.
⑧ 물기 없이 담근 고추김치는 익히는 과정에서 물이 생겨 더욱 맛이 난다.

오용해도 부작용이 없어 강장제로 쓰이는 열매

구기자

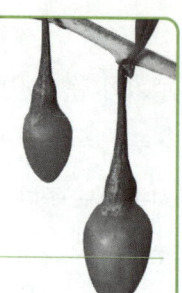

• 생활습관병 예방 • 노화 예방 • 해열 작용

오랜 옛날부터 '구기는 하늘이 백성들에게 준 과실'이라는 말이 전해지고 있다. 1800년 전 후한 시대의 유명한 약학서 《신농본초경》에는 365종의 약물이 서술되어 있는데, 각각의 효능에 따라 상약(上藥)·중약(中藥)·하약(下藥)으로 나누고 있다. 이중 상약은 독성이 없어 장기간 사용해도 해가 없으며, 늙지 않도록 해 주는 효과가 있는 것으로, 인삼과 구기 등을 들고 있다. 구기의 효능에 대해서는 '오래 먹으면 근골을 굳게 하고 몸을 가볍게 하며, 늙어서도 추위와 더위에 견딘다'고 하였다.

북한에서 펴낸 《백년 장수의 길》이라는 책에는 구기자에 대한 체험담이 실려 있다.

"구기자차를 오래 마신 덕인지 10년이나 젊어 보인다. 78세인 김 할아버지는 햇볕에 말린 구기자를 가루 내어 더운물에 담가 만든 차를 식사하기 한 시간 전에 한 잔씩 하루 3회 마시는 방법으로 25년을 장복하였다. 그래서인지 나이에 비해 10년이나 젊어 보이고 입맛도 좋고 잠도 잘 들며 걸음걸이에도 패기가 있다. 아픈 데도 없을 뿐만 아니라 혈압을 비롯한 모든 검사 값이 정상이다. 그는 돋보기 없이도

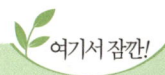 여기서 잠깐!

구기자의 유래 어떤 사람이 서하 지방을 가던 중 길에서 젊은 여인이 팔,구십 세쯤 되는 노인을 때리는 것을 보고 기이 여겨 여인에게 물었더니, "이는 내 증손자인데 때리는 것이 무엇이 이상한가? 좋은 약이 있는데 먹지 않아 이처럼 늙어서 걸음도 걷지 못하게 되었으니 벌을 주는 것이다."라고 대답했다. "그러면 당신의 나이는 얼마인가?" 하고 물으니 372세라 하였다. 도대체 그 약이 무엇이며, 몇 종류나 되는지 알려 줄 수 없는가 물으니, "약은 단 한 가지이고 이름은 5가지인데 봄에는 천정, 여름에는 구기, 가을에는 지골, 겨울에는 선인장 또는 서왕모장이다. 이것을 일 년 내내 먹으면 이렇게 장수한다"고 하였다. - 《향약집성방》 <보충편> 15책

신문을 볼 수 있다. 구기자의 약효 중 하나에 눈을 밝게 하는 것과 정신적 피로감을 해소한다고 하는데 아마 그 덕을 본 것 같다."

구기자나무는 마을 주변 또는 메마른 들판, 산비탈 등에 저절로 나서 자라기도 하고, 심어 가꾸기도 한다. 전남 진도와 충남 청양이 구기자의 명산지이다. **구기자를 오래 먹으면 뼈가 튼튼해지고 몸이 가벼워지며, 흰머리가 검어질 뿐만 아니라 100세 이상 장수**하게 되고, 눈이 밝아지고 추위와 더위를 타지 않게 된다고 알려져 있다. 허리 아픈 데·허약 체질·어지럼증·두통·당뇨병·만성 소모성 질병·폐결핵·빈혈·성 기능 감퇴 등에 보약으로 널리 쓴다. 약효만큼이나 이름도 다양하여 구극(枸棘)·고구(苦枸)·천정(天精)·지골(地骨)·지보(地輔)·선인장(仙人杖)·서왕모장(西王母杖) 등으로 불린다.

구기자나무는 열매뿐만 아니라 잎을 따서 차로 끓여 마시기도 하고 뿌리를 캐어 약으로도 쓴다. 봄에 따는 구기엽은 천장초, 여름에 채취한 꽃은 장생초, 가을에 붉게 익은 열매는 구기자, 겨울에 캐는 뿌리는 지골피라 하여 모두 한약재로 유용하다.

구기자 잎에는 비타민B_1, B_2, C가 많고, 열매에는 알칼로이드가 풍부한데 이는 다른 채소의 7~10배나 된다. 가을의 잎이 봄과 여름의 것보다 루틴 함량이 높다. 루틴은 최초로 메밀에서 분리되었는데, 혈당과 혈청 콜레스테롤을 낮추는 효과가 강해 생활습관병 예방에 좋다.

열매에는 일반 및 무기 성분 외에 주요 약효 성분인 베타인·루틴·구꼬아민A·베타-시토스테롤 등과 리놀렌산 등의 불포화 지방산, 유기산, 스레오닌과 메치오닌 등의 아미노산이 17종에 달한다. 따라서 피로 회복 촉진 및 물질대사 촉진 기능이 뛰어나며, 노화 예방 효과가 커서 건강 식품으로 매우 우수하다.

베타인은 간장과 위장의 기능을 촉진하고 동맥 경화와 고혈압을 예방하며, 근골 강화 및 빈혈 예방 효과가 있다. 구꼬아민A는 지골피에 들어 있는 성분으로, 혈압 및 체온 강하와 해열 작용이 있다. 베타-시토스테롤은 콜레스테롤 흡수 억제 효과가 뛰어나 전립선 비대증과 콜레스테롤 및 고지방에 의한 생활습관병의 치료 예방 효과가 있다.

궁합이 맞는 음식 & 약이 되는 조리법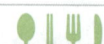

구기자차

잘 마른 구기자를 불에 살짝 볶아서 약탕관이나 스테인리스 주전자에 묽은 농도가 날 만큼 적당히 물과 함께 넣어서 천천히 달인다. 이때 차를 달이는 용기는 옹기나 도기가 가장 좋으며, 쇠로 된 주전자는 피하는 것이 좋다.

- 재료 구기자 15g, 물 1,000ml, 꿀 약간
- 만드는 법
① 구기자 열매는 찬물에 재빨리 씻어서 건진다.
② 주전자에 ①을 넣고 물을 부어 고운빛(빨간색)이 우러날 때까지 끓인다.
③ 경우에 따라서는 꿀이나 설탕을 섞어 마신다.
④ 특별한 맛이 없으므로 생강, 계피, 대추와 함께 끓이면 한결 맛이 좋다.

빈혈과 허약 체질을 보강하는 자양 강장 식품

굴

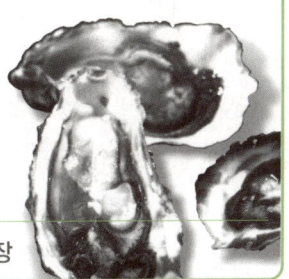

• 정자 형성 • 뇌졸중 예방 • 체질 개선 • 자양 강장

굴은 세계 여러 나라에서 애용되는 식품이다. 어패류 중에서 여러 가지 영양소를 가장 이상적으로 갖고 있어서 '바다에서 나는 우유'라는 애칭을 가지고 있다. 굴에는 비타민과 철분·요오드·인·칼슘·망간 등 무기질이 풍부하다. 굴의 글리코겐은 '동물성 녹말'이란 별명이 붙을 만큼 소화 흡수가 빨라 어린이·노인들도 부담없이 먹을 수 있다. 굴의 아연은 남성의 정자를 형성하는 데 도움을 준다.

'굴을 먹어라, 그러면 더 오래 사랑하리라(Eat oysters, Love longer).'라는 서양 속담도 있듯이 날 음식을 즐기지 않는 서구인들도 생굴만은 '천연 정력제'로 즐겨 먹는다. 한의학에서는 굴의 차가운 성질이 몸의 화(火)와 열을 식혀 주는 작용을 해 신경 쇠약·뇌졸중·불면증 등을 해소하는 효과가 있다고 본다.

바위에 붙어살기 때문에 석화(石花)라고 하며, 소금기가 적은 해안에서는 1년이면 다 성장한다. 가을부터 겨울 동안 맛이 가장 좋고 영양가도 더욱 높아진다.

굴에는 비타민B_1·B_2·B_6·B_{12}·니아신(나이아신) 등 10여 종의 비타민이 함유되어 있고, 카로틴·비타민E·엽산도 풍부하다. 미네랄도 약 16종이나 들어 있어서 '비타민과 미네랄의 보고'라 할 만하다. 칼슘과 인의 비율은 1 : 2여서 좋지 않지만, 칼슘의 흡수를 돕는 마그네슘과 철분의 흡수를 돕는 구리, 미각과 후각 장애를 방지하는 아연이 매우 풍부하다. 따라서 굴은 빈혈과 허약한 체질을 개선하는 데 효과적인 자양 식품이다.

굴의 단백질을 구성하는 아미노산에는 일반 곡류에 적은 라이신과 히스티딘 등이 풍부하여 소화 흡수가 잘된다. 또 굴의 성분 중 하나인 타우린은 고혈압성 혈관 장애에 효과적인 성분으로 주목을 받고 있다. 또한 혈중 콜레스테롤을 억제하고, 고콜레스테롤 혈증을 개선하여 동맥 경화를 예방한다. 간 기능을 강화시키는 작용도 있어 기능성이 높다. 보통 조개류는 콜레스테롤 함유량이 적은데 굴도 예외는 아니며, 타우린과의 상승 작용으로 콜레스테롤 수치를 떨어뜨린다.

굴의 당질은 대부분이 글리코겐인데, 이 성분은 '동물성 녹말'이라는 별명이 붙을 정도로 소화 흡수가 잘되어 곧바로 에너지로 전환된다. 이러한 효과가 있어서 예부터 빈혈이나 간장병 환자의 체력 회복을 돕는 식이요법으로 이용되었고, 강장 식품으로 인정받았다.

굴은 워낙 육질이 부드럽고 상하기 쉬우므로 신선할 때 먹어야 한다. 먹기 전에 레몬 즙을 살짝 짜 넣으면 맛도 좋아지고 굴의 산성이

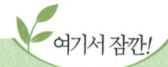 여기서 잠깐!

굴이 맛있는 시기는 따로 있다 서양에서는 R자가 들어 있지 않는 달, 즉 5~8월에는 굴을 먹지 말라는 말이 있다. 이 시기는 굴의 산란기로, 영양분도 줄고 아린 맛이 심해지며, 여름이라 부패도 쉽기 때문이다.

레몬의 알칼리성과 조화를 이루게 된다. 흔히 집에서 초장을 찍어 먹는 것은 좋은 방법이다.

알이 잔 자연산 굴은 회나 젓갈용으로, 알이 굵은 양식산은 굴전이나 무침을 만들어 먹는다.

궁합이 맞는 음식 & 약이 되는 조리법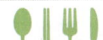

굴 부추전

굴과 부추는 서로의 상반된 성질을 보완해 에너지의 흡수율을 극대화한다. 굴의 찬 성질이 위장을 자극해 탈이 나거나 설사 증세를 일으킬 징조가 보이면 부추의 따뜻한 성질이 차가워진 장을 달래 주어 소화 장애를 예방한다.

● **재료(2인분)** 밀가루 1컵, 식용유(들기름) 2큰술, 굴 200g, 부추 100g, 홍고추·풋고추 각 1개

● **만드는 법**
① 싱싱한 굴을 소금물에 씻어 체에 받혀 물기를 없앤다.
② 부추는 2cm 길이로 자르고, 고추는 씨를 털고 채 썬다.
③ 팬에 기름을 넉넉히 두르고, 타지 않을 정도의 센 불에서 겉이 바삭하게 될 정도로만 부친다.

※ 굴 부추전은 오래 가열하면 굴의 수분이 빠져나와 질겨지므로 가급적 빨리 익혀 먹는 것이 좋다.

파란 귤이 노랗게 익으면 의사의 얼굴이 파래진다
귤

• 각기병 예방 • 피로 회복 • 피부 미용 • 신경성 **위장병 치료**

'귤 한 조각만 먹어도 동정호(洞庭湖 : 중국의 큰 호수)를 잊지 않는다.' 이 말은 아주 작은 은혜를 입어도 동정호 같은 크나큰 은혜로, 잊지 않는다는 뜻이다.

귤은 동남아의 중국이 원산지인데, 우리나라에서는 옛날부터 제주도에서 재배되어 해마다 동짓날에 유자와 함께 진상되었다. 조선 시대에는 먼저 대묘에 고한 뒤 신하들에게 하사할 정도로 귀한 과일이었다. '파란 귤이 노랗게 익으면 의사의 얼굴이 파래진다' 는 말이 있을 정도로 귤은 비타민C가 풍부한 알칼리성 식품이다.

귤에는 오렌지 · 네이블 · 하귤 · 팔삭 · 금강(낑깡) · 모란봉 · 한라봉 등 종류가 많은데, 흔히 통칭해서 귤이라고 부르는 것은 온주 귤로서, 이는 중국 절강성의 최대 귤 생산지인 온주(溫州)의 이름을 따온 것이다. 온실 재배하여 초여름에도 생산되지만, 역시 제철인 겨울이라야 제맛이 난다. 비타민C 역시 겨울로 접어들면서 증가한다.

비타민C는 겨울에 더 필요한 영양 성분으로 추위에 견딜 수 있게 물질대사를 원활히 하여 체온이 내려가는 것을 막아 준다. 피부와 점막을 튼튼하게 하는 작용이 있으며 겨울철 감기를 예방해 준다. 큼지

막한 귤 2개면 비타민C의 하루 필요량인 100mg을 대부분 섭취할 수 있다. 과육을 싸고 있는 껍질이 비타민을 보호하므로, 파괴되기 쉬운 영양소인 비타민C가 전부 과육에 흡수되기 쉽기 때문이다.

또한 귤에는 보통 과일에는 적은 비타민B₁도 풍부하여 비타민C, P와의 상승 작용으로 감기 예방과 추위에 대한 저항력을 높인다.

귤의 특유한 향미는 귤 속에 들어 있는 당분이다. 유기산·아미노산·무기질·비타민 등의 여러 성분이 복잡하게 얽혀서 생기는 것으로, 당분과 구연산의 함량은 귤의 성숙도에 따라 달라진다. 덜 익었을 때는 당분이 적고 구연산의 함량이 높지만, 익어 가면서 당분이 많아지고 구연산이 줄어든다. 귤의 신맛을 내 주는 구연산은 물질대사를 촉진해서 피로를 풀어 주고, 피를 맑게 해 주며, 속 쓰림을 말끔히 해소해 준다. 피부 미용에도 도움이 된다.

귤의 영양 성분 가운데 주목할 만한 점은, 비타민C의 흡수 작용을 높이는 비타민P의 효력이 있는 플라보노이드 화합물과 헤스페리진이 풍부하게 들어 있다는 것이다. 헤스페리진은 모세 혈관의 침투압

> 여기서 잠깐!
>
> **진피(귤 껍질) 다이어트** 귤껍질 말린 것을 진피(陳皮)라 하여 한약재로 기침과 감기에 긴요하게 쓰고 있다. 귤껍질(말린 것 또는 날것)을 넣은 물에 목욕하면 온몸이 상쾌해지고 보온 효과가 있다. 진피를 달인 차는 감기와 속 쓰림에 효과적이며, 몸을 따뜻하게 해 준다. 최근 연구 결과에 의하면 진피에는 히스페리딘 성분이 들어 있어 효소의 일종인 리파제를 억제해 지방 흡수를 방해한다고 한다. 또한 독특한 향이 정신 안정에 도움을 주므로 스트레스로 인한 폭식을 방지한다. 따라서 심한 스트레스로 살이 찐 사람에게 다이어트 효과가 좋다.

을 조절하여 저항력을 길러 주고, 혈관이 파열되지 않도록 작용한다. 따라서 비타민C와 P를 함께 섭취하면 혈관의 노화를 방지하고, 동맥경화와 뇌출혈을 예방할 수 있다. 이 P의 효과를 갖는 것으로는 귤의 헤스페리딘, 메밀의 루틴, 레몬의 에리오치트린 등이 있다.

귤껍질에는 비타민C가 과육보다 4배나 더 들어 있고, 향기 성분인 정유가 풍부하다. 껍질을 가공해서 과즙과 조려 만든 잼인 마멀레이드는 맛이 독특할 뿐만 아니라 영양도 풍부하다.

아침에 귤을 먹으면 바로 에너지로 전환되므로 아침마다 2개씩 먹으면 감기를 예방할 수 있다. 하지만 하루에 6~7개 이상 먹으면 당분이 많아져 중성 지방이 늘어나 살찔 염려가 있다. 또한 귤에는 소량의 옥살산(수산)이 있어 부종과 신장 장애를 일으킬 수도 있으므로 주의해야 한다. 또 귤의 색소가 피부의 지질을 물들여 마치 황달에 걸린 것처럼 보이게도 하는데 이는 얼마 지나면 없어진다.

중국에서는 여성들의 신경성 위장병에 특효 식품으로 사용된다.

궁합이 맞는 음식 & 약이 되는 조리법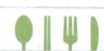

귤잼

● **재료** 귤, 설탕, 레몬즙 약간

● **만들기**
① 귤을 껍질을 벗겨 놓는다.
② 겉껍질을 깐 귤을 핸드 블렌더로 갈아서 냄비에 넣고 센불에 끓인다.
③ 끓어오르기 시작하면 불을 중불로 조절하고 설탕을 귤과 같은 분량 또는 2/3정도 넣어 준다. 이때 설탕은 입맛에 맞춘다.
④ 설탕을 넣은 뒤 나무 주걱으로 간간이 눌어붙지 않게 저어 준다. 한 시간 가량이면 반으로 줄어든다.
⑤ 잼 한 방울을 찬물에 떨어뜨렸을 때 퍼지지 않으면 완성된다.
⑥ 잼의 색상을 선명하게 유지하려면 잼 담은 유리병을 찬물에 담가 식힌다.

하루 한 장으로 악성 빈혈을 치료하는 바다의 고기

김

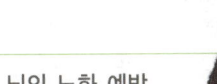

• 식욕 증진 • 악성 빈혈 치료 • 뇌의 노화 예방

　김은 미역이나 다시마 등과 함께 우리나라에서 가장 많이 채취되며, 한국인이 가장 좋아하는 식품으로 손꼽히는 해조류이다. 비타민과 미네랄이 매우 풍부하므로, 하루에 1장만 먹어도 영양 균형이 좋아진다. 예전부터 푸른 채소가 적은 겨울에 비타민 공급원으로 중요한 구실을 해 왔다. 겨울철에 채취한 것이 품질이 가장 좋고 단백질의 함량도 높다.

　김의 단백질 함량은 콩과 비슷하여 '바다의 고기'로 불리는데, 이 단백질은 소화 흡수가 매우 잘된다. 지방은 적은 편이며, 칼륨·철·인 등 무기질이 풍부한 알칼리성 식품이다. 김은 식욕을 돋우는 독특한 향기와 맛을 가지고 있는데, 그 고소한 향미는 아미노산인 시스틴과 당질인 만닛 때문이다.

　구운 김 한 장의 열량은 불과 5kcal지만 비타민A는 달걀 2개분이나 들어 있고, 비타민B_{12}는 하루 필요량이 들어 있다. 특히 비타민B_1·B_2·B_6·B_{12}·니아신 같은 비타민B군의 공급원으로 뛰어나다.

　비타민B_{12}는 항빈혈 인자로 밝혀져 철분과 함께 빈혈 치료에 중요한 성분인데, 김에는 이 2가지 성분이 매우 풍부하다. 또한 비타민B_{12}

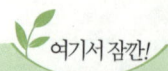 **여기서 잠깐!**

김과 기름 김에는 지방이 단 1%도 들어 있지 않아 보통 기름을 바르고 굽는다. 이렇게 하면 그냥 김만 굽는 것보다 색깔도 좋고 맛과 영양의 균형이 향상된다. 그런데 편리한 것을 추구하는 현대인들을 위해 김 가공품인 김 구이가 등장하면서 문제가 되고 있다. 포장만 뜯어 밥상에 그대로 올릴 수 있어 주부들의 사랑을 받고 있지만, 유통 과정에서 공기와 햇빛에 산화되어 유해 성분인 과산화 지질이 생기기 쉽다. 그러므로 다소 손이 가더라도 신선한 김을 사서 들기름을 발라 그때그때 필요한 만큼만 구워 먹는 것이 맛과 영양을 지키는 방법이다.

는 간장의 지방 침착(脂肪沈着)을 막고, 근육이나 관절의 통증을 완화하고, 뇌의 노화 예방에도 중요하다. 비타민B_{12}는 장 속에서 합성되는 비타민이지만 스트레스가 많은 현대 사회에서는 합성 능력이 저하되는 사람이 많으며, 부족하면 컨디션이 나빠진다. 특히 악성 빈혈을 치료하는 시아노코발라민이라는 성분이 들어 있는데, 이것은 육지 식물에는 존재하지 않는 성분이다.

궁합이 맞는 음식 & 약이 되는 조리법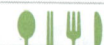

김초밥

- **재료** 간장, 설탕, 육수
- **만드는 법**
① 생선에 묵은 간장, 설탕, 멸치 육수를 넣고 조려 놓는다.
② 맛살은 2등분하고, 초밥용 단무지를 준비해 둔다.
③ 오이는 김 길이로 6등분하여 씨 부분을 도려낸다.
④ 김은 살짝 구운 후 김발 위에 놓고 초밥을 2/3정도 편 다음, 준비한 재료들을 놓고 돌돌 말아서 싼다.
⑤ ④를 8등분으로 썰어 담는다.

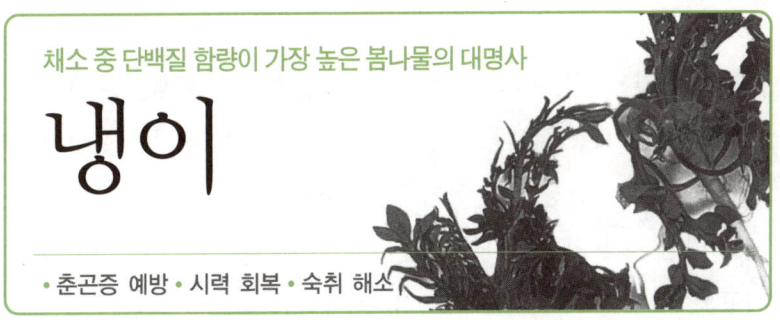

채소 중 단백질 함량이 가장 높은 봄나물의 대명사
냉이

• 춘곤증 예방 • 시력 회복 • 숙취 해소

   봄 하면 떠오르는 대표적인 봄나물 중에서도 냉이는 특히 인기가 많다. 도시 근교에만 나가도 쉽게 캘 수 있어서 아직도 봄을 생각하면 냉이를 캐는 여인네의 모습이 먼저 떠오른다.
   냉이는 그 향긋한 향 때문에 싫어하는 사람이 없을 정도로 맛이 좋다. 특히 살짝 데쳐 고추장 양념에 버무려 먹는 그 맛은 둘이 먹다 하나가 죽어도 모를 정도이다. 나물을 싫어하는 도시 아이들도 살짝 삶아서 고추장에 새콤달콤하게 무친 냉이는 잘 먹는다.
   냉이는 채소 중에서 단백질 함량이 가장 많고, 칼슘과 철분이 풍부하며, 비타민A의 전구체가 많아 춘곤증 예방에 탁월한 효과가 있다. 냉이에 함유된 무기질은 끓여도 파괴되지 않으며, 특히 푸른 잎사귀 속에는 비타민A가 매우 많아 100g만 먹어도 하루 필요량의 1/3이 충당된다. 식이섬유도 풍부하게 함유되어 있으며, 아세틸콜린·콜린·티라민·이노시톨·디오스민·타닌 외에 유기산인 프마르산·아스코르빈산, 부르스산 등이 함유되어 있다.
   《동의보감》에는 '냉이로 국을 끓여 먹으면 피를 끌어다 간에 들어

가게 하고, 눈을 맑게 해 준다'라고 기록되어 있다. 한의학에서 눈은 간장과 연결된 기관이라고 본다. 피곤하면 눈이 빨갛게 충혈되고 눈 주위에 통증이 생기는데, 이는 간장에 열이 쌓여 생기는 현상이다. 간염·간경화·간장 쇠약 등의 간 질환이 있을 때는 냉이를 뿌리째 씻어 말린 것을 가루로 내어 식후에 복용하는 방법이 민간에서 널리 사용되어 왔다.

냉이는 이뇨 작용이 있으며, 냉이에 든 콜린 성분은 간장 활동을 촉진하고 내장 운동을 보조한다. 또한 소화제나 지사제로 이용될 만큼 위나 장에 좋다.

냉이를 넣어 끓인 국은 특히 숙취에 좋다. 냉이는 약용보다는 주로

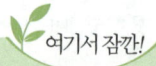 여기서 잠깐!

춘곤증을 물리치는 봄나물 봄이 오면 어김없이 찾아오는 춘곤증은 보통 밀려오는 졸음, 피로감이나 권태, 식욕 저하 등으로 나타난다. 심하면 현기증이나 빈혈, 기억력 감퇴, 불면증까지 동반한다. 자연이 깨어나는 봄에 사람들은 왜 춘곤증에 시달릴까.
봄에는 겨울에 비해 활발해진 물질대사를 충족시키기 위해 영양의 소비가 최고 10배까지 늘어난다. 겨울 동안 신선한 채소, 과일 등의 섭취가 부족해 단백질, 비타민, 무기질 등 영양 공급이 충분하지 않다. 겨울에도 하우스 과일이나 채소를 먹을 수 있지만 영양을 가득 담은 제철 음식에는 미치지 못한다. 이런 상태에서 물질대사의 활동량만 늘어나니 몸이 영양 부족을 호소할 수밖에 없다.
춘곤증에는 비타민, 무기질, 단백질 등의 영양소를 충분히 섭취하는 게 가장 중요하지만, 과식하면 춘곤증에 식사 후 식곤증까지 겹쳐 오히려 생활 리듬이 깨진다. 따라서 제철 음식을 잘 먹고 규칙적인 생활을 하는 것이 가장 중요하다. 이 때 생동하는 봄의 기운을 담은 봄나물이 제격이다. 냉이·쑥·두릅·달래·씀바귀·원추리·취나물·참나물·고사리·봄동(얼갈이배추) 등 봄나물은 지치고 나른한 몸에 활기를 불어넣는다. 봄나물은 봄을 맞은 몸이 필요로 하는 비타민과 무기질은 물론 식이섬유도 가득 담고 있어 비만 걱정까지 덜어 준다.

식용으로 이용되지만 몸이 찬 사람은 많이 먹지 않는 것이 좋다.

요즘은 재배 기술이 발달하여 냉이 또한 하우스에서 대량 재배로 1년 내내 시장에서 구할 수 있지만 이른 봄 들에서 저절로 자라난 것이 향이 좋고 맛이 있다. 뿌리가 너무 굵고 잎이 누렇게 변해 있는 것은 맛이 없으므로 피하며, 잎이 크지 않고 뿌리가 실한 것을 고른다. 냉이를 직접 채취할 때는 인적이 드문 곳에서 자란 것을 캐는 것이 좋다. 사람이 많이 지나다니는 곳에 있는 것은 억세기만 할 뿐 부드럽고 달콤한 맛이 나지 않는다.

궁합이 맞는 음식 & 약이 되는 조리법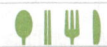

냉이 무침

- **재료** 냉이 150g, 양념장(고추장 1큰술, 소금 2/3작은술, 설탕 1/2큰술, 통깨 1작은술, 다진 파(흰 부분) 1큰술, 다진 마늘 1/2큰술, 참기름 1작은술)
- **만드는 법**
① 냉이를 잘 다듬어서 깨끗이 씻는다. 이때 누런 겉잎과 잔뿌리를 떼어 내야 깨끗하다.
② 다듬은 냉이를 끓는 소금물에 데쳐 찬물에 담갔다 소쿠리에 건져 물기를 뺀다.
③ ②의 냉이를 물기를 꼭 짠 후 만들어 둔 양념장을 넣어 조물락조물락 버무린다.

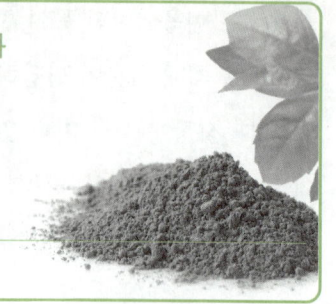

녹차

하루 한 잔씩 매일 마시면 인생이 젊어진다

• 피로 회복 • 당뇨 개선 • 항암 작용

피곤할 때 마시는 따끈한 차 한 잔은 피로를 말끔히 가시게 한다. 한 잔의 차는 육체 피로는 물론 정신적인 피로도 해소해 준다.

《동의보감》에 의하면 '차는 기를 내리고 숙식을 소화하며 머리를 맑게 하고 소변을 편하게 하며 소갈을 그치고 잠을 적게 하여 독을 푼다'고 적혀 있다.

찻잎에는 아연·구리·철·망간·불소 등의 미량의 원소, 카페인·폴리페놀·비타민P 등 일반 음식물에서는 결핍되기 쉬운 광물질과 약효 성분인 유기물이 풍부하게 들어 있다. 또한 레몬의 5배나 되는 비타민C를 함유하고 있어서 강력한 항산화 작용으로 노화를 예방한다. 또 녹차에는 인슐린의 합성을 촉진시키는 다당류 성분이 들어 있어서 당뇨병에도 탁월한 효과가 있는 것으로 알려져 있다.

녹차에 풍부한 비타민과 미네랄은 효소의 활동을 도와 물질대사를 원활하게 한다. 특히 피로 회복·이뇨 작용·숙취 해소·구취 제거·소화 및 배설 촉진 등의 작용이 뛰어나다.

지방질을 분해하는 효능이 있어 다이어트 효과가 있으며, 고혈압·동맥 경화·심장병·당뇨병 등을 예방한다. 대표적인 알카리성 음료로서 몸에 빠르게 흡수되고 산화되어 농도가 비교적 높은 알칼리성 물질을 만들기 때문에 혈액 속의 산성 물질을 중화한다. 이것은 차의 폴리페놀 성분과 사포닌 성분에 의한 것으로 위궤양이나 위 점막 출혈을 비롯, 각종 부종을 억제하고 치료하는 데 큰 효과가 있다.

녹차의 카테킨 성분은 중금속과 담배의 니코틴을 체외로 배출하며, 카페인과 비타민C는 숙취 해소 효과가 있다. 녹차에 함유된 카페인은 각성 작용이 있지만 활성 카페인이므로 72시간 내에 체외로 배설되며 중독되지 않는다.

녹차는 차 중에서도 가장 강력한 항암 효과를 갖고 있는 것으로 밝혀졌다. 중국예방의학과학원의 연구 결과에 따르면, 녹차·홍차·우롱차 등 모든 찻잎에 N-니트로소 화합물의 합성을 억제하는 항암 효과가 있는 것으로 밝혀졌는데 이 중에서도 녹차의 암 세포 억제율이 무려 85%에 이르렀다.

홍차(紅茶)

녹차와 홍차는 제조법만 다를 뿐 차나무는 같다. 홍차는 발효차로서 생엽을 그늘에서 말려, 수분을 발산시켜 딸 때의 35~40%로 건조한다. 이어서 유념기(柔捻機)에 걸어 잎을 비벼 모양을 가다듬고 습도 90% 이상, 실온 25℃의 발효실에서 30~90분간 재워 발효시킨

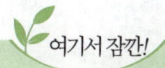여기서 잠깐!

불면증을 없애는 찻잎 베개 우려 마시고 난 찻잎을 말려서 차 베개를 만들면 그 향으로 기분이 좋아질 뿐만 아니라 숙면을 취하게 해 준다. 베개뿐만 아니라 차 주머니를 만들어 장롱에 넣어 두면 방충 효과를 볼 수 있다.

다. 이렇게 하면 적동색이 되고 풋내가 가시며 좋은 향이 생기므로 85~90℃로 건조시켜 수분 4~5%인 제품으로 만든다. 발효라고는 하지만 미생물에 의한 것이 아니고, 찻잎에 함유되는 여러 가지 효소의 작용으로 잎 성분이 변화된 것이다.

홍차는 향과 색깔이 중요하다. 쓴맛을 줄이고 떫은맛을 숨기기 위해 설탕과 레몬을 넣는다. 홍차의 역사는 짧다. 일설에 의하면, 인도에서 차 잎을 배에 싣고 인도양을 건너는데 몇 개월이 걸려 런던에 도착해 보니 후끈후끈 떠서 찻잎이 완전히 변해 버렸다고 한다. 귀한 것이라 차마 버릴 수가 없어 차를 끓여 보니 색깔이 곱고 향이 좋아 모두 좋아했다고 한다.

서양인이 홍차를 좋아하는 이유는 식생활과 궁합이 맞는 데 있다. 빵·크래커·비스킷·쿠키 등과 맛이 잘 어울리고, 우유나 양주(위스키·브랜디·럼 등)를 타면 풍미가 향상된다. 고기나 기름진 것을 먹은 뒤에 마시면 혀 표면의 지질을 제거해 입 안을 상쾌하게 한다.

궁합이 맞는 음식 & 약이 되는 조리법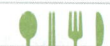

녹차 젤리

- **재료** 가루녹차 1작은술, 젤라틴 12g, 설탕 1/2컵, 물 1컵
- **재료**

① 물에 설탕을 넣고 약한 불로 끓여 시럽을 만든다(설탕이 녹아 걸쭉하게 될 때까지 끓인다).
② 젤라틴은 20분 정도 물에 불려 중탕으로 녹인다.
③ ①의 시럽에 젤라틴을 섞어 저어 준다.
④ 녹차 가루를 섞은 젤라틴 시럽에 넣는다.
⑤ 네모난 틀에 녹차 즙을 넣고 굳힌다.
⑥ 녹차 액이 굳었으면 한 입 크기로 썰어낸다.

어린이의 성장 발육에 효과 좋은
다시마

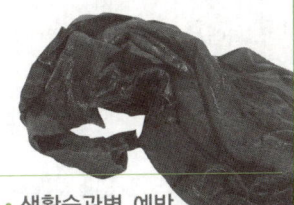

• 부종 해소 • 암 세포 번식 억제 • 방광염 해소 • 생활습관병 예방

건강 식생활에 대한 관심이 높아지면서 천연 양념을 만들어 쓰는 주부들이 늘어나고 있다. 그중에서도 다시마는 단백질 성분인 글루타민산이 감칠맛을 내 주므로 기초 양념 재료로 빠지지 않는다.

다시마는 비타민과 미네랄, 식이섬유가 풍부하고 열량이 낮아서 몸이 좋아할 만큼 원기를 주는 식품이다. 특히 말린 다시마에는 **칼슘과 철이 많아 뼈의 성장 발육을 도와주고, 골다공증에 좋으며, 암 세포의 번식을 막아** 준다. 특히 다시마의 칼슘은 소화 흡수가 잘된다.

다시마는 해조류 가운데 요오드 함량이 가장 높아서 성장기에는 발육을 촉진하고 성인이 되어서는 기초 대사를 활발하게 해 준다. 인체에 요오드가 부족하면 비만과 갑상선종을 불러일으켜 쉽게 피로해진다. 반면 지나치면 갑상선 장애를 일으키므로 갑상선에 이상이 있는 사람은 다시마를 너무 많이 먹지 않도록 해야 한다. 다시마는 신체의 물질대사 기능을 높여 주며, 요오드의 강력한 효과로 악성 종양이나 염증성 질환, 종기 등을 풀어 주므로 편도선염, 갑상선종 등에 효과가 매우 크다. 또한 이뇨 작용이 있어 부기를 내려 주며, 방광염

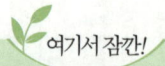

다시마 가루 만들기 다시마의 표면을 깨끗한 행주로 잘 닦아 염분기를 없애고 그늘에서 잘 말린다. 말린 다시마는 다시 1~2cm로 얇게 잘라 분쇄기에 갈아 가루로 만든다.
물에 녹여 차로 마실 때는 뜨거운 물 한 잔에 2~3스푼씩 타서 하루 2~3잔 정도 마신다. 가루로 먹을 때는 하루에 세 번씩 식사하기 30분 전에 3g 정도씩 물과 함께 먹으면 된다. 당뇨병 등의 치료를 목적으로 할 때는 양을 좀더 늘린다. 이때 설탕 등 단맛을 내는 조미료는 넣지 않는 것이 좋다.
다시마 가루를 만드는 것이 번거롭다면 말린 다시마를 구해 4~5cm 크기로 잘라 1컵 분량의 물에 하룻밤 담가 두었다가 다음날 아침에 우러난 물을 마시면 좋다. 이때 냉장고에 넣어서 차게 해야 마시기가 쉽다.

에도 효과가 있다.

다시마의 점물질은 알긴이라는 당질로서, 혈중 콜레스테롤과 혈압을 내리는 작용이 있다. 또한 고지혈증과 동맥 경화를 방지하고, 장의 연동 운동을 촉진하여 노폐물 배설을 도우므로 현대인에게 많이 발생하는 대장암 예방에도 매우 효과적이다.

다시마는 생활습관병 예방과 비만을 방지해 주는 등 현대 식생활에 꼭 필요한 음식이다. 튀각이나 차로 많이 이용되며 다시마환도 인기가 있다.

다시마는 두툼하면서도 길이가 길고 폭이 일정한 것이 좋다. 잘 마르고 표면에 밀가루 같은 흰 가루가 많이 붙어 있는 것을 고른다. 손바닥만 한 크기로 잘라 두었다가 국물을 우릴 때 1~2장씩 이용하면 편리하다.

다시물이나 요리에 이용할 때는 항상 찬물에 깨끗이 씻어 사용해야 한다. 국물 내기 30~1시간쯤 전에 찬물에 담가 두었다가 끓이면 맛이 더욱 좋아진다. 손바닥 크기의 다시마 한 장(15g)에 물 1.8l가 가장 적당하다. 자연 그대로 건조시킨 다시마는 부인병(婦人病)을 치료하고, 피를 맑게 하는 작용이 있다.

궁합이 맞는 음식 & 약이 되는 조리법

다시마 냉국(4인분)

- **재료** 다시마 100g, 실파 3줄기, 홍고추 2개, 양념(간장·설탕 2큰술, 식초·생수 6큰술, 소금 약간)
- **만드는 법**
① 다시마는 행주로 잘 닦고 찬물에 넣어 끓인다.
② 다시마 끓인 육수는 냉장고에 넣어 식힌다.
③ 다시마는 건져내서 식힌 후 길게 채 썰어 준비한다.
④ 육수가 식으면 양념을 넣어 새콤달콤하게 만들어 놓는다.
⑤ 실파는 송송 썰고, 홍고추는 어슷 썬다. 홍고추는 찬물에 헹궈서 씨를 뺀다.
⑥ 다시마, 실파, 홍고추를 ②의 시원한 육수에 넣어 낸다. 통깨를 약간 뿌려 내면 좋다. 다시마는 육수를 끓이고 남은 것을 사용한다.

> 밥상의 핵심이자 모든 영양 가치의 기준
> # 달걀
>
> • 성장 발육 촉진 • 외상 치료 • 가슴 통증 해소

　달걀은 모든 영양분의 근거가 되며 달걀의 영양가를 100으로 기준하여 모든 식품을 평가하기도 한다. 가령 단백질을 달걀(100)과 비교할 경우 우유는 84.5, 생선은 76, 쇠고기는 76 수준이다.

　달걀의 흰자는 순수 단백질 덩어리로, **양질의 단백질을 저렴한 비용에 얻을 수 있는 최고의 식품**이다. 성장에 필요한 필수 아미노산은 모유 다음으로 높고, 높은 영양에 비해 열량은 낮으며 소화 흡수가 잘된다.

　달걀의 효능은 실로 막강하다. 비타민C를 제외한 13종의 비타민, 단백질 · 탄수화물 · 지방 · 무기질 등이 골고루 들어 있는 '완전 식품'으로, 성장기 아이들의 경우 하루 1개, 임산부인 경우 하루 2개씩 반드시 먹어 줘야 한다. 그런데도 달걀이 '기피 식품'으로 취급받는 이유는 바로 콜레스테롤에 대한 오해 때문이다. 달걀 1개의 콜레스테롤 함유량은 약 200mg 정도로서 성인 하루 콜레스테롤 권장량 300mg의 약 2/3분에 해당한다. 다른 음식을 통해서도 콜레스테롤을 섭취하게 되므로 달걀의 콜레스테롤이 과다한 것은 사실이다. 하지만 우리나라 사람은 서구인과 달리 육식을 많이 하지 않고 우유 소비

량도 많지 않기 때문에 고지혈증 환자가 아닌 이상 음식만으로 콜레스테롤이 높아지는 경우는 많지 않다. 따라서 하루에 달걀 1~2개는 먹어도 무방하다. 고지혈증 환자인 경우에도 콜레스테롤이 높은 다른 음식을 피한다면 1주일에 1~2개 정도를 먹어도 된다. 노른자는 다른 식품에서 얻기 힘든 비타민D를 함유하고 있고, 지방은 단지 특란을 기준으로 했을 때 5g 뿐이다.

한방에서는 온갖 증상에 달걀을 쓴다. 창상 등의 상처가 났을 경우에는 프라이팬이 탈 정도로 달걀 껍질을 익힌 뒤 헝겊에 싸서 화상 부위나 부스럼에 바르면 깨끗이 낫는다. 인후가 막혔을 때는 달걀 흰자에 식초를 넣고 익혀서 뜨겁게 마시고, 가슴이 답답할 경우에는 흰자를 생으로 먹으면 가슴 답답증이 풀어진다. 가슴 통증에는 달걀 1개에 식초를 넣고 따뜻하게 해서 천천히 먹는다. 또 설사가 오래 지속될 때에는 달걀을 식초에 익혀 공복에 먹고, 산후 빈혈 또는 산후 경련 등 부인 질환이 있는 경우 달걀 3개의 흰자와 형개(荊芥) 가루 8g을 함께 먹이고, 난산 및 출산 후 어혈이 잘 내려오지 않았을 때도 달걀 3개를 식초에 타서 먹으면 효과적이다.

> **여기서 잠깐!**
>
> **달걀 속껍질을 이용한 응급 처치** 가벼운 절상이나 찰과상엔 달걀 속껍질이 좋다. 달걀 노른자를 먹은 뒤 껍질에 금을 내어 벗기면 속껍질이 겉껍질과 분리된다. 이것을 상처의 전면에 붙이고 주위에 요오드 용액을 칠한 뒤 솜을 대고 붕대를 감아 준다. 나을 때까지 물에 젖지 않도록 하면 2~3바늘 꿰매야 할 정도의 상처가 쉽게 낫는다.
> 만일 칼에 베어 피가 난다면 계란 속껍질을 불로 바싹 구워 가루로 만들어 참기름에 개어 바르면 잘 듣는다.

달걀이 아토피의 천적이란 말은 잘못된 상식이다. 흔히 달걀을 먹으면 아토피가 심해진다고 알려져 있지만 모든 아토피 환자가 달걀에 양성 반응을 보이는 것은 아니다. 3세만 지나면 음식물로 인해 알레르기가 일어나는 경우는 거의 없고, 그렇더라도 꼭 달걀 때문인 경우는 드물다는 것이 의학계에서 입증되었다.

궁합이 맞는 음식 & 약이 되는 조리법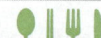

수란

- **재료** 달걀 4개, 당근 30g, 양파 1/4개, 표고버섯 2장, 실파 20g, 피망(시금치, 부추) 50g, 다진 마늘 1/2큰술, 깨소금 1/2큰술, 식용유 2큰술, 소금, 후추, 참기름
- **만드는 법**
① 다시마와 내장 뺀 멸치를 분량의 물에 담가 두어 멸치 국물이 노랗게 우러나게 한다.
② 불 위에 올려 끓기 직전에 다시마는 건져내고 15~20분 끓여 면보에 받친다.
③ 팽이버섯은 씻어 3cm 길이로 자르고, 파도 썰어 놓는다.
④ 냄비에 멸치 국물을 끓이고 국자에 달걀을 1개씩 담아 국물 위에 가만히 띄워 반숙으로 익으면 국물에 넣어 준다. 이런 식으로 4개를 다 만들어 넣고 끓이면서 국간장과 소금으로 간을 맞추고, 버섯과 파를 넣는다.

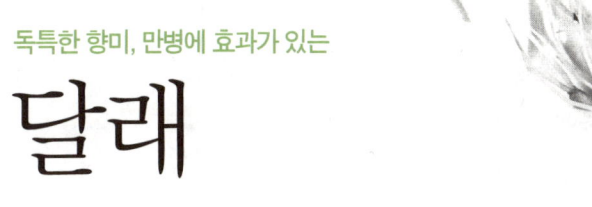

독특한 향미, 만병에 효과가 있는
달래

• 식욕 증진 • 간 기능 강화 • 염증 예방 • 생활습관병 예방

　달래는 이른 봄 가장 일찍 돋아나는 봄나물로, 부추와 파처럼 독특한 향미로 식욕을 돋군다.

　비단 봄철 미각뿐만 아니라 이른봄에 나타나기 쉬운 각종 비타민 부족 현상을 이겨내게 하는 건강 식품으로 빼놓을 수 없다. 파에 비해 칼슘과 철, 항산화 비타민A · C · B_2가 풍부하여 날로 먹는 것이 좋다. 특히 피부 미용에 좋고, 빈혈과 간 기능 강화에 효과가 있다. 항암 효과가 있다는 유화아릴과 알리신도 들어 있다.

　비타민A가 부족하면 저항력이 약해지고, 비타민B_1과 B_2가 부족하면 입술이 잘 트고, 비타민C가 부족하면 잇몸이 붓고 피부 노화가 빨라지는데 쌉싸래한 맛이 감도는 달래에는 이를 예방하는 비타민류가 골고루 들어 있다. 게다가 대부분 익히지 않고 생으로 먹기 때문에 비타민 손실을 최소화할 수 있다. 달래를 무칠 때 식초를 넣으면 비타민C가 파괴되는 시간이 늦춰진다.

　한방에서는 여름철 토사곽란과 복통을 치료하고, 종기나 벌레 물린 데 사용하며, 강장 · 건위 · 보혈 등에 효능이 있는 것으로 알려져 강장 강정제 · 위염 · 보혈 · 타박상 · 기침 · 백일해 · 기관지염 · 거담·동맥 경화·빈혈 등의 치료제로 이용해 왔다. 협심통에는 식초를 넣고 끓여서 복용한다. 신경 안정 효과가 있어서 스트레스로 인한 피로나 불면증에도 좋다.

스트레스로 잠이 오지 않거나 기력이 떨어지면서 피로감을 많이 느끼는 경우에도 달래를 먹으면 효과적이다. 줄기와 수염뿌리째 잘 씻어 말린 후 소주에 넣고 공기가 들어가지 않게 밀봉해 두었다가 다음 2~3개월쯤 지나 마시면 신경 안정과 정력 증진에 좋은 약술로 변신한다. 또 벌레에 물려 가려울 때도 달래를 찧어 붙이면 염증 예방과 진통 효과를 얻을 수 있다.

달래에 풍부한 칼륨은 몸속의 나트륨과 결합하여 밖으로 배출되므로 염분 과다 섭취로 인한 생활습관병을 예방한다. 음식을 짜게 먹는 편인 우리나라 사람들 식단에서는 빼놓을 수 없는 음식이다.

하지만 달래는 성질이 따뜻하고 매운맛이 강하기 때문에 체질적으로 열이 많거나 열성 안질 또는 구내염으로 고생하는 사람, 위장이 약한 사람은 많이 먹지 않도록 주의한다. 반대로 손발이 유난히 찬

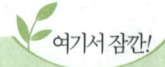
여기서 잠깐!

오신채 파·마늘·부추·달래·무릇. 이 다섯 가지 채소의 공통점은 절에서 수도 정진하는 스님들은 절대 먹을 수 없는 '오신채(五辛菜)'. 이것들은 혈액순환을 촉진하고 성적 에너지를 강화하는 효능이 있어 음욕과 성내는 마음을 다스리기 힘들어진다는 이유에서다. 불교 경전인 《능엄경》에 따르면, "중생들이 선의 삼매를 구하려면 세간의 다섯 가지 신채를 끊어야 하느니, 이 오신채를 익혀 먹으면 음심을 일으키고 생으로 먹으면 분노를 더하느니라" 하였다. 이렇게 스님들에겐 금욕의 채소지만, 똑같은 이유로 속세 사람들에겐 더없이 훌륭한 스태미나 식품이다.

사람, 피부색이 하얀 사람, 눈두덩이 안쪽으로 깊숙이 들어간 사람 등은 몸이 냉한 체질이므로 달래가 큰 도움이 된다.

달래의 영양가와 효능을 고스란히 얻으려면 제철에 먹는 것이 가장 좋다.

달래는 지방에 따라 달롱, 달롱게, 꿩마농이라고도 불리며, 한자로는 '산산(山蒜 : 산에서 나는 마늘)', '야산(野蒜 : 들마늘)'이라고 한다.

궁합이 맞는 음식 & 약이 되는 조리법

달래 무침(4인분)

● **재료** 달래 200g, 양념(간장 2큰술, 고춧가루·다진 파 1큰술씩, 다진 마늘 1작은술, 통깨 1/2작은술, 참기름·깨소금 1/3작은술)

● **만드는 법**
① 달래는 머리에 붙은 흙을 털어내고 깨끗하게 씻어 준비한다.
② 씻은 달래는 4cm 길이로 자른다.
③ 간장, 고춧가루, 다진 파, 다진 마늘을 섞어 양념장을 만든다.
④ 양념장에 달래를 버무린다.
⑤ 참기름을 넣어 버무리고 통깨를 뿌려 담아낸다.

필수 아미노산이 풍부한 피부 미용식
닭고기

• 체력 유지 • 임산부 보양식 • 피부 미용 • 노약자 건강식

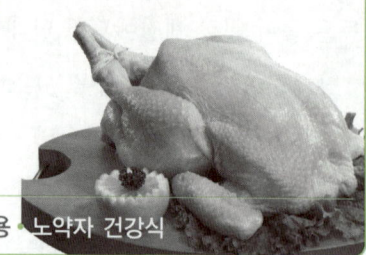

    요리 전문가들은 요리 재료에 닭고기가 없는 것은 마치 화가가 캔버스 없이 그림을 그리는 것과 같다고 비유한다. 우리나라에서는 '사위가 오면 씨암탉을 잡는다'는 말이 있을 만큼 귀한 식품으로 여겨 왔고, 손님이 갑자기 들이닥쳤을 때 비상 접객용 식품으로 이용되었다. 육식을 주로 하는 미국과 유럽에서 더 많이 소비되고 있는데, 그 이유는 동물성 단백질을 많이 먹을수록 담백한 맛을 찾게 되기 때문이다.

    닭고기는 소고기나 돼지고기 등의 다른 육류에 비해 섬유가 가늘고 연하며, 근육섬유에 지방이 섞여 있지 않아 맛이 한결 담백하고 소화 흡수가 잘된다. 지방이 몰려 있는 껍질 부분을 잘라 내면 살코기만을 섭취할 수 있으므로 다이어트 시 체력 유지에 안성맞춤이며, 어린이·노인·회복기의 환자에게 권장할 만하다.

    탄탄한 근육질 몸매를 자랑하는 연예인들의 식이요법에 어김없이 등장하는 것 또한 닭 가슴살이다. 이는 체중 감량 시 양질의 단백질을 섭취하기 위해서이다. 닭 가슴살에는 다른 동물성 식품에 비해 월등히 많은 양의 단백질이 함유되어 있다. 이 단백질은 두뇌 성장을

도와주며 세포 조직을 생성하고 각종 질병을 예방한다. 또한 필수 아미노산이 풍부해 뇌신경 전달 물질의 활동을 촉진하며, 스트레스를 이겨내는 데도 효과적이다. 임산부의 경우 단백질과 양질의 지방 섭취가 필수적인데, **닭고기는 다른 육류에 비해 단백질 함량이 높고 소화가 잘 되는 만큼 풍부한 영양을 필요로 하는 임산부에게 좋은 영양식**이 될 수 있다. 푹 곤 닭을 미역과 끓여 먹으면 회복식으로 효과적이다.

닭고기는 쇠고기나 돼지고기에 비해 열량이 매우 낮다. 닭고기의 열량은 100g당 126kcal로서, 310kcal인 돼지고기 삼겹살이나 224kcal인 쇠고기 등심에 비해 훨씬 낮으므로 사무직 근로자나 중년층에게 좋은 식품이다. 또한 닭고기에 풍부한 불포화 지방산과 리놀레산은 암의 발생을 예방하고 동맥 경화와 심장병 등을 예방해 준다. 또 간 기능의 이상으로 근육이 위축되거나 쉽게 피로를 느끼고 시력이 떨어지는 경우에는 닭간을 섭취해 주는 것이 좋다. 닭뼈를 진한 국물로 우려내어 만든 치킨 수프는 몸살감기에 좋다.

특히 닭날개 부위에는 콜라겐 성분이 들어 있어 젊은 여성들이 원하는 고운 피부를 만들어 준다. 콜라겐은 일상적인 식사만으로는 충분히 섭취되지 않으며, 자외선과 노화에 의해 손실되는 만큼 별도로 섭취할 필요가 있는 성분이다. 콜라겐은 성분의 90% 이상이 단백질인 데 비해 지질은 1%도 안 된다. 동물의 뼈·연골·껍질·힘줄에 함유된 섬유상 단백질로, 포유 동물의 전 단백질의 약 30%를 차지한다. 피부 표피의 아래에 있는 두꺼운 진피의 약 90%가 콜라겐이다.

또한 콜라겐은 뼈나 껍질 등에 물과 염산, 알칼리 유기 용매 등으로 추출하여 가용 물질을 제거하고 콜라겐을 불용물로 남게 하는 방

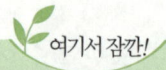

콜라겐[膠原質]이란? 콜라겐은 피부나 세포간의 결합 조직으로 뼈나 치아의 주요 구성분이자 글리신·프롤린·라이신 등 약 10여 종의 아미노산을 함유한 교원질이다.
콜라겐은 피부의 탄력을 유지하는 데 중요한 수분을 유지하는 힘을 높이는 작용을 한다. 피부가 노화하면 물질대사가 활발치 못하게 되어, 결국엔 색소가 침착되어 기미가 된다. 잔주름은 피부의 탄력이 감소하여 생기는 것으로 피부의 수분 감소가 주 원인. 하지만 콜라겐은 피부의 윤기를 유지하고, 세포의 결합 조직에 탄력을 주어 잔주름이나 기미를 제거해 준다. 그런 면에서 콜라겐 성분이 풍부한 닭 날개는 아름다움을 추구하고 고운 피부를 원하는 젊은 여성에게 효과적이다.
젤라틴은 천연 단백질인 콜라겐을 뜨거운 물로 처리하여 얻어지는 유도 단백질이다.

법으로 제조된다. 화장품 소재로 크림이나 로션에 배합하면, 습윤 작용을 하고 피부에 탄력을 준다. 고순도의 단백질과 아미노산이 들어 있어 젊음을 유지하는 영양 보조 식품으로 이용되고, 뼈가 발육함과 동시에 뼈의 콜라겐에 인산칼슘이 침착되므로 뼈의 발육에 꼭 필요하다.

옻닭

등산 중에 옻나무에 접촉하면 두드러기가 심하게 나서 고생하는 일이 많다. 옻나무에 피부가 닿으면 유독성 때문에 피부가 헐고 가려워하는 증세를 가리켜 옻이 올랐다고 한다.

하지만 이렇게 유독한 옻이 의외로 유용하게 쓰이는 곳이 많다. 상을 비롯한 가구류에 칠을 하는 데 이용해 왔고 약용으로도 쓰여 왔다.

《동의보감》에서는 '옻은 성질이 따뜻하고 어혈을 풀어 주는데 독이 조금 있다. 또 골수를 충족시켜 주며 몸을 따뜻하게 한다.'라고 소개하고 있다.

옻은 이와 같이 몸을 따뜻하게 하고 골수를 충족시키므로 남성들의 정력을 높인다는 말이 생겨나게 되었다. 생옻을 다루기가 어려우므로 잘 말려서 벌집처럼 된 옻을 약용으로 써 왔던 것이다.

옻을 닭과 함께 끓여 먹는 옻닭은 정력을 높이는 강정 식품으로 평가받아 일부에서 애용해 오고 있다. 닭의 내장을 제거하고 뱃속에 새끼손가락 크기의 옻나무 껍질을 100g 정도 넣어 삼계탕 끓이듯이 끓여 먹으면 강장·강정 효과가 크다고 한다. 또 손발이 차고 월경이 불규칙한 여성들에게도 권장되어 왔다. 하지만 사람에 따라서는 알레르기 증세를 일으킬 수 있으므로 조심해야 할 것이다.

궁합이 맞는 음식 & 약이 되는 조리법

옻닭

● **재료** 중닭 1마리, 옻나무 껍질 100g, 통마늘 15쪽, 굵은 파 1뿌리, 물

● **만드는 법**
① 내장을 빼낸 닭의 뱃속에 옻나무 껍질과 통마늘을 집어 넣고 아물린 다음 냄비에 안친다.
② 닭이 푹 잠기도록 물을 넉넉히 부어 오랫동안 끓인다.

여성의 아름다움을 유지해 주는
당귀

• 식욕 증진 • 부인병에 특효 • 심장 강화

당귀는 미나리과에 속하는 두해 또는 여러해살이풀로서 독특한 냄새를 풍기며, 전국 생산량의 30%가 봉화에서 생산된다. 뿌리를 약재로 쓰는데, 한약을 조제할 때에 반드시 들어가는 약이며, 어린뿌리나 연한 잎은 반찬으로 이용한다. 잎은 향이 강해 겉절이나 쌈의 재료를 해서 먹으면 맛있고, 잘 말려서 가루로 내어 쌀가루와 섞어 떡을 만들어도 좋다.

당귀를 먹고 나면 그 향이 오랫동안 입 안에 남아 있어 물을 마시면 물이 꿀처럼 달게 느껴진다. 이런 성질 때문에 당귀는 식욕을 좋게 하는 약으로 쓰이며, 당귀차는 향과 맛이 일품이어서 접대용으로도 매우 좋다.

당귀는 아픈 사람은 물론 건강한 사람도 꾸준히 차로 먹으면 몸이 가벼워지고 마음이 안정되며 오래 살 수 있다. 완하 작용도 있어서 변비를 치료하는 데 효과가 크며, 당뇨병의 혈당치를 낮추는 작용도 한다. 무엇보다 여성을 위한 약초라고 할 만큼 각종 부인병에 효과적이다. 팔다리와 허리의 냉증, 생리 불순이나 생리통, 히스테리 · 갱년기 장애 · 두통 · 빈혈 등에 두루 좋은 효과가 있다. **자궁을 튼튼**

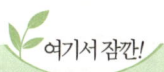 **여기서 잠깐!**

당귀(當歸)의 유래 '당귀'라는 이름은 중국의 옛 풍습에서 유래되었다. 옛날 중국, 아내들은 남편이 싸움터에 나갈 때 당귀를 품속에 지니고 있게 하여 남편이 무사히 돌아오기를 기원하였다. 전쟁터에서 기력이 다하여 죽게 되었을 때 당귀를 달여 먹으면 다시 기운이 회복되어 돌아올 수 있다고 믿었기 때문이다. 그래서 '마땅히 돌아온다'는 의미에서 당귀(當歸)라고 했다.

하게 하고 몸의 물질 대사 및 내분비 기능을 활발하게 할 뿐만 아니라 혈액 순환을 좋게 하므로, 체질이 허약한 사람이나 임신이 잘 안 되는 사람, 심장이 약한 사람에게도 좋다.

당귀는 예부터 피부를 하얗고 맑게 해 주는 약재로도 잘 알려져 있다. 세숫물이나 목욕물에 넣으면 건조하고 각질이 발생하는 피부에 윤기가 생기며, 상처를 아물게 하고, 통증을 감소시키는 효과가 있다.

당귀 뿌리의 끝부분을 '당귀미'라고 하는데, 혈액 순환을 촉진시키고 어혈(죽은 피)을 몰아 냄으로써 생리통으로 인한 요통에 효과가 있다. 당귀미 5~20g을 1회 분량으로 하여 달여 마신다.

궁합이 맞는 음식 & 약이 되는 조리법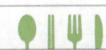

당귀차

부인병에 효과가 있다. 증상이 심할 경우 물의 양을 줄여 진하게 끓인다.
- **재료** 당귀 10g, 물 300~500ml
- **만드는 법**
① 당귀를 물에 씻어 물기를 뺀 후 차관에 담고 물을 부어 끓인다.
② 끓기 시작하면 불을 약하게 줄이고 은근히 오랫동안 달인다.
③ 건더기는 체로 걸러 내고 국물만 따라 내어 꿀이나 설탕을 약간 타서 마신다. 생강을 첨가하여 달이면 더욱 좋다.
※ 주의할 점 : 설사할 때는 마시지 않는 것이 좋다.

면역력을 높이는 카로틴(비타민A)의 왕자
당근

• 노화 방지 • 암 예방 • 동맥 경화 예방

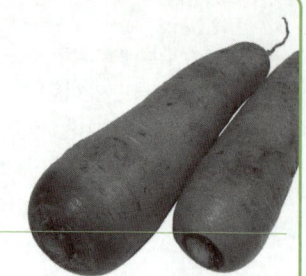

당근은 대표적인 녹황색 채소로, 비타민A 전구체인 카로틴과 C가 많이 들어 있다. 단맛이 강하기 때문에 나물이나 김치, 샐러드 등 주로 서양 요리에 많이 이용한다. 피부에 특히 좋고 당근에 사과를 함께 넣어 갈아 마시면 맛이 한결 좋아진다.

당근의 붉거나 노란 색은 카로틴으로, 카로틴은 우리 몸속에서 비타민A로 바뀌기 때문에 프로비타민A라고도 부른다. 주홍색이 선명할수록 비타민A 함량이 높다. 우리 몸에 비타민A가 부족하면 살결이 거칠어지고 병균에 대한 저항력이 약해져 여드름이 돋기 쉽고 잘 곪는다. 카로틴은 피부와 점막을 건강하게 해서 면역력과 저항력을 높이는 동시에, **암과 노화를 예방하는 효과**가 크다. 당근이 시력 회복이나 야맹증에 효과적인 이유는, 비타민A가 눈의 망막에 작용하는 물질의 생성 재료가 되기 때문이다. 비타민A는 눈에 매우 중요한 영양소인 지용성 비타민이므로, 기름을 사용하여 조리하면 흡수가 한결 빨라진다. 중간 크기의 당근 반 개만 먹어도 비타민A의 하루 필요량을 섭취할 수 있다.

미네랄 중에서는 특히 칼륨이 풍부하다. 칼륨은 혈압을 낮추는 작용을 하므로, 고혈압이나 동맥 경화 예방에 효과적이다. 또 당근에는 식물성 섬유인 펙틴도 함유되어 있다. 펙틴은 정장 작용을 해서 변비나 설사를 개선하는 효과가 있다.

그런데 당근에는 비타민C 분해 효소인 아스코르비나제(ascorbinase)가 함유되어 있어서 다른 채소와 섞으면 비타민C가 파괴되므로 당근만 따로 생식하는 것이 좋다. 생식하는 것이 위에 부담될 때는 기름에 조리하면 흡수가 잘된다.

당근은 잘랐을 때 단단한 심이 없고 전체적으로 색깔이 고르면서 단맛이 나는 것이 좋다.

씻을 때는 빡빡 문질러 씻고 껍질을 벗겨 이용하되 머리 쪽부터 내려 깎도록 한다. 흠집이 있거나 물기가 남아 있으면 썩기 쉬우므로 주의해야 한다. 여름에는 비닐 봉지에 넣어 냉장 보관하고, 그 외에는 신문지에 싸서 냉장 보관한다. 당근을 꾸준히 먹는 사람은 유방암과 폐암 발생률이 낮다는 보고가 있다.

당근은 색이 곱고 어디서나 쉽게 구할 수 있어서 요리에 넣으면 시각적으로 아름다운 효과가 있다. 하지만 당근 속에는 비타민C를 파

> 여기서 잠깐!
>
> **카로틴** 당근의 주황빛을 내는 '카로틴'의 강력한 항산화 작용이 발암 물질과 독성 물질을 무력화시킨다. '카로틴'은 활성 산소 작용으로 체내 세포가 손상되는 것을 방지함으로써, 암 발생과 더불어 그 진행을 막는 힘이 탁월하다. 특히 당근에 풍부한 '베타카로틴'은 강력한 항산화 작용으로 암의 발생과 진행을 저지한다. '베타카로틴'은 주로 껍질 부위에 몰려 있으므로 당근을 먹을 때는 껍질을 벗기지 않는 편이 좋다. 주의할 점은 '베타카로틴'을 파괴하는 식초는 쓰지 말아야 한다는 점이다.

괴하는 아스코르비나제와 아스코르빅 애시드 옥시다제(Ascorbic acid oxidase)라는 성분이 함유되어 있어 비타민C가 많은 채소류(오이·무·시금치·배추 등)와 가열하지 않은 상태로 조리하면 비타민C의 섭취를 현저하게 떨어뜨린다. 비타민C 파괴가 염려된다면 식초를 조금 첨가하거나 당근을 80℃ 정도에서 4~5분간 가열한 뒤 조리하면 비타민C의 파괴를 막을 수 있다.

당근은 기름에 볶아서 먹는 것이 가장 효과적인 방법이다.

궁합이 맞는 음식 & 약이 되는 조리법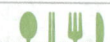

당근즙

심한 스트레스로 감기가 떨어지지 않고 밥맛이 없을 때 당근즙에 꿀을 타서 마시면 강장 효과를 크게 볼 수 있다.
- 재료 당근 1개, 사과 1개, 달걀 1개
- 만드는 법
① 당근과 사과, 각 1개를 껍질째 갈아서 즙을 낸다.
② 즙을 낸 것에 달걀을 넣어 매일 아침 1잔씩 공복에 장복한다.

신경 안정에 특효
대추

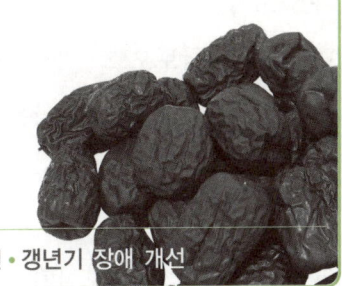

• 신경 안정 • 생활습관병 예방 • 정력 증진 • 갱년기 장애 개선

《동의보감》에 의하면, '대추는 맛이 달고 독이 없으며 속을 편안하게 하고 오장을 보호한다. 오래 먹으면 안색이 좋아지고 몸이 가벼워지면서 늙지 않게 된다'고 기록되어 있다.

이처럼 대추는 오래 전부터 노화를 막는 음식으로 여겨져 노인들에게 특히 권해 왔으며, 민간요법으로도 매우 다양하게 이용되어 왔는데, 최근에는 여러 가지 연구를 통하여 그 다양한 효능이 입증되고 있다.

대추에는 단백질, 지방 등의 영양소와 사포닌·포도당·과당·다당·유기산·칼슘·인 등 36종의 다양한 무기 원소가 들어 있다. 대추의 사포닌은 콜레스테롤을 녹이는 작용을 한다.

특히 비타민C와 P가 풍부한데 비타민P는 비타민C의 작용을 도와 노화를 막고 모세 혈관을 튼튼하게 해 주어 고혈압과 동맥 경화 등 생활습관병을 예방한다. 또한 내장을 따뜻하게 보호하는 기운이 있어, 감기에 잘 걸리는 사람이나 갱년기 장애로 정력이 감퇴되는 사람이 대추차를 꾸준히 마시면 좋다. 비장과 위장이 허약해 식욕 부진·소화 불량·설사 같은 소화기 계통의 질병이 있는 사람에게도 효과가 있으며, 간 질환이나 복통 등 내장 관련 질병에도 좋다.

대추는 갈락토오스·자당·맥아당 등의 당이 많이 들어 있기 때문에 단맛이 나는데, 이 단맛은 긴장을 풀어 주어서 흥분을 가라앉히고, 신경을 완화시키는 작용을 한다. 따라서 밤에 잠을 잘 자지 못하거나 꿈을 많이 꾸는 경우 갱년기 여성들이 짜증·우울증·변덕 등의 히스테리 증상을 보이거나 **수험생들이 신경이 예민하고 날카로워진 경우에 섭취하면 이러한 증상들이 완화**된다. 신경이 예민한 수험생이 대추차를 꾸준히 마시면 긴장이 풀리고 머리가 맑아져 기억력이 좋아진다. 특히 대추씨에는 신경을 이완시키면서 잠을 잘 오게 하는 성분이 함유되어 있어 불면증으로 고생하는 경우에 효과를 볼 수 있다.

최근의 연구에 의하면, 대추에 아주 강한 항암 작용과 함께 암을 예방하고, 알레르기성 자반증을 치료하는 효과가 있다고 한다. 우리 몸에는 'cAMP'라는 게 있어서 인체의 면역력을 높이는 역할을 한다. 그런데 대추는 이 cAMP를 활성화시키는 물질을 대량으로 함유

> **여기서 잠깐!**
>
> **삼계탕의 대추는 먹어도 되는 걸까?** 대추는 삼계탕이나 갈비찜, 탕 등의 요리에 빠짐없이 들어간다. 이는 대추가 독한 기운을 흡수하고, 중화하는 성질을 가지고 있기 때문인데, 비단 요리뿐만 아니라 한약재에도 약방의 감초 역할을 한다. 그러면 삼계탕에 들어 있는 대추를 먹어야 할까, 말아야 할까?
> 정답은 먹어도 괜찮지만, 굳이 먹어야 할 필요도 없다는 것. 대추는 독한 기운을 흡수하지만 독한 기운이 그대로 대추에 남아 있는 것이 아니라 중화되어 없어진다. 같은 원리로, 인삼과 각종 약재, 닭을 넣어서 삼계탕을 만드는 과정에서 대추의 주효 성분이 요리에 흡수되기 때문에 제대로만 끓였다면 대추에는 아무 성분도 남아 있지 않다.

하고 있어서 암 세포의 성장을 억제하며, 동시에 암을 예방하는 작용을 한다는 것이다. 실험에서는 대추를 소량으로 투여한 경우보다, 대량으로 투여한 경우에 암 세포를 억제하는 작용이 월등하게 높게 나타났다고 한다.

대추는 독성이 없기 때문에 오랫동안 꾸준히 먹어도 부작용이 없다. 햇볕에 말리거나 살짝 쪄서 말려 두면 약효 파괴가 적으면서도 오래 보관할 수 있다. 단, 속이 더부룩하고 갑갑하며 구토를 할 경우, 열이 많으면서 가래가 있는 경우에는 먹지 않는 것이 좋다.

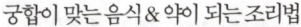 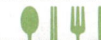

대추 파탕

피로하고 답답해서 잠이 오지 않을 때 먹으면 좋다.
- 재료 대추 20개, 대파 흰부분 7뿌리
- 만드는 법

대추 20개와 파의 흰 밑동 부분 7개를 함께 끓여서 먹는다.

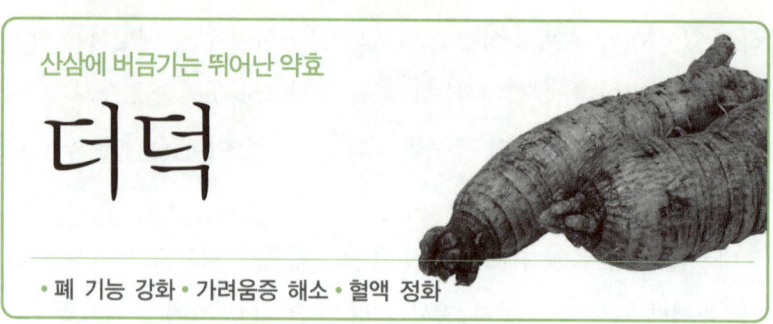

산삼에 버금가는 뛰어난 약효
더덕

• 폐 기능 강화 • 가려움증 해소 • 혈액 정화

더덕은 산삼에 버금가는 뛰어난 약효가 있어 사삼이라고 하며, 인삼·단삼·현삼·고삼과 더불어 오삼 중의 하나로 사포닌과 이눌린 성분을 함유하고 있어 한약재로도 널리 애용되고 있다. 수십 년 이상 된 야생 더덕 중에는 속이 썩지 않았는데도 자연적으로 물이 생긴 게 있는데, 그 물은 시시한 산삼과도 바꾸지 않는다는 말이 있다.

《신농본초경》·《본초강목》·《간역방》 등 한의서에서도 약효를 인정하고 있으며, 민간 요법에서도 다양한 약효를 자랑한다. 예부터 '기관지 보약' 이라 불릴 정도로 폐 기능을 향상시키는 효능이 뛰어난 음식으로 꼽혀 왔는데, 기침을 하거나 목이 칼칼하고 아플 때 먹으면 좋다. 편도선이나 기관지 염증(인후염)도 다스린다.

특히 사포닌·이눌린 등의 성분으로 인해 비위(脾胃) 계통과 폐(肺), 신장(腎臟) 등을 보호하고, 강장·건위·해열·해독 작용이 뛰어나다. 종기가 심하거나 독충에 물렸을 때 더덕 가루를 바르면 좋은 것으로 알려져 왔는데 이는 현대 생약에서도 증명되었다. 중풍과 음부가 가려운 데, 또는 독충에 물렸을 때도 바르면 효과가 있다.

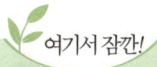

더덕 까는 법 더덕은 맛과 향기가 일품이지만 끈끈한 진이 손에 묻어 껍질을 까는 일이 만만치 않다. 이럴 때는 물에 담가 수세미로 깨끗하게 닦은 뒤에 끓는 물에 4~5초 동안 잠깐 담갔다가 건져 찬물에 헹구어서 까면 손에 진이 조금도 묻지 않고 깔끔하게 잘 까진다. 그 이유는 끈적끈적한 사포닌 성분이 더덕 내부로 스며들기 때문이다.

또 신체 기능을 유지하는 데 있어 필수 지방인 리놀레인산·칼슘·인·철분 등을 많이 함유하고 있어 뼈와 혈액을 튼튼하게 유지하는 데 특효가 있다.

더덕은 약효도 좋고 맛과 향이 뛰어나 최고의 반찬거리다. 껍질을 벗긴 뒤에는 씻지 말고 칼등이나 홍두깨 등의 도구로 연하게 두드려서 기호에 맞게 구이나 고추장 절임 등 다양하게 조리하여 먹는다.

궁합이 맞는 음식 & 약이 되는 조리법

더덕 구이

- **재료(4인분)** 더덕 300g, 고추장 2큰술, 간장 1/2큰술, 설탕 1큰술, 실파 2뿌리, 마늘 3쪽, 깨소금 1/2작은술, 참기름 1작은술
- **만드는 법**
① 더덕은 껍질을 벗겨 작은 것은 그대로 사용하고 큰 것은 반으로 갈라 방망이로 자근자근 두들겨 찬물에 담가 아린 맛을 제거하고 물기를 꼭 짠다.
② 참기름과 간장을 3:1 비율로 섞어 ①의 더덕에 묻혀 애벌 양념해 둔다.
③ 파와 마늘은 곱게 다진다.
④ 그릇에 남은 간장과 참기름, 고추장, 설탕, 다진 파와 마늘, 깨소금을 넣고 잘 혼합하여 놓는다.
⑤ 석쇠에 쿠킹 호일을 깔고 애벌 양념한 더덕을 살짝 굽는다.
⑥ ①의 더덕에 양념 고추장을 발라서 다시 한번 굽는다.

약으로나 나물로나 가래를 삭혀 주는 자연 약재
도라지

• 폐 기능 강화 • 치통 억제 • 소염 작용

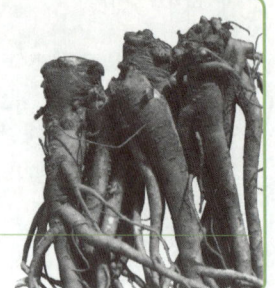

도라지는 어린잎과 줄기를 데쳐서 나물로 먹을 수도 있으나 도라지 하면 주로 뿌리를 지칭하는 것으로 알려져 왔다. 도라지 뿌리에는 당분과 섬유질, 단백질·당분·칼슘·철분·회분·인 같은 무기질이 많을 뿐만 아니라 비타민B_1·B_2도 있는 알칼리성 식품이다. 화농성 질환·편도선염·인후통·거담·진해·천식·폐결핵 등에 유효하다.

임상 실험 결과, 사포닌과 이눌린, 나이시린 등이 함유되어 있어서 기침·가래·해열 등에 항균성이 있다는 것이 밝혀져 주로 거담제 및 호흡기 계통 질환에 약으로 많이 쓰인다.

민간에서는 감기로 코가 막힌 데는 도라지 20g을 썰어 물 350ml를 붓고 물이 절반쯤 되게 달여 먹으면 좋다고 한다. 또 치통·설사·복통 등에서 도라지 껍질을 벗긴 뒤 쌀뜨물에 담가 두었다가 볶아 먹으면 좋다고도 한다. 도라지 생잎을 즙을 내어 옻이 오른 데 바르면 잘 낫는다고 한다. 약용할 때는 껍질을 벗겨서 말리기도 하고 껍질 채 깨끗이 씻어 말리기도 하는데 약효에는 별 차이가 없다.

도라지는 약간 따뜻한 성질에 호흡기 질환에 사용되는 대표적인

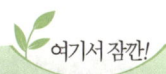 **여기서 잠깐!**

백도라지는 어떤 효능이 있는 걸까? 백도라지와 일반 도라지의 효능은 거의 차이가 없다. 도라지는 초롱꽃과에 들어가는 여러해살이풀로 키가 60~100cm 정도이며, 7~8월이면 종처럼 생긴 꽃이 희거나 연푸른 보라색으로 청초하게 피는데 흰꽃이 피는 백도라지를 더 낫게 친다. 굳이 말한다면 꽃의 색깔 차이라 할 수 있다. 효능 면에서 큰 차이는 없지만 백도라지가 조금 더 낫다고 여겨지는 이유는 도라지가 주로 폐경에 들어가는 약재인데 흰색은 폐경과 관계되는 색이기 때문에 색깔의 상관성을 생각한 것이다.

한방 약재로서 고름을 빼내는 작용이 강하다.

특히 도라지 속에 들어 있는 사포닌은 기관지의 분비 기능을 항진시켜 가래를 삭히고 목이 아플 때에 효능을 발휘한다.

이밖에도 진정·진통·소염 작용 등을 한다.

궁합이 맞는 음식 & 약이 되는 조리법

도라지 정과

● 재료(1인분) 도라지, 고운 소금, 꿀, 물엿, 백설탕

● 만드는 법

① 껍질 벗긴 통도라지를 4~5cm 길이로 잘라서 굵은 것은 반 또는 4등분하여 끓는 물에 소금을 약간 넣고 살짝 삶는다.
② 냄비에 설탕·물·소금·도라지를 넣어 노릇하고 윤기가 나게 조린다.
③ 거의 졸았을 때 물엿과 꿀을 넣어 노릇하고 윤기 있게 다시 조린다.
④ 윤기가 나고 투명해지면 꺼내어 바구니에 담아 식힌다.

건강을 위한 필수 영양 음식
돼지고기

• 빈혈 예방 • 해독 • 진폐증 예방 • 피로 회복

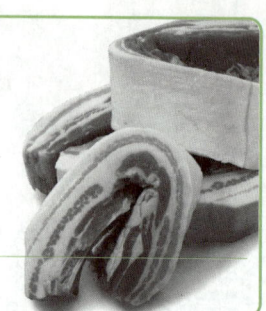

《동의보감》에 의하면, '돼지고기는 허약한 사람을 살찌우게 하고 음기를 보하며 성장기의 어린이나 노인들의 허약을 예방하는 데 좋은 약이 된다'고 하였다. 아울러 내장, 발톱 등 돼지의 모든 부위가 사람의 병을 고치는 약으로 쓰이고 있음을 강조하고 있다.

돼지고기는 육질이 연하고 소화 흡수가 잘되어 소화 기능이 약한 사람에게 좋다. 인·칼륨은 물론 각종 미네랄이 풍부하여 성장기 어린이와 수험생의 영양식으로 좋은 식품이다. 돼지고기는 동맥 내의 콜레스테롤 축적을 막아 혈관을 튼튼하게 하고 각종 생활습관병을 예방해 준다. 또 비타민F는 필수 지방산으로 뇌 질환을 억제하고 뇌의 활동을 촉진한다.

돼지고기와 쇠고기는 가격차가 심한 반면 아미노산의 질이나 양은 서로 비슷할 뿐만 아니라 단백가도 별 차이가 없다. 지방 성분도 고기의 부위에 따라 함량의 차이는 있지만 질적으로 큰 차가 없다. 즉 돼지고기의 지방은 쇠고기에 비해 지방산의 불포화도가 높고, 특히 다가불포화 지방산의 함유율이 쇠고기의 2~6배나 된다.

돼지고기에는 우리 몸에 꼭 필요한 필수 아미노산이 풍부한데 그

중에서도 비타민B₁은 쇠고기보다 10배나 더 들어 있다. 피로 회복 비타민이라고 하는 티아민(비타민B₁)이 부족하면 육체적 피로뿐만 아니라 의욕 상실, 집중력 저하 등의 신경증까지 나타나는데, 돼지고기는 비타민E와 B₁, B₂의 함유량이 높다. 비타민B₁과 양질의 단백질은 곱고 윤택한 피부와 날씬한 몸매를 유지시켜 준다.

또한 돼지고기에 많이 들어 있는 철(Fe)은 체내 흡수율이 높아 철 결핍성 빈혈을 예방하며, 메치오닌 성분이 가장 많이 들어 있어 간장의 보호와 피로 회복에 좋다.

술, 담배 등에 시달리는 현대인의 건강 식품이라 할 수 있다. 또한 중금속을 해독하는 효과가 있어서 예전에 인쇄소에서 활판을 만드는 사람들은 1주일에 꼭 한 번씩은 돼지고기를 먹었다고 한다.

돼지고기의 지방은 융점이 사람 체온보다 낮아서 대기 오염, 식수 등으로 자신도 모르게 축적된 공해 물질을 체외로 밀어내므로 특히 탄광촌의 진폐증 환자에게 좋다. 일제 치하에서 육류를 통제하던 때에도 탄광촌에는 돼지고기가 무제한 공급된 것은 광부들의 회생 불능 진폐증을 방지하기 위한 것으로, 돼지고기만이 해독 작용을 하기 때문이다.

일본의 오키나와에는 장수자가 많기로 유명한데, 그들의 식생활을 보면 돼지고기가 늘 식탁에 오르는 것을 볼 수 있다. 1인당 돼지고기의 소비량이 일본 본토의 10배에 이를 정도로 그 소비량이 높은 것을 알 수 있다. 반면 소금 섭취량은 하루 평균 9g으로 본토 주민의 13g과 비교해 30% 이상 적다. 많은 육류 섭취에 적은 소금 섭취량은 중요한 의미를 가진다. 소금 과다 섭취는 고혈압이나 뇌혈관 질환 등

생활습관병 발병 확률을 높인다. 하루 소금 섭취량 20~25g, 육류 섭취량 80g 미만인 한국인에게는 오키나와의 균형 잡힌 동물성 섭취 양상과 소금을 적게 먹는 식생활 패턴이 시사하는 바가 크다 하겠다.

조림에 넣는 돼지고기는 일단 볶아서 조리하는 것이 고기의 누린 맛도 없어질 뿐더러 고소한 맛도 더해진다. 돼지고기를 볶는 요리를 할 때는 팬을 연기가 날 정도로 뜨겁게 달군 후에 센 불에서 재빨리 볶아내야 한다. 그래야 돼지고기의 수분이 증발해 냄새가 나지 않는다. 또한 고기를 볶기 전에 먼저 마늘을 볶아 주면 기름에 마늘 향이 배서 고기의 누린내를 없애 준다.

양념한 돼지고기를 맛있게 구우려면 처음엔 센 불에서 살짝 양념한 것을 익힌 다음 중간 불에서 서서히 충분히 굽는다. 돼지고기는 쇠고기와 달리 완전히 익혀 먹어야 하는데 센 불에서는 양념만 타고

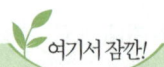 여기서 잠깐!

햄 돼지 뒷다리살을 원래 햄(ham)이라고 한다. 그 고기를 소금, 질석(窒石) 등으로 절인 후 훈연해서 특별한 풍미와 보존성을 준 축육 가공 식품도 햄이라고 부른다. 로스(등심살) 햄이나 숄더(어깻살) 햄 등은 정통 햄은 아니나 뒷다리 외의 고기라도 이렇게 가공한 것 모두를 햄이라고 한다.

육식을 주로 해 온 서구의 원주민들은 고기를 말리거나 소금에 절이거나 훈연해서 보존하는 지혜를 터득해 왔다. 기원전 1000년경에 햄의 원형이 있었다고 한다. 햄이나 소시지의 교미(矯味)·교취(矯臭)용 향신료는 서구나 지중해 연안 지방에 기원전 100년경에 있었다고 한다. 오늘날에는 샐러드나 샌드위치, 햄버거 등을 비롯하여 우리 식탁에도 자주 오르고 있다. 뼈 달린 햄·본리스햄(뼈를 발라낸)·랙스햄·프레스햄·베이컨·포크소시지·비엔나 소시지·프랑크푸르트 소시지·리오나 소시지·볼로냐 소시지·살라미 소시지·혼합 소시지·혼합 프레스햄 등 수없이 많다. 하다 못해 요즘은 김밥에까지 등장하고 있으니 그 대중성이 놀라울 따름이다.

고기가 충분히 익지 않기 때문이다.

돼지고기는 쇠고기에 비해 숙성 기간이 짧고 더 쉽게 상하므로 2℃ 정도의 냉장고에서 3일~1주일을 넘기지 않도록 보관해야 한다. 신선한 돼지고기를 고를 때는 살 전체가 연한 핑크빛이 돌면서 기름지고 윤기 있는 것, 또 지방은 단단하고 적당한 끈기가 있어 썰 때 칼에 달라붙는 것이 좋다. 고기 색이 검붉거나 지방이 흐물거리는 것은 좋지 않다.

돼지고기와 새우젓

담백한 음식과 기름진 돼지고기를 먹으면 소화가 되지 않는다. 이에 우리 조상들이 돼지고기에 잘 어울리는 조미료로 선택한 것은 새우젓이다. 새우젓은 새우에 소금을 뿌려 담근 것으로, 시기에 따라 오젓과 육젓, 추젓, 동백젓으로 구분된다. 5월에 담근 것을 오젓, 6월에 담근 것을 육젓이라 하며, 추젓은 가을에 잡히는 새우로 담근 것이다. 겨울에 잡히는 새우로 담근 것이 동백젓인데, 이것은 오래 두고 먹을 수는 없지만 맛이 좋아 옛날부터 수라상에 오르던 명물이었다. 새우는 껍질이 있어 다른 어패류보다 부패하기 쉽기 때문에 많은 양의 소금을 넣는 것이 중요하다. 소금 사용량은 여름에 30~40%, 가을에 30% 정도.

새우젓은 변질되면 검게 변하고 단맛이 없어지며, 육질이 녹아서 젓국이 혼탁해지고 악취를 풍긴다. 그래서 돼지의 먹이로 주곤 했는데, 그것을 먹은 돼지가 죽은 일이 있었다. 이것을 보고 사람들이 돼지와 새우젓은 상극이라는 생각을 갖게 되었다. 이런 심리적인 것이 저변에 깔려 돼지고기와 새우젓의 관계가 성립된 것이다.

돼지고기는 소화되면 펩타이드를 거쳐 아미노산으로 바뀌는데, 이때 필요한 것이 단백질 분해 효소인 프로테아아제다. 새우젓이 발효되는 동안에 굉장히 많은 양의 프로테아제가 생성되어 소화제 구실을 한다. 지방을 먹으면 췌장에서 나오는 리파아제라는 지방 분해 효소의 작용을 받는다. 그러면 지방은 가수분해되어 지방산과 글리세린으로 바뀌어 흡수된다. 새우젓에는 강력한 지방 분해 효소인 리파아제가 함유되어 있어 기름진 돼지고기의 소화를 크게 도와 준다. 이런 점에서 돼지고기에 새우젓을 찍어 먹는 것은 맛의 조화와 소화력을 증진시키는 매우 합리적인 음식의 배합, 즉 궁합이 잘 맞는 것으로 볼 수 있다.

궁합이 맞는 음식 & 약이 되는 조리법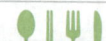

돼지고기 편육

● **재료** 돼지고기(목살) 600g, 대파(흰 부분) 1뿌리, 마늘 6쪽, 된장 1큰술, 새우젓 1큰술

● **만드는 법**
① 돼지고기를 무명실을 이용해 단단하게 묶어 준다.
② 대파, 통마늘, 된장을 넣고 물을 충분히 붓고 끓인다.
③ 된장 국물이 끓으면 ①의 돼지고기를 넣고 끓이기 시작한다.
④ 은근한 불에서 푹 삶아 준다.
⑤ 돼지고기를 젓가락으로 찔러 보아 핏물이 나오지 않으면 다 익은 것이다.
⑥ 건져내어 식힌 다음 얇게 저며 썰어 준다.
⑦ 새우젓을 곁들여 낸다.

둥글레

혈당 강하 효과가 뛰어나 당뇨병에 좋은

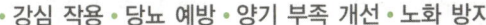

• 강심 작용 • 당뇨 예방 • 양기 부족 개선 • 노화 방지

둥글레는 '신선들이 먹는 음식'이라 했을 만큼 좋은 향과 효능을 가지고 있다. 오랫동안 먹으면 머리털이 하얗게 쉬지 않고, 얼굴색을 젊게 하고 뼈가 굽지 않는다고 해서 노화 작용을 억제하는 기능이 있는 것으로 알려진 약재 가운데 하나다. 그래서 예부터 강장·강정 효과를 크게 인정받아 유곽마다 상인이 많았다는 얘기가 전해진다.

둥글레의 잎은 단맛을 가진 잎과 쓴맛을 가진 잎의 두 종류가 있는데 약효는 비슷하다.

꽃과 어린잎은 튀김이나 나물로 먹고, 뿌리줄기는 약용·식용한다. 이 뿌리줄기를 '황정'이라 하는데, 가을에서 겨울에 걸쳐 땅에서 캐내어 말려서 차의 재료로 활용한다. 구수한 맛이 은은하여 건강차로 인기가 있다. 둥글레 뿌리를 쪄 먹으면 구수한 맛도 일품인데다 온몸에 윤기가 오를 정도로 영양 효과가 뛰어나다.

《동의보감》에는 '평안도에서 많이 나며, 공물로 바친다'고 기록되어 있고, 《명의별록》에는 '중국에서 도래하였는데 정력을 증진하고 보약이나 구황 식품으로 이용한다'고 되어 있다.

강심 배당체를 함유하고 있어서 가슴이 답답하고, 목이 마르고, 입

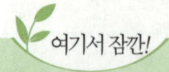

> **둥굴레 100배 즐기기** 둥굴레는 어린 싹이나 뿌리뿐만 아니라 꽃이나 어린 열매도 먹을 수 있다. 약용으로 쓰는 뿌리는 늦가을과 이른봄에 채취한 것이 가장 좋지만 일 년 내내 캘 수 있다. 어린순은 나물로 먹고 뿌리는 식용 및 약용하며, 잎과 꽃의 모양이 예뻐서 화훼용으로도 가치가 있다. 전국 산지에 자생하는 다년생 초본으로 높이는 30~50cm 정도이며 6~7월에 꽃이 핀다.
> 전국의 산과 들 양지 바른 곳(반그늘 지역에서도 자람) 어디서나 흔히 볼 수 있으며, 뿌리로 번식이 잘되므로 몇 뿌리 캐다가 정원에 심어 두면 관상용 및 식용으로 두고두고 즐길 수 있다.

안에 침이 부족할 때 효과가 있다. 또 대변을 부드럽게 하는 효능이 있어서 변비가 있거나 **양기 부족으로 소변을 자주 보는 남자들이 먹으면 정력이 증강**된다. 그러나 위가 약해서 소화 장애가 있는 사람, 기운이 약해서 옆구리나 등에 자주 담이 결리는 사람, 속이 차고 잠을 많이 자는 사람은 많이 먹어서는 안 된다.

둥굴레의 유효 성분은 인삼과 비슷한 사포닌이지만 중추 신경에 대해 진정 작용이 있어 인삼처럼 복용량에 따라 진정이나 흥분의 양쪽 작용은 일으키지 않는다. 둥굴레 중의 사포닌은 아직 그 기능이 다 밝혀지지는 않고 있다. 일반적으로 피로 회복 · 노화 방지 · 스트레스 해소 · 내장 기관의 기능을 촉진하며, 피로 회복과 노화 방지, 고혈압 · 스트레스 · 당뇨병 · 위궤양 등에 효과적이며, 내장 기관의 기능을 향상시킨다.

궁합이 맞는 음식 & 약이 되는 조리법

둥글레차

둥글레차를 일상적으로 즐겨 마시면 초조함·메스꺼움·어깨 결림 등 스트레스로 인한 증세를 진정시켜 주어 편안해진다.

● **재료** 둥글레(말린 뿌리줄기) 4~8g, 물 200ml
● **만드는 법**
① 이른봄이나 늦가을에 뿌리줄기를 캐서 깨끗하게 씻어 그늘에서 말린다.
② 잘 말린 뿌리줄기를 잘게 썬다.
③ 솥에서 황색으로 변할 때까지 약한 불로 볶는다.
④ 습기가 차지 않는 용기에 보관하여 필요한 만큼씩 이용한다.
⑤ 볶은 뿌리줄기를 물과 함께 은근한 불에 우러나도록 끓인다.
⑥ 찌꺼기를 걸러내고 찻잔에 따라 마신다.
※ 생 뿌리줄기를 80℃의 증기로 5시간 정도 찐 다음 말려 녹차의 덖음법과 같이 덖어서 이용하기도 한다.

동양의 허브, 쇠고기와 최상의 궁합을 이루는 무기질의 왕

들깨(깻잎)

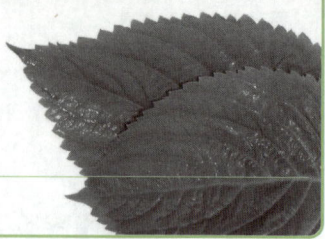

• 식중독 예방 • 혈액정화 • 항암 작용

들깨는 동양에서만 애용되었던 허브로서 그 특이한 냄새와 성분에 의해서 주목받는 식품이다. 체내에서 생합성 되지 않는 필수 지방산인 오메가-6계열의 리놀레산과 고도의 불포화 지방산인 α-리놀렌산을 63%나 함유하고 있어 기름 중에서 가장 높다. 이 α-리놀렌산과 등푸른 생선에 많은 EPA, DHA와 같은 오메가-3 지방산은 고혈압·알레르기성 질환 등의 생활습관병을 일으키는 에이코사노이드의 합성을 억제하고, 학습 능력을 향상시키며, 수명을 연장하는 효과 등의 생체 조절 기능이 있는 것으로 알려져 있다. 또한 들깨에는 칼슘이 우유보다 더 많이 들어 있다. 다만 들깨는 산패 속도가 빠르므로 보관에 주의해야 한다.

들깨의 잎인 깻잎은 여러 가지 채소 가운데 몇 안 되는, 맛좋고 영양 만점인 채소이다. 무기질인 칼슘은 시금치의 5배, 철분은 시금치만큼 들어 있으며, 비타민A와 C가 매우 풍부하게 들어 있어 비타민C의 소비량이 많은 흡연자나 스트레스를 많이 받을 때 섭취하면 좋다. 최근 깻잎 추출물에서 암 세포의 성장을 억제하는 성분이 밝혀지면서 영양적인 면에서 우수한 평가를 받고 있다.

물론 대부분의 녹황색 채소에는 암을 예방하는 효과가 있는 것으로 알려진 비타민A · C · 식이섬유 · 클로로필 등이 풍부하게 들어 있어 항암 효과가 있다. 하지만 그 효과는 채소의 종류에 따라서 다르게 나타나는데, 들깻잎 추출물에는 녹색 색소 클로로필의 구성 성분인 피톨과 오메가-3, 계열의 불포화 지방산인 메틸 ETA라는 물질이 암세포의 성장과 DNA의 합성을 억제하는 것으로 밝혀져 주목을 받고 있다.

깻잎을 쇠고기와 함께 먹으면 최상의 궁합을 이룬다. 육류의 대표적인 쇠고기의 주성분인 단백질이 풍부하게 들어 있으며 질 또한 매우 우수한 반면, 칼슘과 비타민A, 특히 C류는 거의 들어 있지 않고, 생활습관병의 원인이 되는 콜레스테롤이 높은 것이 단점이다. 들깻잎에는 쇠고기에는 없는 비타민A와 C가 많이 함유되어 있고, 깨에서

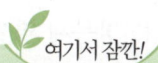 여기서 잠깐!

들깨의 다양한 약리 작용

- **위산 과다증** : 들깨 25~30g을 1회분으로 하루 2~3회씩 1주일 정도 생식한다.
- **변비** : 들깻잎이나 줄기를 찹쌀풀에 담갔다가 참기름에 볶아 간식처럼 수시로 먹는다. 이때 들깨를 날것으로 같이 씹어 먹는다.
- **저혈압** : 들깨 25~30g을 1회분으로 하루 2~3회씩 15일 이상 생식한다.
- **거친 피부** : 들깨 25~30g을 하루 3회씩 여러 날 생식한다.
- **음부 습진** : 들깻잎 30g을 물에 넣고 달여 그 즙으로 환부를 씻어 준 후 바셀린을 발라 준다.
- **불면증** : 깻잎을 으깨어 컵에 담고 끓는 물을 부어 우려낸 물을 마시면 좋다. 이 물은 피부 미용 · 감기 · 배탈 · 설사를 다스리며, 정서 안정 효과가 있다.
- **류머티스 관절염 · 신경통** : 깻잎 100매 정도를 달인 즙을 목욕물에 섞어 목욕한다.

영양 성분 함량			
들깨		깻잎	
단백질	16.00g	수분	75.80%
지질	39.50g	단백질	22.80g
탄수화물	37.70g	지방	3.70g
칼슘	276.00mg	회분	1.00g
인	527.00mg	칼슘	19.00mg
철	7.50mg	인	142.00mg
비타민B$_1$	0.20mg	철분	4.80mg
비타민B$_2$	0.50mg	비타민A	15.00I.U
		비타민B$_1$	0.12mg
		비타민B$_2$	0.60mg
		나이아신	16.30mg

추출한 식물성 기름과 함께 먹으면 콜레스테롤이 혈관에 달라붙는 것을 예방해 주므로 쇠고기와 깻잎은 최상의 궁합이다.

또한 깻잎 특유의 향을 내는 정유 성분인 페릴 키톤은 방부제 역할을 하기 때문에 생선회와 같이 먹게 되면 식중독을 예방하는 효과를 볼 수 있다.

깻잎에 들어 있는 풍부한 엽록소는 영양소라고는 할 수 없지만, 상처를 치료하고, 세포를 부활시키며 알레르기를 없애 주고, 혈액을 맑게 하는 작용을 한다.

흙 속의 영양 덩어리
땅콩

• 혈액 정화 • 두뇌 노화 방지 • 정신병 예방

    땅콩을 낙화생(落花生)이라고 부르는 이유는 꽃의 가루받이가 끝나면 씨방이 땅속으로 뻗어 들어가 땅속에서 열매를 맺기 때문이다.
    한국에 땅콩이 도입된 것은 1800~1845년 사이에 중국에서 들어온 것으로 추정된다. 종자의 크기에 따라 생육 기간이나 그 내용 성분과 용도에 차이가 있는데, 종자가 큰 대립종(大粒種)은 단백질 함량이 높아서 보통 간식용으로 하며, 종자가 작은 소립종은 지방 함유율이 높아서 기름을 짜거나 과자나 빵 등 식품의 가공에 이용된다. 한국에서는 평균 기온 12℃의 등온선이 통과하는 남쪽인 영남·호남 지역과 제주도가 대립종 땅콩 재배 적응 지역이며, 그 이북이 소립종 적응 지역으로 구분되어 있다.
    땅콩은 볶아서 간식용으로 먹고, 땅콩 버터·과자용 등으로 널리 쓰이며, 기름을 짜서 식용하거나·마가린·기계유·윤활유 등에 쓰인다. 줄기와 잎은 질소 함량이 많아서 가축의 사료로 알맞으며 또한 녹비로 쓰인다. 땅콩 껍질도 사료와 제지 원료로 사용한다.
    콩 종류 중에서는 당질이 가장 적게 들어 있으며, 지방은 45~50%, 단백질은 20~30% 정도 포함되어 있어 영양가가 매우 풍부한 식품에 속한다. 가장 많은 비중을 차지하는 지질은 불포화 지방산이 대부분으로, 리놀산과 아라키돈산 같은 필수 지방산이 많은 것이 특징이다. 이 필수 지방산은 고혈압의 원인이 되는 혈청 콜레스테롤치를 조절하며, 혈관벽에 눌어붙는 콜레스테롤을 씻어 내는 효과가 있어 혈액을 정화하는 효과가 크다.

또 무기질인 인산이 레시틴 형태로 들어 있는데, 이 성분은 참깨·들깨·콩 등에 풍부한 것으로, 부족하면 정신병을 유발할 수도 있는 중요한 영양소이다.

비타민 B_1, B_2, E, F 등도 많이 들어 있어 스태미나 식품으로 평가받지만 혈압이 높거나 여드름이 많이 나는 사람에게는 도움이 되지 않는다. 또 인산에 비해 칼슘의 양이 적어 산성 식품이므로 땅콩을 먹을 때는 알칼리성 식품을 곁들이는 것이 좋다. 땅콩 10개면 비타민E, F의 하루 필요량인 5mg을 충당할 수 있다.

고단백·고지질에 비타민B 종류와 비타민E, 레시틴이 풍부한 땅콩은 공부하는 어린이나 정신 노동을 많이 하는 샐러리맨의 간식으

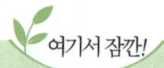
여기서 잠깐!

땅콩 보관은 신중하게 땅콩은 맥주와 잘 어울리고, 땅콩이 함유하는 단백질과 지방 그리고 비타민B군은 간을 보호하는 영양 효율도 높다. 그러나 보관·저장을 잘못하면 인체에 매우 유해한 것으로 변모한다. 땅콩은 껍질을 벗겨서 공기에 노출시키면 지방이 산화되어 유해한 과산화 지질이 만들어지기 쉽다. 뿐만 아니라 고온다습한 환경에서는 배아 근처에 검은 곰팡이가 피는데 그렇게 되면 아플라톡신이라는 성분이 만들어진다. 이 아플라톡신은 간암을 유발하는 발암성 물질이다. 따라서 땅콩을 구입할 때는 껍질을 깐 땅콩 대신 겉껍질이 있는 신선한 것을 골라야 한다.

로 좋다. 소화 기능이 정상인 사람이라면 값비싼 노화 방지제 대신 땅콩으로 젊음을 유지할 수 있다.

땅콩은 공기 중에서 산화되기 쉬우므로, 시장에서 구입할 때는 껍질이 벗겨지지 않은 것을 고르도록 한다.

궁합이 맞는 음식 & 약이 되는 조리법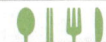

생땅콩 조림

● **재료** 생땅콩 400g, 조림장(간장 1컵, 설탕 1/2컵, 맛술 1/4컵, 물엿 1컵, 물 1/4컵, 마른 고추 5개, 마늘 8쪽, 저민 생강 3쪽, 대파 50g)

● **만드는 법**
① 생땅콩을 끓는 물에 10~15분간 삶은 후 깨끗이 씻어서 물기를 제거한다.
② 조림장은 충분히 끓여서 조린 후에 사용한다(물엿 농도보다 묽게 조린 후 사용한다).
③ 양념장을 3회 정도 나누어서 조금씩 부어 가면서 조려 준다. 이때 불은 약하게 한다.

비타민C의 보고
레몬

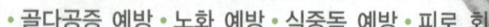

• 골다공증 예방 • 노화 예방 • 식중독 예방 • 피로 회복

　맛은 매우 시지만 알칼리성 식품인 레몬은 대표적인 건강 과일이다. 생선이나 육류 요리, 파이나 케이크의 향기, 칵테일·청량 음료·사탕·식초를 넣은 음식에 사용하거나 튀김 요리에 뿌리는 즙 또는 소금 양을 제한해야 하는 경우에 레몬으로 맛을 내면 특이한 풍미가 난다.

　레몬은 과일 중 당 함량은 가장 낮으나 밀감류 중 항산화 비타민C가 가장 풍부하다. 신맛이 강한 것은 비타민C와 구연산이 많기 때문이다. 유효 성분인 구연산은 체내에 섭취된 칼슘을 뼈 속에 침착시킴으로써 골다공증에 도움을 준다. 그 밖에 비타민P와 칼슘도 풍부하다.

　레몬의 비타민C 함량은 100g당 70mg으로 감귤류 중에 가장 많이 들어 있다. 그래서 일부 미백 화장품에는 레몬의 비타민C가 들어 있다. 비타민C의 효능을 알지 못했던 과거에도 레몬은 비타민C 보충제로 쓰였다. 십자군 원정 당시 오랜 항해로 채소·과일을 섭취하지 못한 병사들이 괴혈병(비타민C 부족이 원인)에 걸리자 레몬을 먹였다고 한다.

요즘은 노화 예방에도 비타민C를 추천한다. 노화의 원인인 유해 산소를 없애는 항산화 비타민이기 때문이다.

고대 로마인들은 레몬이 모든 독을 제거한다고 믿었다. 생선에 레몬을 얹는 풍습도 로마 때부터 시작됐다. 요즘은 해독보다 식중독균을 죽이기 위해 생선 위에 레몬을 뿌린다. 레몬에 살균(항균) 작용을 하는 성분이 들어 있기 때문. 서양에선 흔히 식초 대신 레몬을 사용한다. 샐러드에 레몬즙을 살짝 뿌리면 샐러드가 더 신선해진다. 소금 대용으로도 쓰는데, 이럴 경우 고혈압과 위암의 발병 요인 가운데 하나인 식염 섭취량을 줄일 수 있다.

레몬의 신맛의 주성분인 구연산은 유기산의 일종으로, 소화를 돕고 식욕을 되찾는 데 매우 유용하다. 또 체내에 섭취된 칼슘이 뼈 속에 침착하게 하여 골다공증 예방에 좋다. 몸속에 쌓이는 온갖 노폐물을 제거하는 효과도 있어서 열이 심한 환자에게 레몬을 권하기도 한다. 위산 부족으로 소화가 잘 안 되는 노인에게 레몬을 '처방' 하면 구연산이 소화를 촉진한다.

레몬은 향이 좋고, 표면이 매끈하면서 광택이 있는 게 좋다. 열량이 낮으므로(100g당 31kcal) 다이어트를 하는 사람도 안심하고 먹을

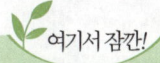여기서 잠깐!

레몬즙 아끼기 생선 요리 등에 넣는 레몬 즙을 소량만 이용하려고 할 때, 레몬을 통째로 잘라서 짜내면 낭비가 심하다. 그럴 땐 빨대 끝을 비스듬히 잘라 뾰족하게 만든 후 레몬 한쪽에 작은 구멍을 내어 찔러 넣고 레몬을 꼭 짜면 빨대를 통해서 레몬 즙이 방울방울 떨어져 나온다. 사용한 레몬은 빨대째 랩으로 싸서 냉장고에 보관한다.

수 있다. 그러나 신맛이 강해 위궤양·위산 과다인 사람에겐 부적합하다. 먹더라도 레몬즙을 꿀물에 타서 섭취하되 빈속엔 먹지 말아야 한다. 생으로 먹으면 치아의 법랑질이 상할 수 있으며, 껍질을 벗기는 도중 일부 예민한 사람에게 접촉성 피부염이 생길 수도 있다.

최근에는 국내산이 나오기 시작했으나 그 양이 매우 적고, 대부분 수입품이라 껍질 부위에 암 발생 물질인 곰팡이 방지제와 살충제 등이 많이 뿌려져 있다. 그러므로 빡빡 문질러 깨끗하게 씻어서 껍질을 벗겨 사용해야 한다. 특히 홍차에 레몬을 껍질째 저며 띄우는 것은 삼가야 한다.

인도나 스리랑카의 실론 섬에서는 레몬을 얇게 저며 소금에 절인 것을 햇빛에 말려 숙성시켜서 위(胃)가 좋지 않을 때 먹는다고 한다.

레몬은 방향용(芳香用) 에센스(essence)로도 많이 쓰인다.

궁합이 맞는 음식 & 약이 되는 조리법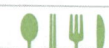

레몬 냉차

● **재료** 레몬 1/2개, 물 4컵, 조각 얼음 적당량, 꿀·시럽 약간씩
● **만드는 법**
① 레몬을 얇게 저민다.
② 냄비에 물을 넣고 저민 레몬을 넣고 팔팔 끓인다.
③ 끓인 레몬차를 완전히 식힌 다음 조각 얼음을 띄워 차게 낸다.
④ 취향에 따라 꿀이나 시럽을 넣는다.

위에 좋고 자양 강장 효과가 뛰어나다
마

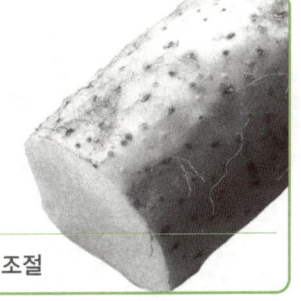

• 자양 강장 • 병후 기력 증진 • 신체 조직 균형 조절

참마는 '산의 뱀장어'라고 불릴 만큼 자양 강장 효과가 뛰어나다. 주성분은 전분이며, 참마에 들어 있는 아밀라아제 등의 소화 효소는 녹말의 소화를 돕기 때문에 소화력이 떨어진 위에 매우 효과적이다. 끈끈한 루틴이라고 하는 당 단백질은 단백질의 흡수를 도와 체내에서 제대로 활용되도록 한다. 영양가도 높고, 자양 강장 효과가 있는 것으로 유명하다. 그냥 날것으로 먹거나 생즙을 내어 먹을 수도 있고, 쪄서 먹거나 가루로 만들 수도 있다.

마의 껍질을 벗겨 말린 것을 산약(山藥)이라고 부르는데, 한방약이나 약선 요리에 주로 쓰인다.

마에는 열량 대사를 촉진하는 비타민B · B$_2$ · C · 콜린 · 사포닌 등의 유효 성분이 풍부하여 **체력 회복에 도움을 주고, 병에 대한 저항력을 길러** 준다. 당뇨병에도 효과가 있다. 단, 열을 가하면 효소가 파괴된다. 생으로 먹어도 소화가 잘되므로, 갈아서 먹으면 효과적이다.

마를 잘랐을 때 나오는 끈적한 점액질은 뮤신으로, 단백질의 흡수를 도와주므로 씻어 버리지 말고 가볍게 헹궈 바로 조리하는 것이 좋

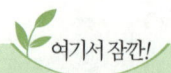
산약의 효과
- 피로감이 있다, 기력이 달린다, 식욕이 떨어진다 등 위장 허약 증상이 있을 때 스태미나를 높여 주는 자양 강장제이다.
- 설사를 멎게 하고 소화를 돕는다. 매일 산약 60g을 달여 차 대신 마신다.
- 만성 기침으로 묽은 담이 많이 나와 식욕 부진·원기 부족 등의 호흡기계 질환이나 소화기계 증상이 있을 때는 기침약과 산약을 함께 먹으면 좋다.
- 물을 마셔도 낫지 않는 구갈 증상에 효과가 있다. 산약을 직접 먹든가 매일 150g씩 달여 장기간 차 대신 마시도록 한다.
- 정(精)을 충실하게 하여 당뇨의 예방과 치료에 효과가 있다.

다. 뮤신은 허약 체질·병후 쇠약·생식 능력의 쇠약 등에 의한 피로를 풀어 주고, 기력을 증가시킨다. 또한 칼륨이 풍부하여 소금의 독을 해소하고, 마의 다른 성분과 합성하여 췌장의 인슐린 분비를 촉진해서 세포에 영양분을 공급함으로써 신체 조직의 균형을 조절한다.

알레르기 체질인 사람이 마를 먹을 때는 테스트해 본 뒤에 먹도록 한다. 1일 9~30g이 적당한데, 60~120g까지는 괜찮다. 식용으로는 최대량 250g 정도면 무방하다.

궁합이 맞는 음식 & 약이 되는 조리법

마 구이

담백한 맛에 양질의 단백질이 풍부하여 산사에서 즐겨 먹는 음식이다.
- **재료** 마 200g, 소금 약간
- **만드는 법**
① 마는 깨끗하게 씻어서 껍질을 벗기고 얄팍하게 썰어 둔다.
② 팬을 달구어서 기름을 약간 두르고 준비해 둔 마에 소금을 약간 뿌려 지진다. 기름이 많으면 담백한 맛이 느껴지지 않으므로 기름을 어느 정도 닦아 낸다.
③ 불이 직접 닿은 석쇠에 구우면 훨씬 더 담백한 맛이 난다.

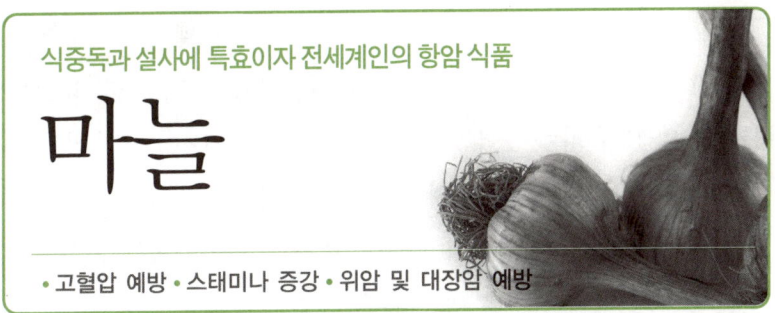

식중독과 설사에 특효이자 전세계인의 항암 식품
마늘

• 고혈압 예방 • 스태미나 증강 • 위암 및 대장암 예방

마늘은 수천 년 전에도 이집트와 중국에서 강장 보건 식품이나 향신료로 쓰였다. 우리나라에서의 역사는 〈단군신화〉로 거슬러 올라간다. 곰이 마늘과 쑥을 먹고 사람이 되었다는 웅녀 이야기가 그것이다.

중앙아시아가 원산지인 마늘은, 고대 이집트에서는 피라미드 건설에 동원된 사람들에게 활력을 주기 위해 마늘을 먹였다고 한다. 외국인들은 독특한 냄새와 맛 때문에 마늘을 싫어하지만 마늘의 우수한 항암 효과가 알려지면서 관심이 늘어나고 있다. 미국의 《타임지》 건강 특집호에 의하면, 서양인들이 싫어하는 마늘은 콜레스테롤을 억제하는 등 심장에 좋은 식물성 화학 성분을 많이 함유하고 있어 건강에 좋은 식품으로 소개되고 있다.

전 세계 많은 나라에서 이용하는 항암 식품으로 인정된 향신료로서, 하루 한 쪽씩 상식하면 위암과 대장암 예방 효과가 있어서 미국에서도 건강 식품으로 판매되고 있다. 그러나 위가 약한 사람은 빈속에 먹으면 자극적일 수 있으므로 주의해야 한다. 또한 혈액 응고를 감소시키기 때문에 아스피린 같은 항응고제 약물 치료를 받는 사람도 주의해야 한다.

마늘의 주요 성분은 당질로 이루어져 있으며, 단백질도 풍부하다. 비타민으로는 $B_1 \cdot B_2 \cdot B_6$가 풍부하게 함유되어 있고, 특히 B_6는 다른 채소의 10배 가량 들어 있다. 미네랄로는 칼륨과 아연, 구리가 매우 풍부하다. 칼륨은 나트륨의 배설을 촉진하여 고혈압을 방지하고, 아연은 스태미나를 강화하며, 구리는 철분의 흡수를 돕는다. 보온과 살균 효과가 있어 감기와 냉증에 좋고, 항암 작용이 강한 셀레늄이 들어 있다.

특히 유황 화합물(황화아릴류)인 스코르디닌과 알리신은 물질대사를 촉진하여 혈액 순환을 원활하게 하고, 콜레스테롤을 억제하여 혈전의 방지와 혈관의 노화를 막는다. 또한 강력한 살균 작용으로 식중독과 설사에 효과적이다. 이 황화아릴류는 비타민B_1과 결합하면 B_1보다 더 뛰어난 알리티아민이 되어 보통의 B_1보다 20배나 흡수가 빨라진다. 비타민B_1 부족에서 오는 피로·스트레스·신경통·각기병 등 온몸의 활력을 높이고, 냉증이나 부종에도 효과가 있으며, 감기의 원인이 되는 병원균을 살균한다. 스코르디닌의 강장 작용으로 호흡

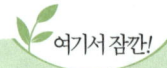
여기서 잠깐!

마늘 주산지인 남해, 의령 등은 장수 지역 2001년 경남일보 보도 내용에 따르면 마늘의 주산지인 남해군, 경북 의성군, 전남 고흥군, 경남 의령군 등이 장수 노인의 비율이 높았다고 한다. 이는 마늘의 약리 성분이 장수에 효능을 주는 것으로 여겨지고 있다.

실제로 마늘을 주기적으로 복용하면 장을 깨끗이 해 주고 혈압을 낮추는 데다 인체의 장기와 세포 조직 속의 독소를 제거하는 등 약리 작용이 입증되고 있다. 장수 지역의 청정 환경과 마늘의 약리 작용이 어우러져 건강 수명을 연장하는 데 기여한 것으로 여겨진다.

작용이 상승해 감기의 회복을 빠르게 하거나 감기를 예방한다.

 일 년 내내 볼 수 있지만 제철은 5~8월로, 하얗고 통통하며 묵직한 것이 좋다. 잘 마르고 알갱이가 단단한 것을 골라야 한다. 거의 모든 요리에 쓰이므로 적당량을 냉장고에 준비해 놓고 자주 이용하는 것이 좋다. 싹이 나온 경우에는 껍질을 벗겨 뿌리 끝을 자른 다음 병에 넣고 간장을 부어 장아찌로 만들어 먹으면 좋다.

궁합이 맞는 음식 & 약이 되는 조리법

마늘초

하루에 2~3쪽을 꾸준히 먹으면 종기·위궤양·간염·간경화·신장·방광염 등과 피부 미용에 효과적이며, 항암 효과가 있어 삶의 질 향상에 도움이 된다.
- 재료   국산 육쪽 마늘, 식초, 꿀
- 만드는 법
① 무공해 국산 육쪽 마늘을 깨끗이 손질해 상처가 나지 않도록 살짝 헹구어 그늘에 말려 물기를 제거한다. 물기가 있으면 마른 행주로 잘 닦는다.
② 깨끗한 유리병에 마늘을 담고 마늘이 잠길 정도로 식초를 붓는다.
③ 마늘이 파랗게 되었다가 누렇게 변하면 식초를 반쯤 따라 내고 꿀을 부어 마늘이 뜨지 않고 잠기도록 한다.
④ 3개월 이상 지나면 아린 맛이 없어진다.

피로 회복의 절대 강자, 인삼에 견주어도 손색없는 명약
매실

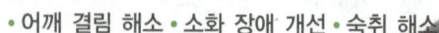

• 어깨 결림 해소 • 소화 장애 개선 • 숙취 해소

　매년 5월말부터 6월 중순 경북 영천과 경남 하동, 전남 광양·순천·해남 일대에서 생산되는 매실은《동의보감》·《본초강목》등 대표적인 고(古) 의서에 자세히 언급되어 있을 정도로 다방면에 걸쳐 약효가 뛰어나다. 매실을 구할 때는 약성이 가장 뛰어난 시기인 하지(6월 21일) 전후로 최소한 망종(6월 6일) 이후에 채취한 것을 고른다.
　매실 과육은 약 85%가 수분이며 당질이 10% 정도를 차지한다. 그 중 무기질·비타민·유기산은 다른 어떤 식품보다도 풍부하다.
　매실의 유기산은 구연산·사과산·호박산·주석산 등이며, 칼슘·인·칼륨 등의 무기질과 카로틴도 함유되어 있다. 매실의 구연산은 당질의 대사를 촉진하고 피로 회복을 돕는다. 구연산은 우리 몸의 피로 물질인 젖산을 분해시켜 몸밖으로 배출하는데, 이 능력은 무려 포도당의 10배에 달한다. 젖산이 몸속에 쌓이게 되면 어깨 결림, 두통, 요통 등의 증상이 나타나는데 이럴 때 매실차나 매실 장아찌를 먹으면 좋다.
　매실의 풍부한 유기산은 위산 과다와 소화 불량에 효과가 있으며, 해열 작용도 있어 편도선염에도 좋다. 위장의 작용을 활발하게 하고 식욕을 돋우며 변비나 거친 피부에 도움이 된다. 하지만 덜 익은 생것을 그대로 먹으면 독성으로 치아와 뼈가 상할 수 있다. 특히 어린이와 임산부는 매실을 날것으로 먹지 말아야 한다.

매실은 또 숙취나 멀미에도 효과가 있는데 이는 매실의 피크린산이 간장의 기능을 활성화하기 때문이다. 과음한 다음날 아침, 매실차 한잔을 마시고 나면 숙취가 어느 정도 해소된다. 특히 몸속의 3가지 독 — 음식물의 독, 피 속의 독, 물의 독 — 을 없애는 데 효과적인 것으로 알려져 있다. 매실의 피크린산이 독성 물질을 분해하기 때문이다. 그러므로 식중독, 배탈 등 음식으로 인한 질병을 예방, 치료하는 데 매우 효과적이다. 흔히 일식집에서 초밥이나 회를 먹을 때 나오는 우메보시라는 것도 알고 보면 매실 장아찌의 일종으로 살균 작용을 한다.

최근 많은 사람들이 산성 식품을 지나치게 섭취하면서 혈액이 산

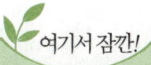

여기서 잠깐!

한의학에서 약재로 쓰는 오매는?
매실은 수확 시기와 가공 방법에 따라 이름과 효능이 다르다.
- **청매** : 덜 익어서 껍질이 파랗고 과육이 단단한 것
- **황매** : 노랗게 익어서 향기가 좋고 과육이 무른 것
- **금매** : 청매를 증기에 쪄서 말린 것
- **오매** : 청매를 따서 껍질을 벗기고 나무나 풀 말린 것을 태운 연기에 그을려 까만 빛깔이 나는 것
- **백매** : 옅은 소금물에 청매를 하룻밤 절인 다음 햇볕에 말린 것

이 가운데 청매가 신맛이 가장 강하고, 오매는 각종 해독 작용뿐 아니라 해열·지형·진통·구충·갈증 방지 등의 효과가 있으며, 백매는 효능이 오매와 비슷하지만 오매보다는 만들기 쉽고 먹기도 좋다.

성화되어 어혈 때문에 고생하고 있다. 체액이 산성으로 기울면 안절부절못하게 되면서 피곤해지기 쉬우며, 두통·현기증·불면증·피로 등의 증상이 나타나고, 만성병에 걸릴 가능성도 높아진다. 술·차·김치·장아찌·잼 등 매실을 다양하게 이용할 것을 권한다. 농축액을 만들어 두루 활용하기도 하는데 개인의 취향에 맞춰 먹으면 되며, 요리법은 달라도 효과는 거의 비슷하다. 하루에 먹는 양은 매실 반 개 분량이면 족하다. 약술로 마실 때는 하루에 1~2잔 정도가 적당하다.

《본초강목》에는 매실의 씨가 눈을 밝게 하고 기운을 돕는다고 기록되어 있다. 《동의보감》에는 매실을 불에 구운 오매의 진통 효과가 기록되어 있다. 실제로 곪거나 상처 난 부위에 매실 농축액을 바르거나 습포를 해 주면 화끈거리는 증상도 없어지고 빨리 낫는다. 놀다가 다쳐서 들어온 아이에게 매실 농축액 한두 방울이면 다른 약이 필요 없을 정도다. 감기로 인해 열이 날 때도 좋다.

궁합이 맞는 음식 & 약이 되는 조리법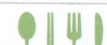

매실 시럽

● **재료** 청매실 1kg, 소주(과실주 제조용) 1/4~1/3컵, 꿀 2kg
● **만드는 법**
① 꼭지를 딴 청매실 1kg을 깨끗이 씻어서 물기를 닦는다.
② 소주를 뿌려 청매실을 닦는다.
③ 뜨거운 물로 소독한 용기에 ①을 넣고 꿀 2kg을 넣은 뒤 밀봉하여 냉장고에 보관한다.
④ 부글부글 거품이 끓어오르면 가끔 뚜껑을 열어 가스를 빼고 6개월 정도 둔다.
⑤ 시럽은 뜨거운 물이나 찬물에 타서 먹거나 술에 넣어도 맛이 좋다.

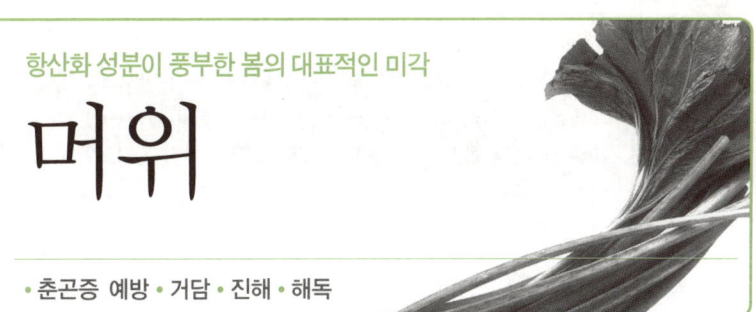

항산화 성분이 풍부한 봄의 대표적인 미각
머위

• 춘곤증 예방 • 거담 • 진해 • 해독

　머위는 우리나라가 원산지로, 예부터 봄과 초여름에 먹는 계절 채소다. 봄 기운을 가장 먼저 맞는다는 머위의 한명은 관동(款冬)으로, 시골집 담 밑이나 사찰에서 흔히 볼 수 있다. 얼음을 가르고 잔설을 뚫고 나오는 생명초라 하여 '겨울을 금강석처럼, 송곳처럼 뚫는다'는 뜻으로 '찬동', '겨울을 두드려 깨고 나오는 꽃'이라 하여 '관동화' 머위, 머구 등 지방에 따라 약간씩 달리 불린다. 4월부터 1년에 2~3회 수확할 수 있는데 줄기와 잎을 식용 또는 약으로 쓴다.
　풀 전체에서 향이 나는 방향성 식물로, 잎에는 비타민A를 비롯해서 비타민이 고루 함유되어 있고 칼슘이 많으나 줄기에는 적다. 영양면보다는 향채(香菜)로서의 성격이 더 큰 알칼리성 식품으로, 유럽에서는 항암제로 인정받고 있다.
　그늘진 습지에서 잘 자라는 머위는 이른봄의 꽃봉오리, 즉 꽃줄기와 초여름부터 가을까지의 잎자루, 대개 머위의 줄기라고 부르는 부분을 먹는다. 잎자루와 잎은 늦봄에서 초여름까지 먹을 수 있지만, 새순은 이른봄에 아주 잠시만 맛볼 수 있다. 잎은 양념 무침이나 쌈으로, 잎줄기는 살짝 데쳐 껍질을 벗긴 다음 들깨 가루와 무쳐서, 어

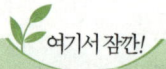

임신 중 기침에 좋은 머위꽃 머위꽃의 꽃자루나 꽃대를 달여 마시거나 된장에 섞어 끓여 먹으면 해열·가래 빼는데 기침에 잘 듣는다. 특히 임신 중의 기침에 효과가 있다. 머위는 꽃이 절반쯤 핀 것이 약재로 쓰기에 가장 좋다. 꽃이 활짝 피어 버리면 약효가 없어진다.

린 꽃은 튀기거나 진해제로, 전체는 녹즙으로 이용한다. 줄기는 된장에 박아 장아찌로 만들기도 한다. 머위로 담근 술도 독특한 풍미가 있다.

줄기는 데쳐서 껍질을 벗겨 양념에 무치거나 볶아 먹고, 어린잎도 우려서 나물로 먹는다. 뿌리 부분은 약재로도 쓰이는데 거담·진해·해독 효과가 있고, 인후염·편도선염·기관지염·기침 등에도 효과가 있다.

파릇하고 연한 머위의 새순을 먹으면 일 년 내내 큰병 없이 지낼 수 있다 했고, 예로부터 정력에 효과가 있다고 하여 남성에게 많이 먹게 하였다.

머위의 화경에는 케르세틴과 켐페롤 성분이 있고, 독특한 향기는 정유 성분에 의한다. 칼슘이 풍부하고 항산화 비타민A의 모체인 베타카로틴, 칼슘 함량이 매우 높다. 비타민B군과 C, 칼슘, 철분 등의 미네랄이 고루 들어 있는 알칼리성 식품으로, 식욕을 돋우고 위액 분비를 촉진하며 해독 작용을 한다. 플라보노이드·페타시틴·사포닌 등의 특수 성분이 많이 함유되어 있으며, 최근에는 페타시틴이 뇌졸중에 효과가 있다는 보고도 나왔다.

한방에서는 현기증·기관지 천식·인후염·편도선염·축농증·

진통·벌레나 뱀 물린 데·다래끼 등의 치료제로 널리 이용해 왔다.

머위 잎은 녹즙을 내어 먹기도 한다. 그냥 먹기에는 맛이 강하므로 설탕이나 꿀을 넣고 물을 타서 먹는다. 머위 잎에 들어 있는 헥사날이라는 성분에는 강한 항균 작용이 있어서 등푸른 생선이나 조개 요리를 할 때 연한 머위 잎을 함께 넣으면 어패류로 인한 식중독을 미리 막을 수 있다.

약으로 쓰는 뿌리는 여름에서 가을에 걸쳐 채취한다. 중국에서는 뿌리를 달인 물로 양치를 하여 편도선에 쓰거나, 뿌리를 짓이겨 타박상이나 뱀 물린 데 발랐다.

머위를 고를 때는 잎이 힘이 있고 진한 녹색에 황갈색으로 변색되지 않은 것이 신선하다. 줄기가 지나치게 굵으면 심줄이 많고 구멍이 있으므로 너무 가늘거나 굵지 않은 것을 선택하는 것이 좋다. 갈변 물질인 폴리페놀 화합물이 들어 있어 쓴맛이 강하므로, 물에 먼저 담갔다가 이용하면 쓴맛을 줄일 수 있다.

궁합이 맞는 음식 & 약이 되는 조리법

머위탕

● **재료** 머위대, 통깨, 다진 마늘, 참기름, 소금

● **만드는 법**
① 머위대는 통통하면서 시들지 않고 빳빳한 것으로 골라 삶은 후 껍질을 벗기고 4cm 길이로 썬다.
② 머위대에 통깨를 넣고 으깨지게 무치면서 다진 마늘, 소금, 참기름 등으로 간을 한 다음 걸쭉하게 끓여 낸다.

강력한 해독 작용, 모세 혈관 강화

메밀

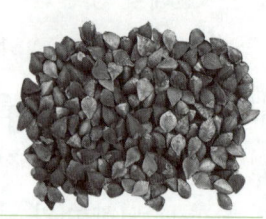

• 혈관 강화 • 입냄새 제거 • 생활습관병 예방 • 다이어트

메밀에는 식물성 단백질을 비롯하여 필수 아미노산·탄수화물·비타민B₁·비타민B₂·비타민K, 인산 등이 풍부하게 들어 있다. 단백질 함유량은 약 12~15% 정도로, 양과 질적인 수준이 쌀보다 뛰어나다. 올레산과 리놀산, 리놀렌산 등의 필수 아미노산은 혈중 콜레스테롤을 억제하고 혈관의 노화를 방지한다. 비타민B₁ 함유량은 쌀의 약 4배, B₂는 3.7배나 된다. 아연·구리·칼륨·철 등의 미네랄도 풍부하다.

특히 메밀에는 비타민P의 일종인 루틴이 매우 풍부하다. 루틴은 모세 혈관의 저항력을 높여 주고, 고혈압으로 일어나는 뇌출혈과 혈관의 손상을 막아 주며, 혈압을 내리는 작용을 한다. 따라서 **동맥 경화·고혈압·당뇨병·암·위장병·간장병·신장병·녹내장 등의 예방과 치료에 효과**가 있다. 또한 치근막염과 잇몸 출혈 등에도 효과적이며, 구취 제거에도 좋다. 또한 기력을 회복하는 데 도움이 되며 독을 풀고 염증을 삭이며 가슴속의 열을 아래로 풀어 주고 모세 혈관을 튼튼하게 해 줘 피돌기를 도와준다. 따라서 소화가 안 될 때, 이질·여성 대하·동맥 경화·고혈압 같은 병에 많이 쓰인다.

특히 메밀 식이요법은 부작용도 없고, 허약한 사람과 비만인 사람 모두에게 좋은 영양 공급과 치료를 겸하므로 생활습관병 예방에 매우 효과적이다.

메밀은 주로 메밀빵·메밀국수·메밀가루·메밀채소·메밀나물 등으로 이용되며, 조리할 때 양념으로 넣는 파는 메밀에 들어 있는 비타민B_1의 흡수를 돕기 때문에 많이 넣을수록 피로 회복에 효과적이다.

① 위장염이나 대장염으로 장이 꼬이듯 아플 때 노랗게 볶은 메밀가루 8g을 끓인 물에 녹여 날마다 3회 밥 먹기 전에 먹는다.

② 이질이나 설사 : 메밀가루 8~10g을 진한 설탕물에 녹여 날마다 3회, 밥 먹기 전에 먹는다.

③ 두풍열(머리가 어지럽고 무거움), 고혈압 : 메밀껍질·검은콩·녹두껍질·결명자·국화초를 같은 양으로 베개 속에 넣어 베고 자면 머리와 눈이 맑아진다.

※ 주의 : 소화기 계통이 차서 자주 배앓이를 하거나 음식 탈이 잘 나는 사람은 피한다. 돼지고기나 양고기, 조기와 같이 먹으면 풍을 일으키고 눈썹과 머리카락이 빠진다고 고서에 기록되어 있다.

> **여기서 잠깐!**
>
> 메밀 소바에 무즙이 들어가는 이유가 뭘까? 무즙이 메밀의 껍질 부분에 함유돼 있는 살리실아민과 벤질아민이라는 유해 성분을 제독(除毒)시켜 주기 때문이다. 무에는 섬유질과 비타민C와 효소가 풍부해 제독력이 크다. 메밀 소바를 먹을 때 무 간 것을 양념 간장에 넣어서 먹는 것은 '음식 궁합'을 최대한 배려한 조치이다.

궁합이 맞는 음식 & 약이 되는 조리법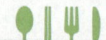

메밀묵 비빔밥

- **재료** 메밀묵 200g, 흰밥 300g, 콩나물 150g, 호박 1/2개, 당근 30g, 양파 1/2개, 다진 마늘 1/2작은술, 소금·참기름·식용유 약간씩, 비빔장(고추장 3큰술, 맛술 2큰술, 물엿 1큰술, 마늘즙 2작은술)
- **만드는 법**
① 메밀묵은 0.5×5cm 길이로 채썰어 끓는 물에 데친 뒤 참기름과 약간의 소금을 넣어 살짝 무친다.
② 콩나물은 냄비에 물을 넣어 삶아 낸 뒤 다진 마늘 1/2작은술과 소금을 약간 넣어 조물조물 무친다.
③ 호박은 4cm 길이로 돌려깎기를 한 뒤 채썬다.
④ 당근도 4cm 길이로 채썰고 양파도 채썬다.
⑤ 팬에 식용유를 두르고 호박에 소금을 약간 넣어 볶고 당근, 양파도 볶는다.
⑥ 무친 콩나물, 볶은 호박·당근·양파·메밀묵을 밥, 비빔장과 함께 곁들인다.

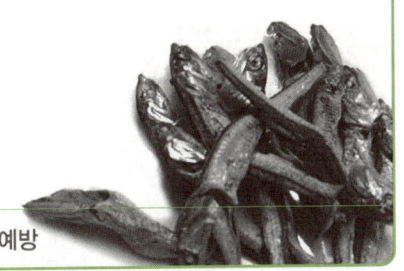

멸치

칼슘이 풍부한 밥상의 단골 손님

• 두뇌 발달 • 신경 안정 • 골다공증 예방

멸치만큼 밥상에 자주 오르는 어패류도 드물 것이다. 산간 벽지에서도 동물성 단백질을 가장 손쉽게 섭취할 수 있는 식재료가 멸치이다. 영양학에서는 뼈째 먹을 수 있는 물고기의 대표적인 것으로 손꼽고 있다.

기름에 달달 볶아 간장과 설탕으로 감칠맛을 내는 멸치볶음은 우리 밥상의 영원한 밑반찬으로 한껏 입맛을 돋우어 준다. 멸치는 볶음뿐만이 아니라 김치에 넣는 젓갈로, 국물을 우려내는 조미료 등으로 다양하게 쓰인다.

멸치는 단백질과 칼슘 등 무기질이 풍부해서 어린이들의 성장 발육과 갱년기 여성들의 골다공증 예방, 태아의 뼈 형성과 산모의 뼈 성분 보충에 탁월한 식품으로 꼽힌다. 뿐만 아니라 어린이의 지능 발달에도 효과가 있는 고도 불포화 지방산인 EPA와 DHA가 지방 중에 각각 9.2%와 14.1%나 들어 있다. 인체에 칼슘이 부족해지면 신경이 불안정해져 불안과 우울함에 시달리기 쉽고 불면증까지 일으키게 되는데, 이럴 때 마른 멸치는 신경을 안정시키는 효과가 있다. 멸치에 함유된 칼슘이 혈액의 산성화

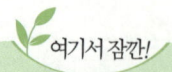

고소하고 맛있는 멸치 고르기 멸치는 종류에 따라 고르는 법이 다르다. 주로 볶아 먹는 잔멸치는 자세히 살펴보아 흰색이나 파란색이 살짝 도는, 투명한 멸치가 상품으로, 목포·진도·완도 등지에서 생산된 것이 상품으로 꼽힌다.
졸여 먹거나 술안주로 고추장에 찍어 먹는 중간 멸치와 다시용 큰 멸치는 고르는 법이 비슷하다. 금빛이 나고 맑은 기운이 도는 것이 최고 좋은 물건으로, 완도 청산 해역에서 난 것이 상품이다. 금색의 해맑은 멸치는 국물이 담백하며 기름기가 돌지 않는 것이 특징이다. 일반적으로 은빛에 파란기가 도는 멸치가 좋다고 생각하지만 중간 크기 이상의 멸치는 오히려 푸른색이 돌수록 싱싱하지 못한 것이 더 많다. 또 색이 검거나 붉은 것, 한눈에 보아 기름기가 도는 것은 이른바 '기름치'라고 하는 최하품으로, 맛이 없는 것은 물론 기름지고 떫고, 쓰고 비린내가 나기 십상이다.

를 막아 주고 신경 전달을 원활하게 하기 때문이다.

또한 멸치에는 콜레스테롤을 제어하는 효과가 있는 타우린이 다량 함유된 것으로 알려졌다. 이런 멸치의 효능은 정약전의 《자산어보》에도 기록되어 있다.

멸치는 갓 잡아 올려 싱싱한 것을 조림이나 소금구이 등으로 이용하기도 하지만 우리나라에서는 주로 마른 멸치를 반찬으로 이용하고, 생선 멸치는 젓갈로 담아 김치의 조미료로 이용하고 있다. 마른 멸치 중에서 굵은 것은 주로 국물을 내는 데 쓰고, 중간 크기와 작은 것은 반찬용으로 조려서 먹는다.

멸치 국물의 감칠맛은 여러 종류의 아미노산 때문인데, 그중에서도 글루타민산의 함량이 높다.

멸치와 풋고추의 찰떡 궁합

멸치에 들어 있는 지방 성분은 풋고추에 함유된 베타카로틴의 흡수를 높여 준다. 또한 풋고추는 멸치에 들어 있지 않은 비타민C가 감귤보다 2배 이상 높고, 모세 혈관·연골·결합 조직을 튼튼하게 하는 생리 작용을 한다. 따라서 풋고추 멸치 볶음은 두 식품의 영양을 극대화하고 부족한 성분은 보충해 주는 합리적인 음식이다. 풋고추에 풍부한 베타카로틴은 피부와 점막을 건강하게 유지하며, 빛이 약한 곳에서 시력을 유지하게 하는 생리 작용을 하는 중요 영양소이다.

> 궁합이 맞는 음식 & 약이 되는 조리법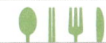
>
> **풋고추 멸치볶음**
>
> ● **재료** 멸치 100g, 풋고추 200g, 마늘 3쪽, 생강 1쪽, 양념장(간장 2큰술, 설탕 1큰술, 물엿 1큰술, 맛술 1큰술, 통깨·참기름 약간)
>
> ● **만드는 법**
> ① 멸치는 중간 정도의 크기로 준비해 잡티를 제거한다.
> ② 풋고추는 작은 것으로 준비하여 끓는 물에 살짝 데쳐 기름에 재빨리 볶아 둔다.
> ③ 후라이팬에 멸치를 넣고 먼저 볶다가 마늘, 생강 썬 것을 넣고 양념장을 넣어 볶는다.
> ④ 마지막으로 풋고추를 넣고 볶은 후 통깨와 참기름으로 마무리한다.

밭에서 나는 인삼, 천연 소화제
무

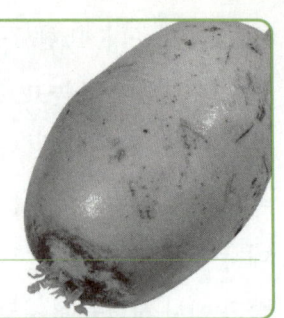

• 소화 장애 개선 • 항암 작용

무는 '밭에서 나는 인삼'이라고 불려 왔다. 날것으로 먹거나 익혀서 먹거나, 썰어서 말리거나, 잎을 말려서 이용하는 등 한국인의 식생활과 매우 밀접하게 관련되어 있다. 손가락 굵기로 썰어 서리를 맞혀 말려 무말랭이, 긴 무로는 짠지를 담아 노랗게 삭혀서 여름에 시원하게 국물 김치로 만들어 먹었다.

예부터 전해 내려오는 말에 '무를 많이 먹으면 속병이 없다'고 했다. 떡이나 밥을 과식했을 때 즙을 내어 먹으면 소화가 잘될 뿐 아니라 식품의 산도를 중화시켜 준다. 그래서 예부터 시루떡에 무를 섞거나 생선회나 구이에 무를 갈아서 곁들여 왔다. 이는 무의 뿌리 부분에 소화 효소인 아밀라아제와 비타민C가 다량 함유되어 있기 때문이다. 아밀라아제와 비타민C는 열에 약하여 파괴되기 쉬우므로 날것으로 먹는 것이 좋으며, 식초는 아밀라아제의 활성을 저해하므로 웬만하면 함께 요리하지 않는다.

그밖에도 무에는 칼슘과 라이신(lysin) 함량이 풍부하며, 카탈라제와 지방, 단백질 분해 효소도 적은 양이나마 들어 있다. 그러므로 오징어나 문어, 전복처럼 가열하면 육질이 질겨지는 식품에 무를 넣고 끓이면 육질이 연해지고 무에도 맛 성분이 스며들어 음식 맛이 훨씬 좋아진다.

무의 달착지근한 맛은 포도당과 자당이며, 매운맛은 유황 화합물이다. 날무를 먹고 트림을 하면 그것이 휘발되어 고약한 냄새를 낸다. 이것은 **이소시아네이트라는 성분인데 최근 항암 효과가 증명**되면서 화제를 모으고 있다.

겉으로 보기에 희고 광택이 나며 무청이 싱싱한 것이 좋다. 사는 즉시 잎을 잘라 내야 영양분 손실을 막을 수 있으므로 잎을 잘라 내고 깨끗이 씻어 신문지로 싸 둔다. 자를 때는 푸른 부분이 조금 남아 있을 정도로 자르는 것이 가장 적당하다.

여기서 잠깐!

무로 엿을 만들었던 사건 1964년 12월 7일 전(前)기 중학 입시의 공동 출제 선다형(選多型) 문제 가운데 '기름 대신 넣어서 엿을 만들 수 있는 것은 무엇인가?'라는 질문이 있었다.

　　　[문제] 다음 보기 중에서 엿을 만들 수 있는 것을 고르시오
　　　　　1) 찹쌀　　2) 무　　3) 디아스타제　　4) 밀가루

당시 정답으로 채점된 것은 디아스타제였지만 보기 중 하나였던 무즙도 답이 된다는 데서 문제가 발생했다. 그 당시 다른 번호, 무즙을 답이라 기표한 학생들의 학부모들은 급기야 이 문제를 법원에 제소하기에 이르렀다.
어머니들은 자신들의 항의가 제대로 받아들여지지 않자, 급기야 무로 엿을 만들어 대입과 관련된 모든 기관(문교부, 교육청, 대학 등)에 찾아가 엿을 들이밀면서 무즙으로 만든 엿을 먹어 보라고 항의하며 솥째 들고 나와 시위를 벌였다. 이 엿 사건은 그 당시 장안에 엄청 화제가 되었고, 무즙을 답으로 써서 떨어진 학생 38명을 정원에 관계 없이 명문 중학에 입학시키면서 사건은 일단 수습되었다. 이는 갈팡질팡한 입시 제도와 한국적 치맛바람이 맞물려 유례 없는 입시 혼돈을 초래한 사건으로 두고두고 기억되고 있다.

무청(잎)에는 항산화 비타민C · 카로티노이드 · 칼슘 · 철 · 식이섬유가 풍부하다. 먹을 수 있는 부분 100g 가운데 칼슘 210mg, 비타민 B 0.13mg 등이 함유되어 있다. 그러므로 연한 속잎은 골라서 김치나 볶음, 나물 등으로 이용하고, 겉잎은 살짝 데쳐 말려서 시래기국이나 나물로 이용한다. 보관할 때는 신문지에 물을 충분히 적셔 싸서 비닐봉지에 넣어 냉장 보관한다.

> 궁합이 맞는 음식 & 약이 되는 조리법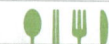
>
> ### 무 꿀절임
> 가래가 끊이지 않고 기침이 자주 나올 때 효과가 있다.
> - **재료** 무, 꿀
> - **만드는 법**
> ① 무를 껍질째 깨끗이 씻어서 1cm 정도의 두께로 얇게 저며 썬다.
> ② 얇게 썬 무를 항아리에 켜켜이 담는다.
> ③ 무가 잠길 정도로 꿀을 부은 뒤, 항아리를 밀봉해서 서늘하고 그늘진 곳에 보관한다.
> ④ 3일 정도 지나면 무의 수분이 꿀과 섞인다. 이 즙을 뜨거운 물에 타서 마신다.

늦여름과 가을에 제맛을 내는 대표적인 원기 식품
미꾸라지

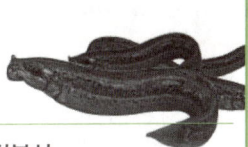

• 원기 보강 • 골다공증 예방 • 피부 미용 • 수술 후 회복식

    미꾸라지는 논이나 도랑, 늪 등의 얕은 흙탕 바닥에 서식하는 민물 고기다. 예부터 뱀장어와 같이 원기를 돋우는 대표적인 식품으로, 여름에 기운을 잃지 않도록 보강하는 보약으로 여겼다. 우수한 단백질이 많고 칼슘과 비타민A · B_2 · D가 많아 정력을 돋우어 주는 강장 · 강정 식품으로 손꼽힌다. 지질 함량은 겨우 2%에 불과하여 다이어트와 당뇨병 식단으로 적당하다.

    비타민A의 함유량은 뱀장어의 1/8 정도지만 어류치고는 많은 편이다. 미꾸라지에 유난히 많이 함유되어 있는 것은 비타민B_2로, 어패류 가운데 최고다. 비타민B_2는 아미노산과 지방, 탄수화물의 대사에 관여하기 때문에 부족하면 대사 이상과 성장 장애를 초래한다.

    피곤하거나 감기에 걸렸을 때 구내염 · 구각염 · 각막염을 일으키는 경우도 비타민B_2가 부족하기 때문이다. 또한 비타민B_2는 피부에 중요한 영양소이므로 아름다운 피부를 유지하려면 평상시 식생활에서 충분히 섭취해야 한다.

    그 밖에 비타민B_1과 니아신, 비타민E도 많이 들어 있어, 피부의 노화 방지에 큰 효과가 있다. 칼슘과 비타민D도 풍부하여 골다공증 예방에도 좋은 식품이다.

미꾸라지는 겨울에는 흙탕물 속에서 먹이를 먹지 않고 동면하므로 살이 빠져 맛이 없지만, 봄에는 산란기를 앞두고 먹이를 많이 먹고 살쪄 기름기가 올라 맛이 좋아진다. 따라서 미꾸라지 요리인 추어탕은 늦여름과 가을에 제맛을 갖게 된다.

비타민A와 D는 알과 난소에 특히 많이 들어 있다. 인체에 비타민A가 부족하면 피부가 거칠어지고 병에 대한 저항력이 약해지며 야맹증이 나타나기도 한다. 발육기 어린이들에 비타민A가 부족하면 성장 장애를 겪게 된다.

비타민D는 뼈의 형성에 중요한 구실을 한다. 추어탕은 미꾸라지의 내장까지 함께 끓여서 조리하므로 비타민A와 D의 손실이 없다. 뼈까지 먹기 때문에 칼슘 부족이 염려되는 우리 식생활에서 중요한 무

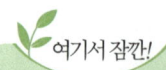
여기서 잠깐!

지역별 추어탕 만드는 법
- **경상도식** : 삶은 미꾸라지를 체에 걸러 내어 살만 사용하는 것이 특징. 걸러낸 살에 시래기와 된장, 찹쌀, 들깨가루를 넣고 끓인다. 데친 토란대, 숙주나물, 고사리, 표고버섯 등 나물과 다진 마늘, 생강을 넣고 끓인다. 맑게 끓이는 것이 포인트.
- **전라도식** : 된장, 쌀가루, 들깨 등을 넣고 뼈째 으깬 미꾸라지를 넣어 걸쭉하게 끓인다.
- **원주식(추탕)** : 미꾸라지 통째로 넣고 끓이며 고추장으로 간을 한다. 채소를 많이 넣고 매운탕처럼 끓이는 것이 특징이다.
- **서울식** : 소의 사골이나 양지머리 등의 육수를 사용하여 끓이는 것이 특징이다.

※ 추어두부 : 두부와 미꾸라지를 함께 넣고 끓이면 미꾸라지가 두부 속으로 들어간다는 추어두부는 원래 두부를 만들 때 미꾸라지를 두부 속에 넣어 만든 것이다.

기질의 공급원이 되기도 한다.

　미꾸라지를 주재료로 하여 끓인 추어탕은 우리나라 사람들이 즐겨 먹는 특별 보양식의 하나로, 여름 내내 더위에 시달려 약해진 원기를 북돋아 주는 음식이다. 위장에 부담을 주지 않고 소화가 잘되어 위장 질환에 좋다. 노년기에 소화력이 저하되어 있거나 병환 뒤 회복기, 수술 전후에 기력을 회복하고 싶을 때 영양식으로 좋다.

궁합이 맞는 음식 & 약이 되는 조리법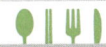

추어탕

● **재료**　미꾸라지 100g, 시래기 50g, 갓 20g, 숙주 30g, 생강·후춧가루·산초 가루·방아 잎 소량, 고추장·된장·고춧가루 각 1작은술, 마늘 1쪽

● **만드는 법**
① 뚜껑이 있는 그릇에 미꾸라지를 담고 굵은 소금을 뿌려 해감을 제거한 뒤 헹구어 물에 넣고 푹 삶는다.
② 전날 미리 고아 둔 국물에 체에 받친 미꾸라지 살을 넣고 된장과 고추장으로 간을 맞춘다.
③ ②에 생강과 후춧가루를 넣은 다음 숙주, 파, 시래기, 갓을 채 썰어 한꺼번에 넣고 뭉근한 불에 푹 끓인다.
④ 후춧가루나 산초 가루, 방아 잎을 곁들이면 비린내가 가셔서 더욱 맛이 좋아진다.

해독 작용이 탁월한 미나리

미나리

• 혈액 정화 • 식욕 증진 • 건위 • 해독

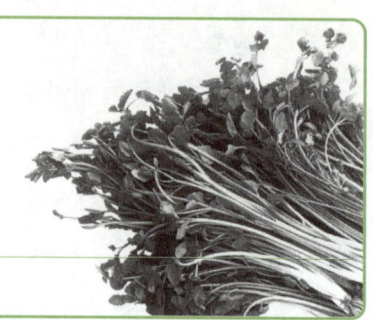

식욕을 증진하고 해독 작용이 뛰어나며, 고혈압에 효과적인 미나리는 각종 생활습관병을 예방해 준다. 봄과 가을이 제철로, 습지에서 빼곡하게 무리 지어 자라며, 보통 야생 돌미나리와, 물이 많은 논에서 자라는 논미나리로 구분된다.

미나리는 항산화 비타민A의 모체인 베타카로틴을 비롯한 비타민B군이 풍부하게 함유되어 있을 뿐만 아니라 칼륨·철분·인·황·마그네슘 등의 무기질까지 풍부한 대표적인 알칼리성 식품이다. 영양면에서 카로틴 함유량은 호박의 2배가 넘고, 비타민C는 토마토와 맞먹으며, 철과 구리는 시금치의 1/2 가량 함유되어 있다. 특히 **미나리의 독특한 향을 내는 정유 성분은 정신을 맑게 하고 피를 깨끗하게 하는 효능**이 있다.

그중에서도 돌미나리는 약효가 뛰어난데, 비교적 키가 작고 가는 줄기에 붉은 빛이 감돈다. 향이 강하고, 칼슘과 비타민C가 풍부하며, 떫은맛이 강하고 섬유질이 질긴 것이 특징이다. 혈압 강화 작용이 뛰어나 고혈압 환자에게 좋다.

재배종인 물미나리는 돌미나리보다 향은 약하지만, 씹히는 맛이

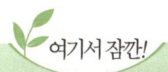

여기서 잠깐!

미나리 손질 및 주의점
- 거머리가 염려된다면 넓은 그릇에 미나리를 담고 물을 충분히 부은 뒤 놋수저나 동전을 담가 두면 거머리가 빠져나와 가라앉는다.
- 강한 맛 때문에 위를 자극하므로 궤양 환자들에게는 좋지 않다.
- 피의 흐름을 빠르게 하는 작용이 있어 알레르기 체질인 사람은 많이 먹지 않도록 한다.

부드러우며, 열을 내리게 하고, 황달이나 소변을 잘 보게 해 준다.

미나리의 독특한 향 성분에는 식욕 증진과 건위 작용이 있고, 풍부하게 함유된 섬유질은 배변을 원활하게 한다. 또한 혈압 강하 작용과 주독을 풀어 주는 해독 작용이 탁월하여 특히 복지리를 끓일 때 빠지지 않고 들어간다. 이 밖에 기관지와 폐를 보호하고, 가래를 삭히는 효능도 있어 매연과 먼지가 많은 곳에서 일하는 사람에게 매우 유용한 식품이다. 깨소금을 넣고 무치거나 볶아도 맛있으며, 기름으로 볶으면 카로틴의 흡수가 좋아진다.

궁합이 맞는 음식 & 약이 되는 조리법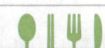

미나리 강회

● **재료** 쇠고기 400g, 달걀 4개, 미나리 100g, 홍고추 2개, 초고추장, 소금

● **만드는 법**
① 쇠고기는 편육을 만들어 한 입 크기로 썬다.
② 달걀 흰자와 노른자로 각각 지단을 만든다.
③ 지단과 홍고추를 고기와 같은 크기로 썬다.
④ 미나리는 끓는 물에 소금을 1작은술 넣고 데쳐 찬물에 헹군다.
⑤ 고기, 지단, 홍고추순으로 올리고 미나리로 묶어 초고추장과 함께 낸다.

생활습관병과 변비를 치료한다
미역

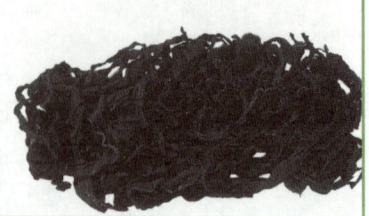

• 체질 개선 • 생활습관병 예방 및 치료

    미역은 겨울 해초로, 매년 12월부터 이듬해 3월까지 수확하여 귀한 날에 올리는 고유 식품 가운데 하나다. 우리나라에서 미역을 처음 섭취한 시기는 고려 시대로 알려져 있다. 당시에는 고래 무리가 많았는데, 고래가 새끼를 낳고 난 뒤에 미역을 뜯어먹는 것을 목격한 우리 조상들은 미역이 산후 조리에 좋다는 결론을 얻었다고 한다.

    미역은 미네랄과 무기질이 풍부하여 다른 채소류에 비해 비타민이 고른 분포를 보인다. 항산화 비타민A의 전구체·C, 비타민B_1·B_2, 니코틴산을 함유하고 있으며, 칼슘이 매우 많이 들어 있다. 요오드가 풍부한 알칼리성 식품으로, **고기나 생선을 먹을 때 산도를 중화시켜 주는 효율적인 식품**이다. 탄수화물로는 소화·흡수되지 않는 식이섬유인 만닛과 점질물인 알긴산이 주성분으로, 열량이 거의 없어 변비와 다이어트에 좋다. 항산화 작용을 하는 베타카로틴도 다량 함유되어 있으며, 칼슘·칼륨·철·요오드가 풍부하여 산후 회복과 생활습관병 예방에 효과가 뛰어나다.

    생미역은 선명한 녹색에 반투명한 것이 좋고, 마른 미역은 심이 가늘고 광택이 나는 것이 좋다. 마른 미역은 물에 15분 정도 불려서 이

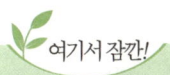

미역귀 미역귀는 육질이 두텁고 미끌거리며, 맛 성분을 내는 아미노산이 풍부하다. 봄에는 갓 건진 것이 나오고, 제철 외에는 말린 것이 나온다. 미역귀를 상식하는 바닷가 사람들은 나이가 들어도 혈압이 오르지 않아 고혈압 환자가 거의 없다고 한다.

미역귀는 혈압을 내리는 작용을 하는 요오드를 비롯하여 칼슘·비타민A·철·비타민B_1·B_2·니아신·비타민C가 풍부하게 들어 있는 고비타민, 고미네랄 식품이다. 더욱이 점액질 같은 식이섬유가 풍부하고, 항암 작용도 강하다. 변비·비만·당뇨병·심장병·고혈압·알레르기 등에 효과가 있으며, 그 밖에 여드름과 부스럼이 잘 나는 체질을 개선하는 데 도움이 된다. 말린 것을 구입하여 보관해 두고 쓰면 편리하다.

용하되, 물에 담갔을 때 잎이 조각조각 풀어지지 않는 것이 좋다. 소금에 절인 물미역은 깨끗이 씻은 뒤 맑은 물에 불려 소금기를 제거한다. 단단한 줄기는 칼로 잘라 내고 이용한다.

미역의 섬유질은 장 속에 있는 노폐물을 체외로 즉시 배출하기 때문에 비만·당뇨병·심장병·고혈압·변비에 효과적이다. 또한 체액을 깨끗하게 정화시켜 질병을 예방하고, 체질을 개선한다.

궁합이 맞는 음식 & 약이 되는 조리법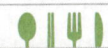

들깨 미역국

● **재료** 건미역, 들깨, 멸치 육수, 들기름, 다진 마늘, 조선간장
● **만드는 법**
① 미역은 물에 불려 깨끗이 씻고 먹기 좋은 크기로 자른다.
② 들깨를 씻어 물기를 뺀 다음 육수를 부어 믹서에 곱게 간다.
③ 육수가 끓기 시작하면 미역과 다진 마늘, 들기름을 넣고 집간장으로 간을 한다.

민들레

일 년 내내 식용·약용하는 아름다운 들꽃

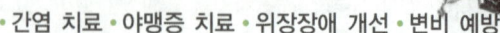

• 간염 치료 • 야맹증 치료 • 위장장애 개선 • 변비 예방

이른 봄 길가나 양지바른 담장 밑에서 꽃을 피우는 민들레는 봄을 대표하는 들풀이다. 오래 전부터 **동서양 어디에서나 식용·약용으로 요긴하게 이용**해 왔다. 종류가 매우 많으며, 일 년 내내 먹을 수 있다.

오래 두고 먹으려면 말려서 저장해 두면 된다. 외국에서도 민들레를 허브차나 건강 식품으로 이용한다. 뿌리를 캐서 말렸다가 가루를 내어 커피에 섞어 마시면 커피의 풍미가 한결 살아난다. 현재 우리나라에서 자생하는 민들레는 토종과 외국종, 교배종이 있으나 성분상 큰 차이는 없다.

한방에서는 꽃이 피기 전에 따서 말린 것을 포공영·포공초·지정·부공영 등으로 부른다. 성질이 차고 독이 없어 예부터 열독(熱毒)과 종기를 없애는 데 많이 사용되는 중요한 약재다. 간염·요로감염·십이지장궤양 등에도 효과가 있는 것으로 알려져 있다.

민들레는 비타민A처럼 야맹증의 치료약으로 이용되기도 한다. 민들레 뿌리는 가을이나 봄에 캐서 된장에 박아 두었다가 장아찌로도 먹고, 김치를 담가 먹기도 한다. 우엉과 함께 조려 먹어도 맛이 있고,

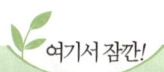 **여기서 잠깐!**

민들레 커피 민들레의 뿌리와 잎을 깨끗하게 씻어 바싹 말렸다가 가루로 만들어 물에 타서 마시면 된다. 민들레 차는 색깔이 커피처럼 검고 맛도 써서 민들레 커피라고 부른다. 카페인이 없는 민들레 커피로 색다른 커피 맛을 음미해 보는 것도 색다른 경험이다. 그밖에도 민들레는 위장을 튼튼하게 하고 소변을 원활하게 하며, 소화불량 · 변비 · 천식 · 자궁병 · 식중독 등에 좋다.

기름에 튀겨 먹어도 일품이다.

봄에 생 민들레를 한 줌 정도 뜯어 아침저녁으로 쌈으로 싸 먹거나 나물로 무쳐 먹으면 만성 위장병과 위궤양에 효과가 있다. 민들레는 뜯었을 때 흰 유액이 나오며 특유의 쌉쌀한 맛이 나는데 이 쓴맛이 소화를 촉진하고 식욕을 증진하는 역할을 한다. 쓴맛은 그리 심하지 않으므로 데쳐서 2~3시간 우려 낸 뒤 조리하면 나물로 초무침할 수도 있고, 말렸다가 묵나물로도 이용한다.

민들레에는 양질의 섬유질이 풍부하여 변비를 예방하고 체내 숙변을 시원하게 통변시키는 효능이 있다. 하지만 쓰고 찬 성질 탓에 오래 복용하면 설사와 복통을 일으키므로 주의한다.

궁합이 맞는 음식 & 약이 되는 조리법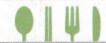

민들레 부추 겉절이

- **재료** 민들레 150g, 부추 100g, 홍고추 2개, 양념장(멸치 액젓 2큰술, 고춧가루 2큰술, 깨소금 1큰술, 식초 1큰술, 다진 마늘, 참기름)
- **만드는 법**
① 민들레와 부추는 깨끗이 씻어 물기를 뺀다.
② 홍고추를 곱게 채 썬다.
③ 액젓에 고춧가루를 풀고 나머지 양념을 넣어 양념장을 만든다.
④ 먹기 직전에 ①, ② 재료를 양념장에 넣고 가볍게 무친다.

영양가가 높고, 체력을 유지해 준다
바나나

• 위장 장애 개선 • 변비 개선 • 혈압 정상화 • 해열

바나나는 열대 과일로, 미숙한 것을 수확해 후숙시켜 식용하는데, 껍질은 두꺼운 편이나 벗기기 쉬우며, 과육은 부드럽고 전분·맥아당·포도당이 풍부하다. 맛이 달고 구연산 등에 의한 산미가 있으며 향기도 좋다.

지방이나 나트륨, 콜레스테롤이 전혀 없으며, 항산화 작용으로 노화가 지연되는 것을 도와주는 베타카로틴과 비타민C·E, 식이섬유가 풍부하여 변비를 개선하고 대장암 예방에도 좋다. 혈압을 낮춰 주는 칼륨도 풍부하다. 항암제처럼 암 세포를 공격하여 죽이는 종양 괴사 인자인 생리 활성 물질도 들어 있다.

고칼로리 식품이면서도 소화가 잘되어 병중·병후·회복 중인 환자나 노인이 생식하면 좋다. 그러나 지나치게 많이 먹으면 비만의 원인이 되므로 하루에 1개 정도가 가장 적당하다. 또 가열하면 비타민류가 손실되므로 생식하는 것이 가장 좋다. 생식 외에 말려서 먹거나, 주스·양과자·냉과 등에 쓰기도 한다. 겉껍질에 갈색 반점이 있는 것이 가장 달고 맛있으므로, 구입하여 바로 먹을 경우에는 갈색 점이 있는 것을 고른다. 보관 시에는 냉장고에 넣지

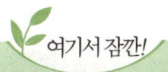 **여기서 잠깐!**

냉장 보관하지 말아야 할 식품 • 감자 : 맛의 질이 떨어진다. • 무 : 투명하게 변한다. • 바나나 : 색깔이 검게 변한다.
통조림은 장기 보존을 고려하여 만들어진 것이므로 냉장 보관의 의미가 없다.
마요네즈는 9℃ 이하에서 분리되기 쉽고 세균 번식이 쉬우므로 냉장 보관은 좋지 않다.

말아야 한다.

바나나는 영양가가 높은 과일이다. 수분이 적고 당질이 많으므로 열량 보급원으로 적당하다.

위가 약한 사람이나 갓난아기에게 좋으며, 또한 활동적인 일을 하는 사람이나 스포츠를 하는 사람에게도 추천할 만하다. 식물성 섬유가 풍부하므로, 변비로 고민하는 사람이나 변이 단단한 사람은 수분과 함께 섭취하면 좋다. 칼륨이 풍부한 것도 바나나의 특징이다.

칼륨은 체내의 불필요한 염분을 배출해 주는 작용을 하므로, 혈압을 정상으로 유지해 주고, 체내 수분의 균형을 조절한다. 또한 몸을 차게 하는 성분이 있어서 몸에 열이 많은 사람에게 효과적이다.

궁합이 맞는 음식 & 약이 되는 조리법

바나나 주스

바나나 주스는 변비를 개선하고, 이뇨 작용을 하며, 체력을 강화하고, 혈압을 정상 수준으로 유지하는 역할을 한다.
● 재료 바나나 1개, 파인애플 100g
● 만드는 법
① 바나나와 파인애플은 껍질을 벗겨 적당한 크기로 자른다.
② 믹서에 자른 재료를 넣고 간다.
③ 마시기 직전에 얼음을 넣어 시원하게 마시면 좋다.

복더위 바지락은 보약
바지락

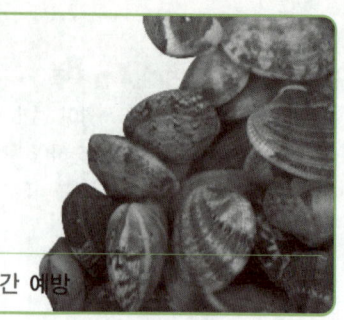

• 원기 회복 • 저혈압 개선 • 알코올성 지방간 예방

발에 밟힐 때마다 '바지락바지락' 소리를 낸다고 해서 이름이 붙은 바지락은 우리나라에서는 굴과 홍합 다음으로 많이 생산되는 어패류이다. 산란 후 글리코겐이 증가하는 2~4월에 가장 맛이 좋지만, '복더위 바지락은 보약'이라고 할 만큼 여름에 기력을 잃는 것을 방지해 준다. '겨울 바지락, 복더위 바지락'이라는 말은 한겨울과 한여름처럼 **건강을 잃기 쉬운 계절에 바지락을 먹어 체력을 보충**한다는 의미다.

바지락에는 무엇보다도 필수 아미노산이 풍부하다. 필수 아미노산은 체내에서 만들어지지 않기 때문에 음식을 통해 섭취해야 한다. 만약 필수 아미노산을 제대로 공급하지 않으면 단백질이 제대로 생성되지 않는다. 특히 바지락에는 철분과 아연이 풍부하여 노약자나 어린이, 임산부의 영양식으로 권할 만하다. 저혈압이 있는 사람에게도 좋아서, 자주 먹으면 혈색도 좋아지고 피부도 고와진다.

바지락 국물은 황달에 걸린 사람에게 좋다는 말이 있다. 바지락에는 담즙 분비를 촉진시키고 간장 기능을 활발하게 해 주는 작용이 있기 때문이다. 바지락을 듬뿍 넣은 해장국을 먹으면 알코올성 지방간

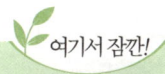

약으로 쓰는 바지락 껍데기 바지락 껍데기는 칼슘 덩어리다. 몸이 허약해 식은땀을 자주 흘리는 사람은 바지락 껍데기를 잘 말려 가루를 내어 헝겊 주머니에 넣고 달여서 차처럼 수시로 마시면 좋다. 밤에 흘리는 식은땀[盜汗]을 다스리는 데 효험이 있다.

을 어느 정도 예방할 수 있다. 체질적으로 간 기능이 허약한 사람도 자주 먹으면 좋다. 이는 메티오닌과 시스틴 등의 필수 아미노산, 타우린, 비타민 B_2 · B_{12}가 풍부하게 들어 있어 간 기능을 항진시키기 때문이다.

바지락에는 칼슘이 많이 함유되어 있고, 인과의 비율도 좋다. 체내에서 비타민D로 바뀌는 프로 비타민D와 아연이 풍부하여 스트레스 해소에 도움이 된다. 특히 철분과 철분 흡수를 돕는 구리도 많아 빈혈을 예방하는 데도 효과적이다.

바지락은 맛이나 영양 면에서 된장국으로 먹는 것이 가장 좋다. 된장의 효소가 바지락의 단백한 맛을 더욱 강하게 하기 때문이다.

궁합이 맞는 음식 & 약이 되는 조리법

바지락 된장국

● **재료** 바지락 1봉지, 된장 1큰술, 시래기 200g, 두부 1/4모, 파 약간, 마늘 2쪽
● **만드는 법**
① 바지락은 하룻밤 정도 물에 담가 해감한 후 된장과 쇠고기를 함께 넣고 끓인다.
② 국물이 끓어오르면 시래기와 두부를 넣고 다시 한소끔 끓인다.
③ ②가 끓으면, 파와 마늘을 넣고 한 번 더 끓인다. 간은 된장으로만 해야 구수한 맛을 낼 수 있다.

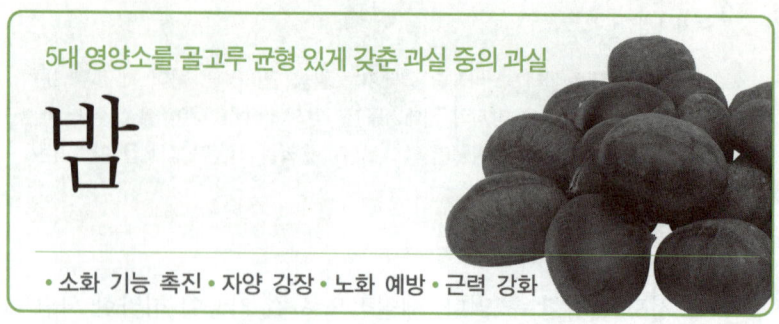

5대 영양소를 골고루 균형 있게 갖춘 과실 중의 과실
밤

• 소화 기능 촉진 • 자양 강장 • 노화 예방 • 근력 강화

'토실토실 밤토실'이란 어린이 동요가 있다. 이 말은 지방이 많아 살이 쪘다는 말이 아니라 균형 잡힌 건강체를 상징하는 것. 몸이 약한 사람들에게 좋은 영양원으로, 원기를 북돋우고 소화기계를 튼튼하게 하는 효과가 있어 이유식과 환자 회복식 재료로 애용되고 있다.

《동의보감》에도 '밤은 기운을 돋우고 위장을 강하게 하며 정력을 보하고 사람의 식량이 된다'고 적혀 있다. 또한 '양위건비(養胃健脾)'라 하여 위장과 비장의 기능을 좋게 해 소화 기능을 촉진시킨다고 알려져 있다. 그럴 수밖에 없는 것이, 밤에는 당질이 풍부하고, 칼슘·철·칼륨 등의 무기질과 양질의 단백질이 골고루 들어 있으며, 당질이 몸속에서 활용될 때 필요한 비타민B_1이 쌀의 4배 이상 함유되어 있어 **피부를 윤기 있게 가꿔 주고 노화를 예방**한다. 또한 비타민C가 과일을 제외한 나무 열매 중에서 가장 많아 피부 미용·피로 회복·감기 예방 효과가 있다. 5대 영양소를 골고루 균형 있게 갖추어 영양 성분이 고를 뿐 아니라 은근한 맛을 가지고 있는 밤은 확실히 자양·강장·미용 식품이다. 단, 변비가 있거나 몸에 열이 많은 사람은 한번에 많이 먹어서는 안 된다.

밤에 함유되어 있는 양질의 단백질과 탄수화물은 근력을 키우고 근육을 생성하는 데 도움을 준다. 성장기 아이들의 신체 발육에 좋으며 운동 선수 등 근육을 많이 쓰는 사람들의 근육통이나 사지무력감을 치료하는 데도 효과적이다. 걸음이 느린 어린아이나 나이 들어 하체에 힘이 빠진 노인들에게 껍질 벗긴 밤을 두충과 함께 달여 먹이면 다리에 힘이 생긴다. 그냥 밤을 꾸준히 먹어도 다리 힘이 길러진다.

밤의 당질은 35% 정도로, 전분과 자당으로 이루어져 있어서 단맛을 낸다. 밤의 당질은 소화가 잘되는 양질의 것이며, 위장을 튼튼하게 해 주는 성분이 들어 있다. 장기간 복용하면 위장 기능이 활발해져 소화력이 왕성해진다.

제사상에는 으레 밤이 쓰이는 데 비타민C가 파괴되지 않은 생밤이 상에 올라가는 것은 너무나 당연한 일이다. 술상에 안주로도 인기를 끄는 이유 역시 비타민C가 알코올 성분을 분해시키는 효과가 크기 때문이다. 술을 마실 때 안주로 생밤을 먹으면 다음날 숙취가 없다.

밤을 불에 구우면 과육이 부드러워져 생밤보다 소화가 잘된다. 배탈이 나거나 설사가 심할 때 군밤을 씹어 먹으면 냉한 속이 따뜻해지면서 치료 효과를 볼 수 있다.

> **여기서 잠깐!**
>
> **다산의 상징, 밤** 폐백을 올릴 때 시부모님이나 시댁 어른들이 대추나 밤을 던져 주는 모습을 볼 수 있다. 이것은 대추가 내장 기능을 강화하고 관절염이나 여성의 냉증, 부인병에 효과적이고, 밤은 기를 보호하고 위장을 튼튼하게 하고 불로장수식으로 인식되어, 자손만대의 부귀와 행복, 자손들의 번영을 기원하는 깊은 뜻이 담겨져 있기 때문이다.

유난히 노란색을 띠는 밤에는 카로티노이드라는 색소가 풍부하다. 밤의 속껍질에는 타닌이라는 성분이 있어서 떫은맛을 낸다.

세계의 진미로 알려진 프랑스의 '마론글랏세' 라는 둘이 먹다 하나가 죽어도 모를 정도로 유명하다. 이것은 밤을 삶아서 진한 설탕 용액에 담가 달콤한 맛을 강화시킨 뒤 바닐라향과 브랜디라는 술을 가미해서 만든 것으로, 은박지에 예쁘게 포장해서 상품화한 것이다.

밤의 장점을 인식한 우리에게는 전통 식품이 많다. 밤암죽은 훌륭한 이유식이며, 밤다식·밤단자·밤주악·밤편·밤엿 등 종류가 매우 많다. 이 가운데 밤주악은 황률(黃栗: 밤을 말린 것) 가루를 꿀에 반죽한 뒤 계피·생강·대추·깨·잣가루를 꿀에 범벅하여 소를 만들어 넣고 만두처럼 빚어서 기름에 지진 것으로 매우 풍미 있는 음식이다.

궁합이 맞는 음식 & 약이 되는 조리법

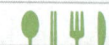

밤 암죽

● 재료 쌀 1컵, 밤 10개
● 만드는 법
① 쌀은 씻어 불린 다음 곱게 간다.
② 밤은 속껍질까지 벗겨 내고 강판에 갈고 물을 부으면서 체로 걸러 준다.
③ ①, ② 재료를 냄비에 넣고 충분히 물을 부은 후 약한 불에 끓인다.
④ 서서히 저어 주며 끓이고 식성에 맞게 소금이나 설탕으로 간을 해서 먹는다.

소화를 돕고 이뇨 작용이 뛰어나다
배

• 피로 회복 • 숙취 해소 • 해열 • 당뇨 개선 • 항암 작용

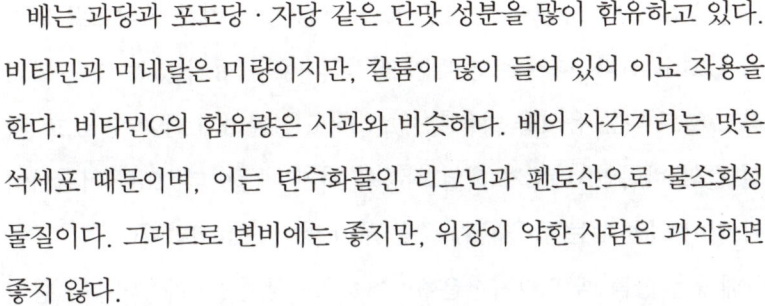

배는 과당과 포도당·자당 같은 단맛 성분을 많이 함유하고 있다. 비타민과 미네랄은 미량이지만, 칼륨이 많이 들어 있어 이뇨 작용을 한다. 비타민C의 함유량은 사과와 비슷하다. 배의 사각거리는 맛은 석세포 때문이며, 이는 탄수화물인 리그닌과 펜토산으로 불소화성 물질이다. 그러므로 변비에는 좋지만, 위장이 약한 사람은 과식하면 좋지 않다.

배의 종류는 20여 가지나 되며, 크게 동양배와 서양배로 나눌 수 있다. 향이 많이 나는 서양배 '라 프랑스'는 향이 강하고 과육이 매끄러워 입에서 사르르 녹는다. 적당히 차게 해서 먹으면 향 때문에 기분이 상쾌해지고, 과당과 포도당이 빨리 흡수되어 피로를 풀어 준다. 와인을 넣고 조려도 맛있다.

《동의보감》에는 배의 효능에 관해 '피부를 곱게 하고 변비를 제거한다. 갈증을 해소하며 숙취를 풀어 주어 기분이 상쾌해진다. 이뇨 작용을 도우며, 천식에 효과가 있다'고 기록하고 있다. 이는 배가 간장 활동을 촉진하여 몸속의 알코올 성분을 빨리 해독시키는 효과가 있음을 말한다.

배에 함유된 성분은 먹을 수 있는 가식율이 80~82%이며, 수분 함량은 85~88%, 열량은 51kcal 정도다. 배의 주성분은 탄수화물이며 당분은 10~15%로, 품종에 따라 차이가 많고 단백질 함량은 0.3% 내외로서 다른 과실과 큰 차이가 없다. 지방질은 0.2%, 섬유소 함량은 0.5%로, 다른 과일에 비해 다소 적은 편이다.

배의 성질은 냉하지만 소화에 효과가 있고 대변이나 소변을 잘 나오게 하며 몸에 열을 내리게 한다. 동남아 등 열대 아열대 국가에서는 학질 모기에 물려 심하게 열이 생기는 말라리아나 권태, 근육통·두통 등의 증세를 보이는 뎅구(dengue)열 등에 배가 명약으로 알려져 있다고 한다. 따져 보면 배가 직접적으로 약효가 있는 것은 아니라 고열로 다른 음식을 먹을 수 없을 때도 시원하게 먹을 수 있고, 과실 속의 비타민B와 C가 해열 작용을 하기 때문이다. 또한 어린아이가 열이 있을 때는 즙을 내어 죽을 쑤어 먹이면 효과적이다.

배즙을 만들 때 도라지·은행·어성초·상지·국화·대추를 함께 달여 먹으면 감기 기침에는 물론 피부에 이상이 있는 사람이나 변비나 설사가 심한 사람에게 많은 효능이 있음이 입증되었다. 기관지 천식이나 복통에도 효험이 있으며, 당뇨병에도 좋다. 또한 최근의 연구에서 싱싱한 배와 열처리한 배즙을 섭취하면 **발암 물질의 체외 배출을 촉진하고, 비장 세포의 증식을 조장하며, 소핵 형성이 억제되는 항돌연변이 효과 등 암에 대한 항암 가능성이 높은 것**으로 밝혀졌다. 따라서 구운 음식과 인스턴트 식품이 증가하고 있는 요즘의 식생활에 비추어 볼 때 육식 뒤에 후식으로 먹고 있는 배 과실은 음식궁합으로서도 매우 훌륭한 것으로 평가할 수 있다.

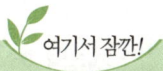

배의 연육 작용 배는 고기를 부드럽게 하는 연육 효소가 있어 고기와 섞어 하룻밤 재웠다가 먹으면 고기가 연해지고 소화도 잘 된다. 고기는 소화가 어려운 식품일 뿐만 아니라, 많이 먹으면 변비가 생길 수 있으므로 고기 요리에 배를 이용하면 좋다. 육회에서도 배가 빠지지 않는 이유가 여기에 있다.

육회와 배

원시인들은 불을 이용할 줄 몰라 모두 생식했다. 그러다가 차츰 익혀서 먹는 현대의 생활로 바뀌게 되어 지금은 대부분 익혀 먹는 식생활이 주체를 이루고 있다. 그러나 생식을 하는 경우도 많이 남아 있고. 고기 중 쇠고기는 비교적 잡맛이 적고 맛이 좋아 생식을 하는 재료로 쓰이고 있다. 서양인이 즐기는 타르타르 스테이크는 붉은 피가 그대로 스며 나오게 거의 날고기 상태로 익힌 것. 구워서 먹는 스테이크라도 진짜 고기 맛을 알려면 표면만 살짝 구운 상태인 '레아'가 좋다고 식도락가들은 말한다. 중간쯤 구운 것이 '미디움'이고 바짝 구운 것이 '웰던'. 웰던은 맛좋은 고기즙액이 다 빠지고 질겨서 맛이 덜하다. 소화 흡수율도 날 것이 가장 높다.

우리나라에서도 쇠고기는 날 것으로 먹으면 기운을 차리게 하는 보신용으로 좋다고 해 애용되었다. 쇠고기에는 위액의 분비를 돕는 후춧가루·마늘·파 등의 양념을 써 왔고, 육회를 할 때는 배가 중요한 부재료로 쓰인다. 배는 89%가 수분인데 소화 효소가 들어 있어 고기의 소화를 돕는 힘이 크기 때문이다. 단맛 성분은 자당(蔗糖)과 과당이며 신맛을 내는 유기산은 아주 적다. 비타민도 많지 않다. 해열 작용이 있으므로 열로 인한 증상 완화에 도움을 준다. 그래서 목이나 폐의 염증을 완화하고 감기나 편도가 부어 목이 마를 때 좋은 식품이다. 주독을 없애는 데도 효과가 있다.

배의 까슬까슬한 부분은 석(石)세포라고 하는데 변통을 촉진하는 성질이 있다. 식이섬유인 리그닌과 섬유질이 주성분이다. 고기만을 많이 먹으면 변비에 잘 걸리는데 그러한 고기에 배를 섞어 먹는 것은 변비 예방을 위해서도 매우 바람직하다. 사과는 성질이 따뜻하지만 배는 냉하여 몸을 차게 하므로 설사나 냉증이 있거나 여름을 타는 사람은 많이 먹지 않는 것이 좋다.

궁합이 맞는 음식 & 약이 되는 조리법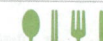

배 컴포트

- **재료**   배 2개, 레몬 1/2개, 설탕 2/3컵, 화이트 와인 1컵 반, 물 1컵 반, 옥수수 녹말 약간
- **만드는 법**
① 레몬은 소금으로 문질러 닦아 뜨거운 물을 부어 씻는다. 이렇게 하면 표면 코팅제인 왁스를 없앨 수 있다.
② 씻은 레몬은 껍질을 벗겨 채 썰고, 나머지는 즙을 짜 둔다.
③ 냄비에 화이트 와인과 물, 설탕을 넣고 끓인다.
④ 배는 통째로 껍질을 벗겨 둔다.
⑤ ③에 껍질을 벗긴 배, 레몬 즙과 레몬 껍질을 넣고 냄비 안으로 알루미늄 포일을 덮어 가운데 구멍을 뚫고 약한 불에서 30~40분 정도 조린다.
⑥ 남은 소스가 너무 묽으면 녹말을 약간 풀어 농도를 조절한다. 식으면 농도가 더 걸쭉해지므로 주의한다.
⑦ 차게 식혀 소스와 함께 수저로 떠먹는다.

에너지로 빠르게 전환되는 무기질 덩어리
벌꿀

• 피로 회복 • 출혈 억제 • 영양 장애 개선

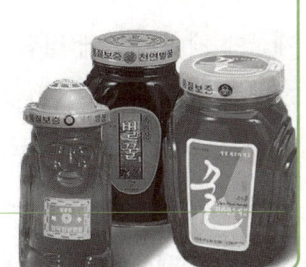

　벌꿀은 몸이 허약한 사람이나 환자에 대하여 좋은 영양제가 될뿐만 아니라 인체의 생리 기능에 전혀 해가 없는 감미료로서 그 가치가 높이 평가된다. 세계 선진국의 예를 보더라도 설탕 소비량이 감소하는 반면 식품으로서의 벌꿀 소비는 증가하고 있다. 선진국에서는 감미료로서 식품의 원료로 많은 양이 쓰이고 있다. 벌꿀은 자당(蔗糖)에 비해 흡수 이용이 빠를 뿐만 아니라 벌꿀 내의 주성분인 과당은 자당에 비해 1.5~2배 이상의 감미가 있다. 벌꿀 1파운드(453.6g)당 1,602cal의 열량을 내는데, 이것은 우유에 비하여 약 6배나 된다. 벌꿀은 당분의 중요한 공급원이 됨은 물론 그밖에 자양 식료(滋養食料)로서 중요하다.

　벌꿀은 다른 당과는 달리 위장의 내벽을 자극하지 않고, 모든 당분 중에서 신장에 자극이 가장 적다. 빠르게 동화되어 바로 에너지로 전환되므로 **운동 선수 등 많은 에너지를 소비하는 사람의 피로 회복**에 좋다. 또한 쉽게 구할 수 있으며, 값이 그리 비싸지 않다. 자연적이고 순한 설사약으로서의 작용을 하며, 육체를 진정시키는 진정 효과가 있다.

벌꿀은 포도당과 과당을 주성분으로 구성된 단당류(單糖類)이기 때문에 체내 장벽에 직접 흡수되어 영양제가 된다. 포도당과 과당은 장벽에서 흡수되면 글리코겐(Glycogen)이 되어 간에 저장된다. 포도당은 체내 주로 근육 세포에서 연소하여 생명을 지속하는 데 필요한 에너지를 발생한다. 사람이 필요한 무기물의 대부분을 벌꿀이 함유하고 있어 체내에 있어서 중요한 생리 작용을 원활하게 하고 골 조직(骨組織)의 발육을 완전하게 해 준다. 영양 장애와 피로 회복에 뛰어난 효과가 있으며, 아이들에게 1일 2회씩 꾸준히 복용시켰더니 적혈구가 85%나 증가하였음이 보고되고 있다.

혈액 응고 작용(血液凝固作用)이 저하된 사람이 부상을 당하거나 이를 빼었을 때 출혈을 막기도 한다.

로열젤리

여왕벌만이 평생 먹을 수 있는 것이 로열젤리이다. 여왕벌의 수명은 일벌보다 40배나 길고 체격도 3배나 더 크다. 1,500~3,000개의 알을 산란하며, 1주간의 성장력은 500배나 되는 경이로운 능력을 가지고 있다. 수만 마리 중 단 한 마리의 암펄에게만 이렇게 놀라운 능력을 주는 비밀은 무엇일까? 그 비밀의 열쇠가 바로 로열젤리. 이것을 먹을 수 있는 특권은 여왕벌에게만 부여되고 있다.

만일 여왕벌이 자취를 감추게 되면 일벌은 지금까지 여왕벌에게만 공급하던 로열젤리를 자기들이 먹기 시작한다. 그러면 얼마 안 가서 일벌의 난소가 비대해져 산란(무정란)하게 된다. 이것을 보더라도 여왕벌의 위대한 산란 능력과 체력은 로열젤리에서 비롯되는 것임을 알 수 있다.

로열젤리는 부화 후 4~12일까지의 젊은 일벌의 인두선에서 분비된다. 인두선은 사람의 타액선에 해당한다. 사람 나이로 치면 17~18세에 해당하는데, 이 타액선에서 호르몬인 파로틴(parotin) 분비가 왕성해진다.

로열젤리가 회춘 효과가 있다고 하는 것이 바로 이것. 일벌의 체내에서 로열젤리의 원료가 되는 것은 벌꿀과 꽃가루이다. 로열젤리는 벌꿀과는 전혀 다른 것으로 왕유(王乳)라고도 하는데 왕대(王臺)에 모아지는 유백색의 점액이다. 일벌은 산란도 못하며 1개월 정도면 죽고 만다. 나폴레옹의 정력은 로열젤리에서 나온 것이고, 로마 교황 12세가 위독 상태에서 주치의 리시 박사가 처방한 것이 이것이었다.

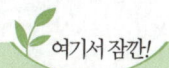
여기서 잠깐!

화분 구미에선 1950년대에 화분의 영양가가 인정되어 건강 식품으로 시판되었고, 임상 결과 여러 가지 효과가 기대되는 사실이 밝혀졌다.

건강 식품으로 이용되는 화분은 벌꿀이 여왕벌이나 유충의 식량으로 하기 위해 모은 것으로, 영양가가 높다. 아미노산이 10%나 함유되어 있고, 비타민류와 더불어 화분의 종류가 많고 영양이 풍부하므로 30~40년 전부터 구미에서 주목받아 건강 식품으로 이용되었다. 비타민류로는 A·B군, C·E·H 등이고, 루틴·항균성 물질·각종 효소·성장 촉진 인자 등이 들어 있다. 그 효과와 효용은 다음과 같다.

- 화분 첨가 사료로 키운 쥐는 번식력이 왕성하다.
- 전립선염의 치료에 효과가 기대된다.
- 만성 변비에 효과가 기대되고, 그 결과 피부의 거친 피부를 개선한다.
- 적혈구 증가 작용이 인정되었다.

화분 알레르기는 호흡 시에 화분을 코에서 공기와 함께 기관(氣管)으로 흡입했을 때에 비염이나 천식 등 알레르기 증상을 일으킨다. 그러나 화분을 경구 투여해도 알레르기 증상은 일어나지 않는다고 하나 과학적으로 검토되어 있지 않아 잘 검토할 필요가 있다.

1958년 회복한 교황이 세계 양봉가 대회에 참석하여 체험담을 발표하자 세계의 주목을 받게 되었다. 장수촌으로 알려진 러시아의 압바지 공화국 사람들은 로열젤리를 애용하고 있다고 한다.

로열젤리는 이름과는 달리 젤리 모양이 아니고, 성분이 물렁하다. 수분 65~70%, 단백질 15%, 지질 5%, 당질 10%, 무기질 0.8%로 꿀과는 전혀 다르다. 비타민B군의 함량이 꿀보다 훨씬 많고 자율신경을 지배하는 아세틸 콜린의 양이 천연 물질 중에서 가장 많다. 아미노산도 많은데, 특히 10-하이드로옥시데세닉산이 있는데 암의 성장을 억제하는 물질로 각광을 받고 있다.

항생 물질 작용이 있어 항함 효과도 크다. 성 기능 부진·정신 불안·갱년기 장애·수술 후의 쇠약 등에 탁월한 효과가 있는 것으로 보아 신비스런 것만은 확실하다.

로열젤리는 부신의 작용을 활발하게 하는 특성을 가졌다고 한다. 꿀과는 달리 로열젤리는 변질되기 쉬워, 냉장을 꼭 해야 하는데 벌꿀과 혼합(꿀 500g + 로열젤리 5g)하는 것이 먹기도 편하다.

궁합이 맞는 음식 & 약이 되는 조리법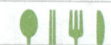

버몬트 음료

버몬트 주라는 지역의 사람들이 만들어 먹은 음료에서 유래되었다. 버몬트 주는 미국의 장수촌으로 유명한 곳으로 보스턴 북쪽에 위치하고 있다.
- **재료** 꿀 2큰술, 사과 식초 2큰술, 물 1컵
- **만드는 법**
① 사과 식초와 꿀을 잘 섞은 뒤 다시 물을 넣어 섞는다.
② 마시기 전에 얼음을 넣으면 청량감이 더 좋아진다.

쌀 다음 가는 중요한 곡식
보리

• 당뇨 예방 및 치료 • 다이어트 • 골절 예방 • 충치 예방

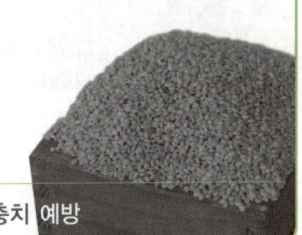

　보리는 쌀과 함께 주식으로 쓰이고 있어 쌀 다음 가는 중요한 곡식으로서 오곡의 장(長)이라 할 수 있다. 쌀에 비해 섬유 성분이 5배나 많기 때문에 소화율이 낮고, 단백질은 많으나 단백가가 떨어지며 보리 속에 있는 타닌계 물질 때문에 맛은 쌀만 못하여 약간 떫고 색도 거무튀튀하다. 하지만 그 약효나 영양가는 쌀이나 밀가루보다 훨씬 앞서서, 밥·감주·누룩·막걸리·고추장·수제비·식혜·엿기름·차 등 그 쓰임새가 매우 넓다. 옛사람들은 엿기름을 만들어 소화제로 썼으며, 얼굴에 부스럼이 많은 아이에겐 볶아서 감초와 함께 달여 먹였다.

　보리는 식이섬유, 비타민과 무기질이 풍부하여 쌀로 편중된 식생활에서 균형 있는 영양분을 공급해 주며, 혈중 콜레스테롤 농도를 감소시켜 고혈압을 예방한다. 또 당의 생성을 억제하여 당뇨병의 예방과 치료에 효과가 있다. 무기질과 비타민을 다량 함유하고 있으면서 열량이 적어 다이어트에 효과적이다. 쌀에 비해 비타민B_2가 2배나 많아 위와 장의 점막을 튼튼히 해 주며, 피로 회복 및 스트레스 해소 효과가 크다.

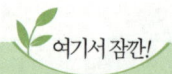
> **여기서 잠깐!**
>
> 보리밥을 먹으면 방귀가 더 잘 나는 이유? 보리에 많은 식이섬유는 사람의 소화 효소에 의해 분해되지 않는 물질이다. 식이섬유는 물에 녹지 않는 불용성과 물에 녹는 수용성으로 구분되며 보리에는 수용성 식이섬유의 함량이 높고 이것은 소장에서 흡수되지 않는다. 이 수용성 식이섬유가 대장에 도달하면 대장 내 미생물에 의해 급속히 발효되어 여러 가지 휘발성 물질을 만들고 이것이 장내 가스를 유발하게 되는 것이다. 이 발효로 인해 지방산들이 발효 부산물로 생성되고 이것은 간에서 콜레스테롤의 합성을 저해하므로 굉장히 중요하다고 할 수 있다.

또 보리는 비타민B_6 등 비타민B군의 생성을 촉진시켜 임파 조직을 튼튼히 해 준다. 쌀보다 2배나 많은 Ca(칼슘)은 뼈와 치아를 튼튼히 해 주어 골절과 충치 예방에 도움을 준다.

보리의 베타 글루칸(β-glucan)은 창자 속의 유익한 세균의 증식을 도와 발암 물질을 흡착하여 장암을 예방하고 암 세포의 성장을 억제한다. 쌀밥 편식으로 인한 체질 산성화로 나타나는 소화 불량 · 피부 거칠어짐 · 두통 · 신장염 등의 우려를 어느 정도 해결한다.

보리는 위를 강화하고, 장을 이롭게 하며 소화를 돕고 부기를 제거한다. 오래 먹으면 머리카락이 희어지지 않으며, 가루를 내어 먹으면 체증을 줄일 수 있고, 죽을 쑤어 먹으면 장을 이롭게 한다. 매일 한 끼씩 꾸준히 먹는다면 보약 못지 않은 효과를 볼 수 있다.

보리의 음식 맛은 쌀과 반대로 가열 흡수율과 팽창율이 큰 것이 더 좋으며, 산도 5도 정도가 제일 맛이 좋다. 보리알의 무게는 무거운 것일수록 단백질과 아밀라아제가 풍부해진다.

궁합이 맞는 음식 & 약이 되는 조리법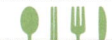

보리 미싯가루죽

보리를 가루로 만들면 소화율이 12.8%나 증가하므로 효율적으로 이용할 수 있다. 보리가 당뇨병에 좋다고 하여 자주 보리밥을 먹고 싶어하는 사람도 소화가 잘 안 되고 보리의 까칠한 느낌이 싫어 꺼리는 경우가 있는데, 이런 사람들을 위해서도 보리 미싯가루죽이 좋다. 자극성이 없는 마른 찬이나 국물 김치, 샐러드를 곁들이면 훌륭한 영양식이 된다. 보리 미싯가루죽은 소금간이 없으면 고소한 맛이 살아나지 않는다.

● 재료 흰콩, 찹쌀, 들깨, 보리
● 만드는 법
① 흰콩·찹쌀·들깨·보리를 재빨리 씻어 건진다. 씻을 때 물에 담그는 시간이 짧아야 불지 않아 볶기가 쉽다.
② 물기를 쭉 빼서 방앗간에 부탁하여 센 불에서 볶아 고운 가루로 빻아 둔다.
③ 깨 종류가 들어가는 미싯가루는 많이 만들어 장기간 보관하면 지방이 산패할 염려가 있으므로 조금씩 만든다(깨는 따로 빻아 보관했다가 먹을 때 섞어서 사용해도 좋다).
④ 준비한 미싯가루에 찬물 2컵을 부으면서 숟갈로 저어 멍울 없이 갠다.
⑤ 미리 불린 쌀을 믹서에 갈아서 냄비에 붓고 주걱으로 계속 저으면서 끓인다.
⑥ 죽이 말갛게 익기 시작하면 재빨리 저으면서 미싯가루 갠 것을 붓는다. 불을 약하게 하여 잠깐 더 끓이고 소금간을 한다.

피로 회복에 좋은 여름 과일, 복숭아
복숭아

• 간 기능 강화 • 변비 개선 • 대장암 예방 • 갱년기 증상 완화

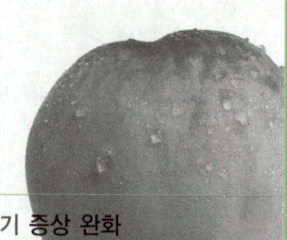

중국의 전설에는 으레 수명을 연장시키는 신성한 과일로 복숭아가 등장한다. 《서유기》에서는 손오공이 옥황상제의 천도복숭아를 전부 훔쳐먹어 영생을 얻는 이야기가 나온다.

예부터 복숭아에는 귀신을 쫓는 능력이 있다고 전해져서, 묘 근처에는 복숭아나무를 심지 않는다고 하며, 불로장생하는 약으로 알려진 영지도 원래는 복숭아나무에서 난 것을 최고로 친다고 한다.

실제로 한방에서도 복숭아의 과육과 씨 모두 매우 좋은 약재로 쓰인다. 예부터 '복숭아를 많이 먹으면 미인이 된다'는 말이 있을 정도로 피부 미용에 탁월한 효과가 있으며, 간 기능을 활발하게 하고, 밤에 잠을 자다가 식은땀을 많이 흘리는 증상에 효과가 있으며, 피를 깨끗하게 하는 효과가 뚜렷하다.

오늘날에도 펙틴이 풍부하여 변비에 효과적이어서 대장암을 예방하며, 독성 물질에 대한 저항력을 강화시키는 알칼리성 식품으로 담배의 니코틴을 제거하는 강력한 효능을 인정받고 있다. 따라서 폐와 관련된 질환자에게 매우 좋은 음식이다.

복숭아는 달게 느껴지는 것에 비해 당분이 10% 정도로 레몬과 비

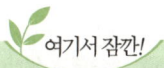

> **여기서 잠깐!**
>
> **복숭아와 장어는 상극** 장어를 먹은 뒤 복숭아를 먹으면 설사가 나는 이유는 장어의 지방 소화에 이상이 생기기 때문이다. 장어의 많은 지방은 평소 담백하게 먹는 사람에게 소화 부담을 주며, 지방은 위에 머무는 시간이 길고 소장에서 소화 효소의 작용으로 소화된다. 복숭아의 유기산이 장에 자극을 주며 지방이 소화되기 위해 작게 유화되는 것을 막으므로 설사를 일으키게 되는 것이다.

숫하고, 사과나 멜론에 비해 당분이 적은 편이다.

비타민C의 함유량은 토마토의 절반 가량이며, 그 밖에 비타민B_1·B_2·B_6·E, 니아신과 칼륨 등을 함유하고 있다. 백도의 붉은색은 폴리페놀류라서 항산화 작용을 한다.

또한 칼륨과 철, 인 등의 미네랄도 풍부하다. 칼륨은 나트륨을 배출하는 작용을 하므로 고혈압 예방에도 좋다. 복숭아의 새콤한 맛은 유기산인 사과산과 구연산으로, 특히 황도에 많이 들어 있다. 포도당과 유기산이 풍부하여 식욕을 돋우어 주고, 피로 회복·숙면제로 쓰이며, 재채기가 나고 코가 근질근질한 감기 초기 증상에 좋고 헛기침이 자주 나올 때도 좋다.

약선에서는 복숭아의 씨나 잎에도 몸에 좋은 효능이 들어 있다고 한다. 복숭아 씨인 도인은 생리불순이나 갱년기 장애 등 여성의 고민을 해결해 준다. 또, 복숭아 잎에는 타닌이라는 떫은 성분이 많이 함유되어 있기 때문에 피부 트러블이나 구내염을 완화시킨다. 잎을 말려 두었다가 목욕할 때 그물망에 넣어 목욕물에 담그면 땀띠나 습진, 발진 등이 개선된다.

궁합이 맞는 음식 & 약이 되는 조리법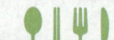

복숭아 파이

● **재료** 복숭아 4개, 복숭아 쨈 1통, 설탕, 계피가루, 밀가루 3컵, 버터 4큰술, 식용유 3큰술, 소금

● **만드는 법**
① 밀가루에 버터, 식용유, 설탕, 소금을 넣고 반죽하여 0.5cm 두께로 만들어 파이틀에 넣는다.
② 복숭아는 먹기 좋은 크기로 잘라 설탕, 계피가루를 넣고 투명해질 때까지 조린다.
③ 파이틀에 조린 복숭아를 넣고 200℃ 오븐에서 40분 정도 굽는다.

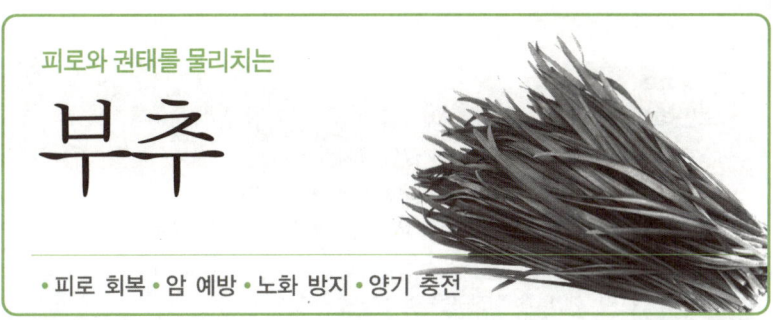

피로와 권태를 물리치는
부추

• 피로 회복 • 암 예방 • 노화 방지 • 양기 충전

부추는 '오장의 기능을 진정하고 위의 열기를 없애는 것'으로 알려진 장에 좋은 채소다. 중국 서북부가 원산지로, 생명력이 강해 마늘 다음 가는 정력 채소(精力食品)로 알려져 있다. 성질이 뜨거우므로 굴 등 찬 성질을 가진 음식과 잘 어울린다. 《본초강목》에 따르면, 부추는 **오장을 편하게 하고 냉증을 몰아내며 남자들의 양기를 돋워** 준다고 한다.

부추에 풍부한 칼륨은 체내 염분이 과다하게 축적되는 것을 막는다. 부추 100g에는 칼륨이 450mg이나 함유돼 있다. 또 부추의 성분 중 에너지의 생성에 중요한 역할을 하는 알리티아민은 유사한 대사 작용을 하는 비타민B_1보다 체내 흡수량이 20배나 높다.

단백질이 풍부하고, 칼슘·철분·칼륨·비타민B_1·B_2가 골고루 들어 있다. 강력한 항산화 작용으로 암과 노화를 늦춰 주는 비타민 C·E·베타카로틴, 식이섬유와 엽산이 풍부하게 함유되어 있다.

비타민C의 함유량은 많지 않지만 오이의 2배 가량 되고, 카로틴과 비타민E가 매우 풍부하게 들어 있다. 특히 카로틴의 함유량은 유채와 비슷하다. 카로틴과 비타민E는 기름과 함께 섭취하면 흡수가 좋

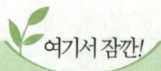

부추의 효능
- 보온 효과가 있어 몸이 찬 사람에게 좋다.
- 소화를 돕고 장을 튼튼하게 하며 강정 효과가 있다.
- 피를 맑게 하고 허약 체질을 개선하며, 미용에 효과적이다.
- 부추의 열매를 '구자'라고 부르며 비뇨기계 질환의 약재로 사용, 혈액 정화·강장·강심제로 쓰인다.
- 체해서 설사할 때 부추 된장국을 먹으면 효과가 좋다.
- 이 밖에도 치질·치통·변비 등에 치료에 효과적이다.

아진다. 특히 비타민B_1이 많이 든 간과 함께 볶아서 먹으면 풍부한 영양을 섭취할 수 있다.

부추는 다른 채소에 비해 철분 함량이 높아 조혈 작용을 도우며, 베타카로틴은 체내에서 비타민A로 변환되어 세포막을 보호해 노화를 방지하고 항암 작용을 한다. 부추와 버섯을 기름에 볶아 달걀으로 싸서 먹으면 피로 회복에 많은 도움이 된다.

부추의 독특한 향은 알릴설파이드(allylsulfide)로, 마늘과 함께 비타민B_1의 결합체를 이루어 흡수를 돕고 소화력을 높여 주며, 살균 작용을 한다. 이 유화 아릴 성분은 위암과 대장암·간암·폐암·피부암 등을 억제하는 효과가 있으며, 암을 예방하는 항산화 효과가 있는 셀레늄과 클로로필도 풍부한 강력한 항암 식품이라 할 수 있다.

냉증·감기·설사·대장암의 원인이 되는 변비로 고생하고 있다면 매일 70g 정도의 부추를 다양한 방법으로 조리해 섭취하면 효과적이다. 하지만 마늘·부추·파·양파 등은 공기 중에 노출되면 냄새가 더욱 강해지므로 조리하기 직전에 썰어서 사용하는 것이 좋다.

한방에서는 부추 씨를 이뇨제로 사용하며, 비늘줄기는 건위·정장·화상에 이용한다.

부추는 잎이 통통하고 짧으며, 뿌리의 절단면이 윤기가 나는 것이 싱싱하고 부드럽다. 상한 것이 조금이라도 섞이면 같이 망가지므로 보관하기 전에 깨끗이 다듬어야 한다.

궁합이 맞는 음식 & 약이 되는 조리법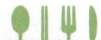

부추 김치

● **재료** 부추 500g, 풋고추 3개, 홍고추 2개, 멸치 액젓 1/3컵, 고춧가루, 밀풀(물 2/3컵, 밀가루 1/2큰술)

● **만드는 법**
① 부추는 물에 깨끗이 씻은 후 물기를 뺀다(부추는 비벼 씻으면 으깨지고 풋내가 나기 쉬우므로 주의한다).
② 손질한 부추는 3등분한다.
③ 고추는 꼭지를 떼고 어슷썰기한다.
④ 물에 밀가루를 풀어 끓여 밀풀을 만든 후 식힌다. 밀풀에 나머지 재료를 넣고 양념을 만든다.
⑤ 양념에 부추를 넣고 고루 묻혀 저장 용기에 담은 뒤 밀봉한다.

비타민C가 레몬의 2배

브로콜리

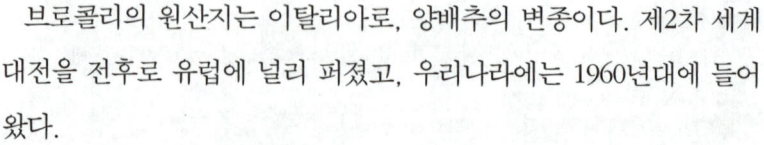

• 발암 물질 • 해독 • 다이어트 • 빈혈 예방 • 자궁암 예방

　브로콜리의 원산지는 이탈리아로, 양배추의 변종이다. 제2차 세계 대전을 전후로 유럽에 널리 퍼졌고, 우리나라에는 1960년대에 들어왔다.

　비타민C의 함유량이 레몬의 2배, 감자의 7배로 채소 중에서도 특히 많다. 그밖에도 비타민A를 비롯하여, B_1, $\cdot B_2$, ㆍ칼륨ㆍ인ㆍ칼슘 등의 미네랄도 시금치에 뒤지지 않을 만큼 풍부하며, 콜리플라워에 비해 단백질(글루타민산ㆍ트립토판ㆍ라이신)과 무기질(구리ㆍ아연)의 함량도 월등히 높다. 그밖에 발암 물질을 흡착해 배출하는 식이섬유와 발암 물질을 해독하는 인돌ㆍ페놀 등의 암 예방 물질도 풍부하게 함유되어 있다.

　특히 양배추 종류 중 발암 억제 효과가 매우 뛰어난 설포라판(sulforaphan)을 다량 함유하고 있어서 서양에서는 매우 인기 있는 채소이다. 최근 우리나라에서도 소비량이 점점 증가하고 있다.

　일본 농수성의 연구 결과에 의하면, 우리가 일상적으로 먹고 있는 채소 중 브로콜리>가지>시금치>오이>피망>우엉>무>토마토>양파>양배추>감자>당근의 순서로 탄 음식에 들어 있는 발암 물질을 억제하는 효과가 크다고 한다. 미국의 한 식품 연구 기관에서도, 브로콜리를 많이 먹는 사람은 자궁경부암에 걸릴 위험이 감소되며, 결장암을 억제하는 힘이 양배추보다 뛰어나다고 발표한 바 있다.

섬유소가 풍부하고 열량이 낮아 미용과 다이어트에 적합하며, 비타민C의 작용을 돕는 철분 함량도 높아, 빈혈·심장과 맥박이 빨리 뛰는 것·숨이 차는 증상을 예방해 준다. 월경으로 철분 부족 현상을 느끼는 사람이 많이 섭취하면 좋으며, 특히 유방암에 좋은 미역과 된장에 브로콜리를 넣어 끓여 먹으면 유방암은 물론 다른 암에도 효과가 있다. 특히 녹색 채소가 부족하기 쉬운 겨울에 많이 활용하면 좋을 것이다.

브로콜리를 고를 때는 짙은 녹색에 봉오리가 단단하고 싱싱하며, 가운데가 둥그렇고 속이 꽉 들어찼으며, 아직 꽃이 피지 않은 것이 좋다. 황색 또는 다갈색으로 변했거나 줄기 부분이 갈라진 것은 수확한 지 오래되어 노쇠한 것이다.

브로콜리의 비타민C는 가열하더라도 다른 채소에 비해 크게 손실되지 않는다. 그러므로 미역과 함께 된장에 넣어 끓이거나 샐러드·볶음·조림·수프의 재료로 이용해도 좋다. 양파와 함께 이용하면

> **여기서 잠깐!**
>
> **브로콜리 손질법** 씻을 때는 봉오리 속의 먼지나 오물을 제거하기 위해 작은 봉오리들을 따로따로 떼어 내어 연한 소금물에 30분 정도 담가 두었다가 여러 번 헹구면 된다. 누렇게 변색되기 쉬우므로 보관할 때는 펄펄 끓는 물에 소금과 식초, 밀가루를 넣어 살짝 데쳐 색이 선명해지고 질감이 연하게 하여 냉동실에 보관한다.

바이러스에 대한 면역력이 강화되어 자궁경부암 예방 효과가 상승한다. 또한 강력한 항산화 작용으로 암과 노화 예방에 좋은 김이나 참깨를 빻아 뿌리거나 참기름에 볶는 등 브로콜리와 함께 조리해 먹어도 상승 효과가 커진다.

궁합이 맞는 음식 & 약이 되는 조리법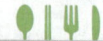

브로콜리 크림 수프

● **재료** 브로콜리 100g, 감자 1개, 양파 1/4개, 버터 1큰술, 우유 1컵, 생크림 1/4컵, 소금

● **만드는 법**

① 브로콜리는 먹기 좋은 크기로 잘라 끓는 물에 소금을 넣고 데친 뒤 찬물에 헹궈 물기를 뺀다.
② 감자는 깍뚝썰고, 양파는 감자와 같은 크기로 썬다.
③ 냄비에 버터를 녹여 달구어 감자와 양파를 넣어 볶다가 감자가 익으면 우유를 넣어 끓인다.

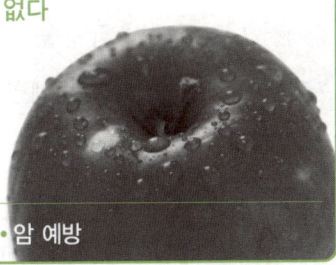

사과

하루에 사과 한 개를 먹으면 의사가 필요 없다

• 병후 회복식 • 정장 작용 • 동맥 경화 예방 • 암 예방

　유럽에는 '하루에 사과 한 개를 먹으면 의사가 필요 없다' 라는 말이 있다. 그 만큼 사과는 비타민과 미네랄이 풍부하여 건강을 유지하는 데 없어서는 안 되는 과일이다. 특히 칼슘이 110mg이나 들어 있어서 몸속의 염분을 체외로 배출하는 작용을 한다. 몸을 차게 하지 않는 과일이므로, 병후에도 사용되며, 체력 회복에 효과가 있다.
　한방으로 볼 때도 사람의 기를 내리고, 담을 가라앉히고, 곽란과 위경련을 다스린다고 한다. 특히 설사가 그치지 않을 경우 반쯤 익은 사과를 물에 넣고 조려 먹으면 특효라고 알려져 있다.
　사과에 풍부한 식물성 섬유는 수용성 펙틴을 함유하고 있으므로, 설사를 할 때는 장을 보호하고, 변비가 있을 때는 장의 수분을 유지하는 등 정장 작용이 뛰어나다.
　또한 사과에는 과당·포도당·향 성분과, 유기산으로 구연산, 주석산이 있는데, 신맛 성분인 유기산은 위액의 분비를 왕성하게 하여 소화와 철분 흡수를 도우며, 스트레스로 인한 긴장을 완화시키는 진정 작용을 한다. 구연산과 주석산은 두뇌와 전신의 피로를 빠르게 풀어 주며, 피부 미용 효과가 뛰어나다.

사과에 특히 많이 함유되어 있는 미네랄은 칼륨이다. 칼륨은 혈액 중에서 나트륨과의 균형을 조정하기 때문에, 혈압을 정상으로 유지한다. 따라서 동맥 경화 예방에 효과적이다. 또한 사과는 포만감을 주므로 식욕이 없을 때나 다이어트에도 좋다.

미국 코널 대학 식품 과학부 연구진에 의하면, 껍질을 벗기지 않은 사과 1개를 매일 먹으면 항암력이 커져서 세포 파괴를 막는 데 매우 효과적이라고 한다. 또한 사과 추출물을 결장암과 간암 세포에 96시간 동안 노출시킨 결과, 사과 껍질이 악성 세포의 성장을 억제하는 것으로 나타났다. 사과 껍질에는 비타민 · 칼슘 · 사과산 · 타닌 · 펙틴 등의 항암 물질이 풍부하다.

그렇다면 사과는 언제 먹는 것이 좋을까? 음식을 많이 먹었을 때 소화제 대신 사과를 먹으면 도움이 된다. 단, 밤에 사과를 먹으면 산이 많이 분비되어 위에 부담이 가므로 낮에 먹도록 한다.

사과즙

사과즙은 신체를 튼튼하게 하고 정화한다. 칼륨 및 나트륨, 인이 풍부하다. 기름진 음식물의 소화를 도와 대사 작용을 하거나, 신장

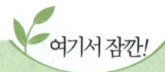
여기서 잠깐!

사과 껍질로 냄비를 깨끗하게 요리를 하다 보면 냄비를 태울 때도 있고 냄비 바닥에 음식이 눌어붙어 있을 때도 있다. 이럴 때 무조건 수세미로 닦아 내거나 긁어내면 냄비의 코팅이 벗겨져 지저분해진다. 이때는 냄비에 사과 껍질을 넣고 물을 부어 10분 정도 끓이면 눌어붙어 있던 음식 찌꺼기가 깨끗하게 벗겨지고 냄비도 새것처럼 깨끗해진다.

기능을 좋게 하며 장의 활동을 촉진한다. 뛰어난 혈액 정화제로서 변비, 간장 기능 부전, 안색이 좋지 않은 사람과 빈혈에 좋다.

사과즙은 철분과 산소가 풍부하기 때문에 폐결핵과 천식에 효과가 있으며, 기관지염이나 코감기에도 잘 듣는다. 잘 익은 사과는 위산 결핍증에 위액 증가를 촉진하고 위산 과다증에도 좋은 작용을 한다.

궁합이 맞는 음식 & 약이 되는 조리법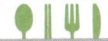

사과 조림

● **재료** 사과 1kg, 설탕 500g, 물 500ml, 레몬즙, 계피가루
● **만드는 법**
① 사과는 씨를 제거하고 껍질째 얇은 두께로 썬다.
② 바닥이 두꺼운 냄비에 설탕과 물을 넣고 끓인다.
③ 설탕이 녹으면 준비된 사과와 레몬즙, 계피가루를 넣고 중간 불에 끓인다.
④ 30분 정도 끓여 사과가 익고 물이 졸아들면 불을 끄고 식혀서 용기에 담는다.

회춘 효과가 뛰어난
산수유

• 회춘 • 강장 작용 • 요통 개선 • 배뇨 장애 개선 • 정력 증강

　산수유 나무는 우리나라 전역에서 자생하는 낙엽 소교목으로, 꽃과 열매가 아름다워 정원수로도 사랑받고 있다. 이른봄에 잎이 피기 전 노란색의 작은 꽃이 피고 가을에 빨간 열매가 맺는데, 열매는 신맛이 있고 날 것으로도 먹을 수 있다. 열매를 산수유라고 하는데 주석산·사과산·타닌·비타민A 등이 함유되어 있어 약리 효과가 뛰어나다. 배뇨·혈당 강하·혈압 강하·항균·항암 작용이 있으며, 정기를 보해 주어 암과 노화로 인해 쇠약해지기 쉬운 육체를 회춘하게 해 준다고 알려져 있다.

　성분은 이리도이드 배당체인 모로니사이드·스에로시드·로가닌 등이다. 동물 실험에 의하면 항히스타민·아세틸콜린·염화 바륨 작용을 나타낸다. 중추 신경을 억제하는 작용도 추정되고 있다.

　강장 작용으로는 노화에 따른 요통·권태감·배뇨 장애·정력 감퇴·시력 저하 등에 산약(마), 지황 등을 배합해 한방 처방으로 쓰인다. 간과 신장을 보하며 다리와 허리의 통증, 성 기능 저하 등에 강장제로, 또 밤에 자주 오줌을 누는 증상을 개선하는 데 이용된다.

　《신농본초경》에서는 산수유를 중약(中藥)으로 분류하고 있다. 중

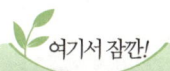 **여기서 잠깐!**

산수유 축제 매년 3월 중순부터 4월 초순에 전라남도 구례에서는 산수유 축제가 열린다. 전남 광양의 매화 축제에 이어 상춘객들의 나들이 코스로 인기가 많다. 공식 행사로 풍년기원제, 산수유 풍년 기원 꿩 날리기가 열리며, 장작패기, 산수유 두부 먹기, 산수유 꽃길 걷기, 산수유 꽃 도자기 제작, 산수유 떡치기, 산수유차, 산수유술 시음, 지리산 순두부 만들기 등 다양한 행사에 참여할 수 있다.

약은 경우에 따라서는 독이 되기도 하므로 주의해서 사용해야 된다는 것. 노화에 의한 귀울림, 허리나 무릎 강화, 빈뇨, 월경 과다, 발기부전 등의 증세에 효과가 있다.

싱싱한 산수유를 소주에 넣어 마시거나, 말린 것 35g을 500~600ml의 물로 반으로 줄 때까지 달여 하루에 3회 정도 차로 마신다.

궁합이 맞는 음식 & 약이 되는 조리법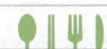

산수유 젤리

● **재료** 산수유 10g, 한천 2개, 설탕 1컵
● **만드는 법**
① 산수유에 물 1컵을 부어 약한 불에 1시간쯤 끓이다가 반으로 줄면 2겹의 베에 거른다.
② 우무는 1시간 정도 물에 불린 다음 물기를 제거하여 잘게 썰어 둔다.
③ 물 2컵을 끓이다가 우무를 넣고 뭉근한 불에서 계속 저어 우무가 녹으면 산수유 달인 물 1/2컵과 설탕 1컵을 넣어 녹인다.
④ 다 녹으면 베에 거른 다음 모형 판에 물기를 발라 담은 뒤 식힌다.
⑤ 굳기 시작하면 산수유 달인 과육을 예쁘게 뿌려 산수유 우무를 덮어 굳힌다.
⑥ 완성된 젤리는 단맛과 신맛이 조화된 맛있는 간식이 된다.

스트레스를 물리치는 기분 좋은 채소
상추

• 신경 안정 • 빈혈 예방 • 두통 해소 • 해독 • 숙취 해소

스트레스를 받거나 우울할 때 상추를 먹으면 한결 기분이 좋아지는 효과를 얻을 수 있다. 이는 진정 작용을 하는 락투세린과 락투신 성분이 들어 있기 때문으로, **예민한 신경을 누구러뜨리는 효과도 있어 오랫동안 먹으면 두통이나 불면증 해소**에 도움이 된다. 상추 잎을 꺾을 때 나오는 흰 즙이 바로 이 성분이다. 굳이 쌈으로만 먹지 않고 즙을 내어 마시는 것도 좋은 방법이지만 많이 먹으면 졸음과 나른함을 불러올 수 있으므로 주의해야 한다.

《동의보감》에 의하면, 상추는 성질이 차고 맛이 쓰며 오장을 편하게 하고 가슴에 막혔던 기를 통하게 한다고 한다. 또한 치아를 희게 하고 피를 맑게 하며 해독 작용이 있어 술을 자주 마시는 사람에게 좋다. 실제로 술을 많이 마셔 머리가 아프고 속이 더부룩한 날 상추 즙을 마시거나 다른 채소와 함께 주스를 만들어 마시면 속이 한결 편해지고 머리도 가뿐해지는 것을 느낄 수 있다. 반면 몸이 냉한 사람은 상추를 먹을 경우 배가 차가워지는 경우가 있으므로 피하는 것이 좋다.

상추에는 철분과 필수 아미노산이 풍부해 빈혈 예방에 좋다. 비타민A 전구체와 비타민B군, 철분과 칼슘, 티로신, 리신 등의 필수 아미노산이 풍부해 여성들에게 좋다. 철분과 필수 아미노산은 빈혈을 예방하며 칼슘과 칼슘의 흡수를 돕는 비타민A는 갱년기 이후 여성들의 골다공증 예방에 효과적이다. 또한 비타민B군은 피부 노화를 막고 머릿결을 윤기 있고 부드럽게 유지하도록 돕는다.

특히 상추는 변비로 고생하는 여성들에게 매우 좋다. 상추에 풍부

여기서 잠깐!

눈 건강에 도움이 되는 강력한 항산화 물질, 루테인

나이가 들면 눈이 침침해지고 자주 눈물이 나면서 시력이 떨어져 여러 가지 눈의 트러블에 시달리게 된다. 최근 미국의 통계에 따르면 미국 고령자의 가장 큰 실명 원인은 황반변성증이라고 한다. 실명한 사람의 눈, 특히 중요한 망막이나 수정체에는 루테인이 응축되어 있는 것을 볼 수 있는데, 이는 눈의 건강에는 루테인이 필수 불가결한 물질이라는 증거이다.

루테인은 항산화물질로서 황반(망막중심)의 간체와 추체를 손상시키는 활성 산소를 흡수하고, 간체와 추체를 손상시키는 강력한 푸른빛을 흡수한다. 또 활성 산소에 의한 수정체의 손상으로 야기되는 백내장의 발병률을 감소시키는 효과가 있다.

이처럼 눈 건강에 필수적인 루테인은 카로티노이드 중에서 크산토필류에 속하며, 식물의 광합성을 하기 위한 색소로써 작용하고 있다. 루테인은 특히 녹색 채소에 많이 들어 있는데, 사람의 몸에서는 망막의 황반에만 존재한다. 망막이 노화되면 망막의 중심부에 있는 황반이 변성되어 시력 저하가 일어나는데, 루테인을 충분히 섭취하면 백내장이나 황반변성증의 예방과 개선에 크게 도움이 된다는 연구 결과가 속속 밝혀지고 있다.

눈을 많이 쓰면 루테인 또한 소비되어 감소하므로, 루테인을 함유한 식품을 통해 계속 보충해야 건강한 눈을 유지할 수 있다. 루테인은 꽃양배추·시금치·브로콜리·케일 등 녹색 채소에 많이 포함되어 있으며, 겨자과 채소·옥수수·메밀 등에도 풍부하게 들어 있다.

한 섬유질이 장 활동을 도와 배변을 부드럽게 하고 변비 때문에 생기는 독소를 해독해 주기 때문이다. 오랜 변비 때문에 탁한 기운이 상체 쪽으로 역류해서 피부가 좋지 않았던 사람이나 소화가 원활하지 못했던 사람들에게 적극 권할 만하다. 또한 상추는 수분이 많아 탈수가 일어나기 쉬운 여름을 건강하게 날 수 있도록 돕는다. 뜨거운 햇볕 때문에 생길 수 있는 두통이나 현기증에도 좋은 약이 된다.

상추의 풍부한 비타민과 미네랄은 장을 완화시키고 물질대사를 도와 피로 회복에 좋으며 천연 강장제 역할을 한다. 상추의 루테인은 눈의 신경을 보호하고 눈을 건강하게 유지하는 데 도움이 된다. 이 루테인은 상추뿐만 아니라 브로콜리나 시금치 같은 녹색 식물에도 많이 들어 있다.

궁합이 맞는 음식 & 약이 되는 조리법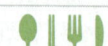

상추 장떡

● **재료** 상추 80g, 당근 1개 반, 실고추, 밀가루 1컵, 물 2/3컵, 고추장 2큰술, 된장 2작은술, 다진 마늘, 올리브유 5큰술

● **만드는 법**
① 상추를 씻어 물기를 뺀 뒤 굵직하게 채 썬다.
② 물에 고추장, 된장, 다진 마늘을 넣고 섞은 뒤 밀가루를 부어 반죽한다.
③ 당근은 채 썰고, 실고추는 적당한 길이로 자른다.
④ 팬에 올리브유를 두르고 반죽을 떨어 넣고 상추, 당근, 실고추를 얹어 뒤집어 가며 굽는다.

꼬리에 항암 성분이 가득
새우

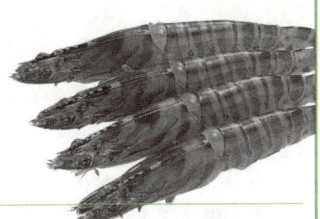

• 혈액 순환 촉진 • 정력 증강 • 생활습관병 예방 • 노화 방지 • 암 억제

    새우가 강장 식품으로 손꼽히는 이유는 양질의 단백질과 칼슘을 비롯한 무기질, 비타민B 복합체 등이 풍부하기 때문이다. 또한 왕성한 번식력도 강장 효과가 있다는 데 일조한다. 새우 종류 중에는 한 번에 10만 개 이상 산란하는 것도 있어서 물고기의 먹이가 되면서도 멸종되지 않는 것이다.
    한방에서는 신장을 매우 중시하는데, 신장에 좋은 음식은 온몸의 혈액 순환을 좋게 하여 기력을 충실하게 하여 필연적으로 양기를 돋우게 된다고 본다. 새우는 예부터 남성의 양기를 북돋아 주는 식품으로 인식되어 '총각은 새우를 삼가야 한다' 는 말이 있었고, 중국에서는 '혼자 여행을 할 때는 여행지에서 새우를 먹지 말라' 는 말이 의서를 통해 전해 오고 있다.
    새우는 칼슘이 매우 풍부하고 식품 자체에 혈중 콜레스테롤치를 떨어뜨리는 타우린이 풍부하게 들어 있으므로 노화 방지 및 인체 내 불순물 제거, 고혈압을 비롯한 각종 생활습관병 등에 탁월한 효과가 있다. **비타민 또한 풍부하여 어린이 성장 발육은 물론 미용 효과도 만점**이다.

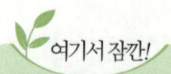 **여기서 잠깐!**

천연 조미료 만들기
- **새우** : 스태미나 보강에 좋은 영양식으로 특유의 맛을 지녔다. 해물 요리, 국, 찌개에 넣으면 고소하고 향긋한 맛을 낼 수 있다.
- **멸치** : 칼슘이 풍부하고 맛이 구수해져 국이나 찌개, 나물 무침, 조림 반찬에 이용한다.
- **다시마** : 미네랄과 섬유질이 풍부하고 음식의 맛을 개운하고 깔끔하게 하여 거의 모든 요리에 잘 어울린다.
- **버섯** : 항암 작용을 도와주며, 향이 강해 조금씩만 넣어도 충분하다.

최근 주목받고 있는 것은 새우의 꼬리와 게의 껍질에 함유되어 있는 동물성 섬유질인 키틴과 키토산으로, 동물 실험 결과 암 억제 효과가 뛰어나다는 사실이 밝혀졌다. 또한 장 속에 있는 유해 물질을 흡수하는 즉시 몸밖으로 배출시켜 면역력과 자연 치유력을 향상시킨다는 사실도 알아냈다. 새우를 바삭하게 튀겨 꼬리까지 남김없이 먹으면 암 예방은 물론 칼슘도 보충할 수 있다.

궁합이 맞는 음식 & 약이 되는 조리법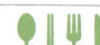

마른새우 조림

● **재료** 마른새우 30g, 피망 20g, 당근 20g, 케첩 3큰술, 고추장 3큰술, 설탕, 물엿, 다진 마늘, 깨소금

● **만드는 법**
① 마른새우는 깨끗한 것으로 고른다.
② 피망, 당근은 한 입 크기로 적당히 썬다.
③ 양념 재료를 끓이다가 ①, ② 재료를 넣고 살짝 볶는다.

생강

식욕 증진, 소화 촉진, 몸을 따뜻하게 하여 컨디션 조절

• 살균 작용 • 식중독 예방 • 보온 • 감기 예방 • 냄새 제거

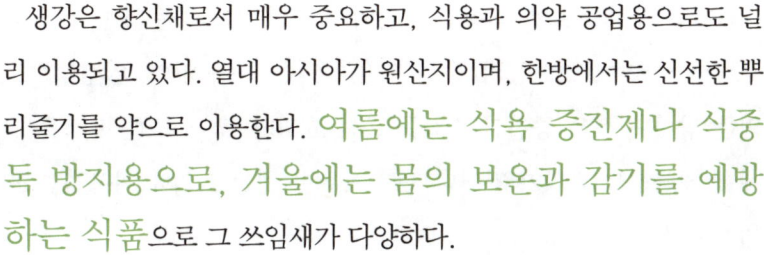

    생강은 향신채로서 매우 중요하고, 식용과 의약 공업용으로도 널리 이용되고 있다. 열대 아시아가 원산지이며, 한방에서는 신선한 뿌리줄기를 약으로 이용한다. **여름에는 식욕 증진제나 식중독 방지용으로, 겨울에는 몸의 보온과 감기를 예방하는 식품**으로 그 쓰임새가 다양하다.

    독특한 매운맛과 향이 있는 생강은 체력을 강하게 하는 영양소는 없지만, 약선에서는 뛰어난 성분이 있는 것으로 인식되어 있다. 생강의 일반 성분은 수분 80%, 단백질 4~10%, 전분 30~60%, 지질 3~7%, 무기질 2~6%, 정유 1~3%이며, 펙틴·사과산·옥살산 등이다.

    생강의 맵싸한 맛을 내는 주성분은 진저롤과 쇼가올이라는 정유 성분으로, 진기베린·진기베롤·캄펜·보루네올·시트랄 등으로 구성되어 있다. 바로 이 정유 성분이 매운 성분과 어울려 강한 살균 작용을 하는데, 특히 진저롤과 쇼가올은 장티푸스균·콜레라균·장염 비브리오균 등에 대해 강한 살균 작용을 나타낸다. 장염 비브리오균에 감염되면 일반적으로는 구토·설사·복통이 나타나며, 심한 경우

에는 열이 높게 오르면서 탈진 상태에 빠지기도 한다.

생강의 향기를 내는 정유 성분은 식욕을 돋우는 동시에 어패류나 육류의 냄새를 없애고, 맛 성분을 끌어내므로 조리할 때 자주 쓰인다. 특히 진저롤은 비브리오균에도 살균력을 나타내기 때문에 생선회의 식중독 예방 효과가 크다. 생강에 풍부한 아밀라아제와 단백 분해 효소가 소화를 돕고, 생강의 향미 성분은 소화 기관에서 소화 작용을 하므로 생선회와 생강은 궁합이 잘 맞는다. 음식 궁합은 영양 효과와 먹는 즐거움을 더해 주는 길잡이가 된다.

하지만 생강을 보통 식품만큼 많이 먹으면 운동 중추의 마비를 일으킨다. 그리고 그만큼의 양은 도저히 먹을 수가 없다. 일상적으로 먹는 양이면 식욕 증진과 소화를 돕는 효과가 크다. 또한 생강은 냄새를 제거하는 효과가 뛰어나므로, 육류나 생선 요리에 사용하면 효과적이다.

생강은 교미제(矯味劑 : 비린내 등 좋지 못한 맛을 고쳐 주는 물질)로 널리 쓰여 왔으며, 생강을 원료로 한 가공품도 많다. 생강 과자 · 진저에일 · 진저 와인 · 진저 브레드 · 생강 가루 · 에센스 등이다.

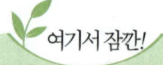
여기서 잠깐!

생강을 이용한 민간요법

- **식중독** : 생강즙 한 컵에 소금을 약간 타서 자주 마시면 좋다.
- **귀에 벌레가 들어갔을 때** : 생강즙을 약간 넣으면 곧 나온다.
- **겨드랑이 냄새** : 생강즙으로 자주 문지르면 효력이 있다.
- **딸꾹질할 때** : 생강을 삶은 물에 설탕을 조금 넣고 자주 마시면 멎는다.
- **코가 붓거나 막힐 때** : 마른 생강가루를 꿀에 섞어 콧구멍에 바르면 된다.
- **구토** : 생강과 식초를 끓인 뒤 자주 먹는다.

우리의 전통 식품으로는 다과상에 올리는 생란이 있다. 재료는 생강 과자·설탕·물엿·꿀이며, 지름 3cm 가량으로 빚어서 잣가루에 하얗게 굴린 것이다.

궁합이 맞는 음식 & 약이 되는 조리법

생란

● **재료** 생강 200g, 물 2컵, 설탕 1/2컵, 꿀 2큰술, 잣 1/2컵
● **만드는 법**
① 생강은 껍질을 벗겨 얇게 썬 뒤 물을 넣고 곱게 간다.
② 곱게 간 생강물을 면 보자기에 걸러 생강 건지의 물기를 꼭 짜고 생강 녹말을 가라앉히고 잣은 곱게 다진다.
③ 냄비에 생강 건지, 물, 설탕을 함께 넣고 약한 불에서 조린다.
④ 거의 다 졸아들면 꿀을 넣고 조린 다음 가라앉은 생강 녹말을 저어 가며 조린다.
⑤ 생강 모양으로 다듬어 만든 뒤 잣가루를 고루 묻힌다.

신경을 안정시켜서 피로를 풀어 준다
셀러리

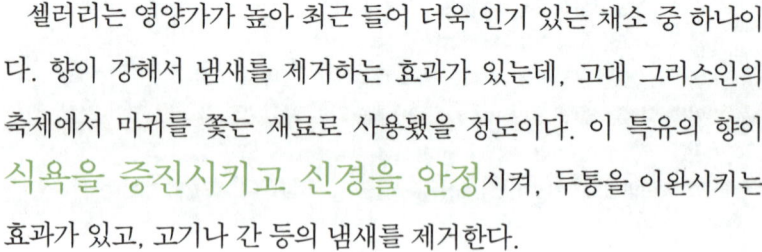

• 식욕 증진 • 신경 안정 • 배변 장애 개선 • 두통 해소

    셀러리는 영양가가 높아 최근 들어 더욱 인기 있는 채소 중 하나이다. 향이 강해서 냄새를 제거하는 효과가 있는데, 고대 그리스인의 축제에서 마귀를 쫓는 재료로 사용됐을 정도이다. 이 특유의 향이 **식욕을 증진시키고 신경을 안정**시켜, 두통을 이완시키는 효과가 있고, 고기나 간 등의 냄새를 제거한다.

    칼슘이 풍부해 신경을 안정시키는 데 좋고, 칼륨은 체내의 불필요한 염분을 제거하는 작용을 한다. 피넨·밀센·리모넨·세리넨 등의 정유 성분과 항산화 비타민A(전구체)·C·B_1·B_2가 풍부한데, 특히 비타민B_1·B_2는 다른 채소의 10배 정도 많이 함유되어 있다. 마그네슘과 철, 구리가 많아 혈구 생성을 도와 피로를 풀어 주고, 진정 작용과 강장제 등의 작용을 하는 약재로서 널리 사용된다.

    풍부한 섬유질이 장벽을 자극해서 배변을 돕고, 콜레스테롤치를 저하시키는 효과가 있다.

    셀러리는 당과 지방 함량이 낮아 다이어트 채소로도 알려져 있다. 아미노산 중 감칠맛이 나는 글루타민산이 가장 풍부하고, 글리신과 메티오닌 함량은 적은 편이다. 이뇨 작용을 비롯해 몸속의 불필요한

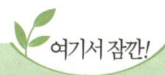

셀러리를 이용한 목욕법 셀러리를 넣은 약탕에서 목욕하면 진정 효과가 있다. 피로 회복, 스트레스 해소, 불면증에 효과가 있고, 미용, 감기 예방에도 효과가 크다.
셀러리의 줄기와 잎을 모아 1~3cm로 자른 다음 1회 사용량으로 3~4움큼 자루에 넣어 뜨거운 욕탕에 넣어 두었다가 목욕한다.

열을 식히는 작용도 하기 때문에 약선에서는 고혈압에 의한 두통이나 충혈 개선 등에 이용한다.

셀러리는 잎이 파릇파릇하고 굵으면서 줄기 부분이 튼튼하고 두꺼우며 심줄이 뚜렷이 박혀 있고 잘랐을 때 단면이 둥글수록 좋다. 눌러 보아 움푹 들어가는 것은 바람이 든 것이며, 포기가 갈라진 것 역시 좋지 않다.

잎은 잘게 잘라서 카레나 스튜, 수프 등에 향미제로 사용하고, 시들기 쉬운 줄기는 겹쳐서 냉장 보관한다. 잎은 비닐 봉지에 넣어 공기를 뺀 뒤 냉장 보관한다.

궁합이 맞는 음식 & 약이 되는 조리법

셀러리 생주스

식욕을 증진하고 동맥 경화를 예방하며 몸속 노폐물을 청소하는 효과가 있다. 조바심이 날 때 만들어 마시면 심신이 편안해진다.
● **재료** 셀러리 1줄기, 사과 1/4쪽, 배 1/2쪽, 냉수 100ml, 레몬 즙 약간
● **만드는 법**
① 셀러리는 줄기 부분을 사용한다.
② 사과와 배는 깨끗이 씻어서 껍질과 씨를 제거한다.
③ 믹서기에 물, 레몬 즙, 셀러리, 사과와 배를 넣고 갈아서 바로 마신다.

질이 좋은 동물성 단백질 식품
소고기

• 냉증 개선 • 위장 강화 • 식욕 부진 개선 • 근육 강화

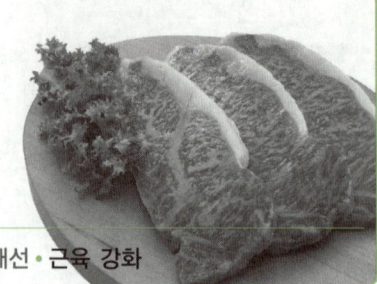

소고기는 우육(牛肉)이라고도 하며, 좋은 질의 동물성 단백질과 비타민A, B_1, B_2 등을 함유하고 있어 영양가가 높은 식품이다.

소고기는 특히 양질의 단백질과 철을 많이 함유하고 있으며 지질의 공급원도 되는 영양가 높은 식품으로 돼지고기에 비해 철이 특히 많아 빈혈에 효과가 있을 뿐만 아니라, 필수 아미노산이 많아 영양 불량에 의한 부종을 다소 줄여 주고 다리 및 허리 근육을 강하게 해 주는 특성이 있다.

일반적으로 육류를 먹으면 몸이 따뜻해지지만 소고기는 돼지고기보다 그 작용이 강하기 때문에 냉증에 좋고 위장의 기능을 돕는 작용도 있어 위장이 냉해서 설사와 식욕 부진이 있는 사람에게 효과가 있는 것으로 알려져 왔다. 그러나 쇠고기는 비교적 콜레스테롤의 함량이 많으므로 콜레스테롤 수치가 높은 사람은 주의해야 한다.

설렁탕

설렁탕과 곰탕을 구별 못하는 사람이 많다. 설렁탕은 소의 내장, 머리, 족, 뼈 등을 넣어 국물이 뽀얗게 되도록 푹 끓인 국 또는 국에

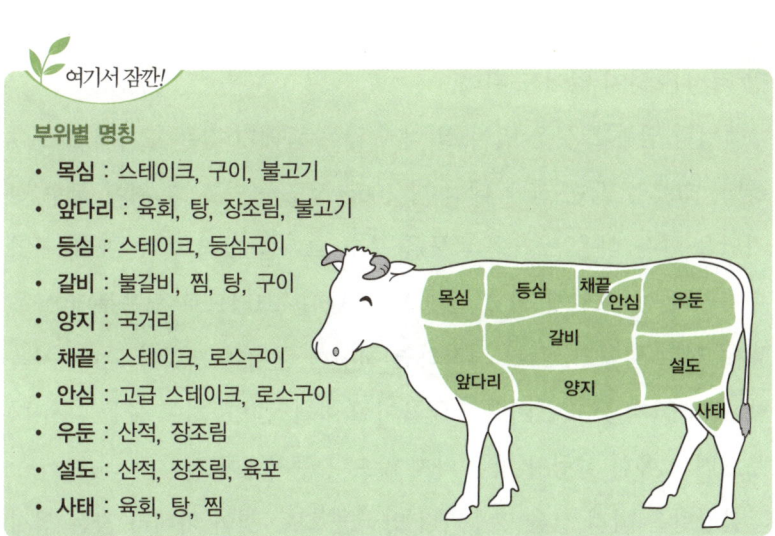

여기서 잠깐!

부위별 명칭
- 목심 : 스테이크, 구이, 불고기
- 앞다리 : 육회, 탕, 장조림, 불고기
- 등심 : 스테이크, 등심구이
- 갈비 : 불갈비, 찜, 탕, 구이
- 양지 : 국거리
- 채끝 : 스테이크, 로스구이
- 안심 : 고급 스테이크, 로스구이
- 우둔 : 산적, 장조림
- 설도 : 산적, 장조림, 육포
- 사태 : 육회, 탕, 찜

밥을 만 음식이다. 밥과 함께 메밀국수 사리를 조금 넣고 만 것도 있다. 설렁탕은 필수 아미노산이 골고루 들어 있는 영양가 높은 음식으로, 소화가 잘되며 먹기 편한 음식이다. 구수하고 독특한 맛이 있어 입맛을 돋운다.

곰탕은 소내장 가운데서도 아주 맛있는 곤자손이(쇠의 내장 끝에 달린 기름기가 많은 부위)와 맛있는 국물을 넣고 오래 끓인 곤 국이다. 칼로리가 매우 높으며 단백질이 많고 구수한 것이 특징이다. 소 혀나 소꼬리 등도 곰국거리로 할 수 있다. 소꼬리는 0.5%의 식초에 재웠다가 쓰면 빨리 연해지고 맛도 좋아진다. 곰국의 국물 맛을 누린내 나지 않게 달게 하는 무를 통째로 넣고 끓인다. 곰국은 겨울철에 많이 끓여 두고 먹을 수 있는 데 식으면 기름이 끼고 묵처럼 엉킨다. 이것을 끓이면 다시 곰국 국물이 된다. 지방과 콜레스테롤 함량이 많은 것을 염려하는 사람은 곰국 끓인 것을 식혀서 냉장고에 두면 기름은 위에 굳게 된다. 그것을 걷어내고 먹으면 콜레스테롤이나 동물성 지방 걱정은 하지 않아도 된다.

　설렁탕 담는 그릇은 열이 잘 식지 않는 뚝배기 같은 도자기 그릇이 좋다. 그릇을 끓는 물에 데워 밥 100g 정도를 담고 그 위에 국수 몇 가닥을 넣은 다음 뜨거운 국물을 붓고 고기를 얹어 낸다. 오래 끓일수록 국물이 뽀얗게 되고 진한 맛이 난다. 그러므로 처음부터 물을 많이 잡고 끓이되, 끓기 시작하면 천천히 끓여야 제맛이 난다. 처음에 물을 적게 붓고 끓이다가 국물이 졸아들었다고 하여 물을 다시 더 부으면 고유한 설렁탕 맛이 나지 않으니 주의해야 한다.

　설렁탕은 미리 간을 맞추거나 양념을 하는 것이 아니라 작은 접시에다 소금, 송송 썬 파, 막고춧가루, 후춧가루 등을 조금씩 놓아서 식성에 맞게 넣어서 먹는 것이다. 설렁탕은 맛있게 익은 새빨간 깍두기와 함께 먹으면 맛이 잘 어울린다. 설렁탕과 깍두기는 궁합이 잘 맞는 배합이다.

암 세포를 죽이는 버섯
송이버섯

• 혈액 순환 촉진 • 생활습관병 예방 • 소화 촉진 • 항암 효과

송이버섯은 쫄깃쫄깃 씹히는 맛과 향, 그리고 깊고 부드러운 맛의 3박자를 고루 갖춘 식품으로, 우리나라에서 나는 버섯 가운데 으뜸이다. 특히 송이의 향기는 달리 비교할 데가 없어 그저 '송이버섯향'이라고 한다. 우리나라 송이버섯의 주산지는 태백산맥과 소백산맥을 중심으로 한 지역이다.

《동의보감》에 의하면, 성분이 고르고, 맛이 달며, 독이 없고, 맛은 소나무 냄새를 포함하고 있어서 향기로우며, 산중에 오래된 소나무 밑에서 소나무의 기운에 의탁해서 생기는 것으로 버섯 가운데 으뜸이다. 성질이 서늘하고 열량이 적으면서 맛이 좋다.

송이버섯은 다른 버섯에 비해 수분 함량이 적은 편이며, 단백질 24%, 지방 0.8%, 당질 6.7%, 섬유 0.8%, 무기질 0.8%로 당질과 섬유소가 비교적 많다. 송이에 들어 있는 식이섬유는 콜레스테롤과 담즙산에 달라붙어 함께 배설시키기 때문에 피 속의 콜레스테롤 수치를 떨어뜨리며 혈액 순환을 좋게 하므로, 동맥 경화 · 심장병 · 당뇨병 · 고지혈증 등 생활습관병을 예방하는 효과도 낸다.

송이버섯에는 비타민 B_2와 나이아신, 비타민 D의 모체인 에르고스

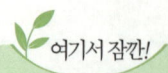

버섯의 효능
- **석이버섯** : 생활습관병 · 야맹증 · 간장 · 신경 · 근육질의 물질대사를 촉진하며 아미노산이 풍부하다.
- **표고버섯** : 감기 특효, 칼슘의 흡수를 돕는 비타민D의 보고이다. 콜레스테롤을 감소시켜 고기와 함께 요리하면 좋다.
- **느타리버섯** : 레티오닌이라는 향 성분이 있고 비타민B_2, D, 식이섬유가 풍부하다. 칼슘 · 인 · 철분 함량이 높다.
- **영지버섯** : 호흡 곤란, 불면증, 저혈압, 신경 쇠약에 좋다.
- **상황버섯** : 여성의 자궁 출혈, 생리 불순에 도움된다.
- **운지버섯** : 면역 강화, 특히 간에 좋아 간염, 만성 질환에 좋다.

테롤의 함량이 높다. 비타민D는 칼슘의 흡수를 도와 골격을 튼튼히 하는 데 큰 도움을 준다.

송이버섯의 단백질과 비타민은 풍부하여 편도선 · 유선염 · 탈하증 등에 약효가 있으며, 위와 장의 기능을 돕고, 식욕을 증진시키고, 설사를 멎게 한다. 또한 혈액 순환을 촉진하여 손발이 저리고 힘이 없거나, 무릎이 시릴 때 좋다.

또한 전분과 단백질의 소화 효소가 들어 있어 송이버섯을 곁들인 음식은 소화가 잘되므로 몸에 열이 많거나 비만인 사람에게 매우 좋다.

최근 연구에 의하면, 송이버섯에서 암 세포를 죽이는 단독 단백질이 발견되었다. 식품에 들어 있는 다당류에 몇 가지 항암 성분이 있다는 사실은 이미 알려졌지만, 단독 단백질이 발견된 것은 송이버섯이 처음이다.

송이는 배수가 잘 되며 유기물이 적게 쌓여 있는 곳에서 6월 하순부터 11월 초순까지 이어지며 가을철 송이(9월과 10월산)를 최고로 친다. 다른 버섯들이 죽은 나무에서 기생하는 데 반해 송이는 살아 있는 소나무에서만 기생한다. 소나무 중에서도 20~100년생 적송이어야 하며 그 생산량도 적다. 이렇게 송이는 매우 까다로운 생육 조건을 가지고 있다. 현재까지 인공 재배법이 개발되지 못하였으며 소나무의 잔뿌리로부터 당류 등 일부 양분을 흡수하기도 하지만 토양으로부터 각종 무기물이나 수분 등을 흡수하여 소나무에 공급해 주기 때문에 공생균으로 알려져 있다.

궁합이 맞는 음식 & 약이 되는 조리법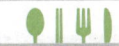

송이구이

- **재료** 송이버섯, 소금, 참기름
- **만드는 법**
① 송이버섯은 깨끗이 다듬어 형태를 상하지 않게 하여 2mm 두께로 썬다.
② 석쇠에 타지 않도록 조심하여 재빨리 굽는다.
③ 참기름에 고운 소금을 섞은 기름 소금을 곁들여서 찍어 먹는다.
※ 마늘, 생강 등 냄새가 강한 양념은 송이 특유의 향을 없애므로 넣지 않는다.

여름을 시원하게 나게 하는 갈증 해소 식품
수박

• 갈증 해소 • 동맥 경화 예방 • 이뇨 작용 • 신장병 예방

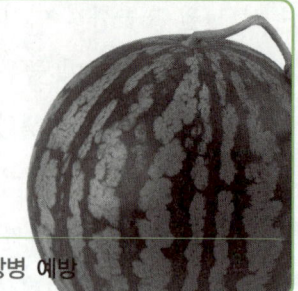

　수박은 여름철의 대표적인 과실로서 이집트에서는 4,000년 전부터 재배하여, 과육보다는 씨를 먹었다. 수박 씨에는 단백질, 비타민B군, E가 풍부하게 들어 있어 중국에서는 불로장생・강장・강정에 좋은 식품으로 여겨 많이 섭취하고 있다. 수박의 씨에는 콜레스테롤을 저하시키는 리놀레산이 풍부하므로, 잘 말려서 볶거나 달여서 섭취하면 동맥 경화를 예방할 수 있다.

　수박은 90%가 수분으로, 영양소가 뛰어나지는 않지만 이뇨 작용과 관계 있는 아미노산의 일종인 시트룰린이 많고, 칼륨과 비타민 A・B・C・K가 들어 있다. 수박의 당분은 단맛을 내는 당분은 과당이 가장 많으며 포도당・자당・덱스트린이 함유되어 있다.

　과당과 포도당은 즉시 에너지로 전환되므로 여름 무더위에 지친 몸을 풀어 주는 데에는 시원한 수박이 최고다. 저온일수록 단맛이 증가한다.

　수분이 주성분인 수박은, 그 특징대로 여름철 탈수 현상 예방에 최적이다. 갈증을 해소하고, 풍부하게 함유된 칼륨의 상승 작용으로 몸이 상쾌해지므로, 일사병도 예방해 준다. 더위에 약한 사람이나 여름

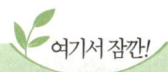

수박 껍질 다용도 활용 수박을 다 먹고 난 뒤에 처리하기 힘든 껍질은 요리에 활용한다. 오이처럼 냉채·장아찌·무침·피클 등의 재료로 사용해도 손색없다. 만드는 법도 간단하며 여름철 입맛이 없을 때 시원하고 새콤달콤하게 만들어 먹으면 더 좋다. 또 수박 껍질에는 비타민C가 풍부하고 비타민B가 포함되어 있어 부기를 빼 주고 여름철 뜨거운 햇볕에 그을린 피부에 마사지해 주면 빨리 회복될 수 있는 등 탁월한 미용 효과를 볼 수 있다. 과육보다 영양가가 훨씬 뛰어난 씨앗을 말려 볶아 먹으면 동맥 경화 예방에도 효과가 있다.

스포츠를 하는 사람들에게 특히 좋다. 단, 시트룰린은 몸을 차게 하므로 냉증이 있는 사람이나 설사를 자주 하는 사람은 많이 먹으면 좋지 않으며, 밤보다는 태양이 내리쬐는 한낮에 먹는 것이 좋다.

수박의 가장 큰 효능은 이뇨 작용이다. 그래서 어린아이들이 수박을 과식하고 잠자리에 들면 어김없이 오줌을 싸기도 한다. 신장병은 물론 심장병·임신·고혈압 등의 부종을 가라앉히는 데도 효과적이다.

궁합이 맞는 음식 & 약이 되는 조리법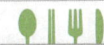

수박탕(180ml)

수박즙을 조려 만든 수박탕은 신장병의 특효약으로 알려지고 있다.
- 재료 수박 2~3개
- 만드는 법
① 잘 익은 수박 속살을 긁어 내어 헝겊 주머니에 넣어서 즙을 낸다.
② ①을 솥이나 편평한 큰 그릇에 붓고 약한 불에서 눌지 않도록 저어 주면서 2~3시간 끓인다.
③ 빨간 묵 같은 것이 남으면 병에 넣어 밀봉해 두고 이용한다.
※ 신장병으로 인한 부종이 있는 환자는 1큰술 정도를 하루 3~4회 복용하면 신기할 만큼 부기가 빠진다. 수박탕은 임신으로 인한 부종과 요도염, 방광염에도 효과가 있다.

빈혈을 예방하는 대표적인 녹황색 채소
시금치

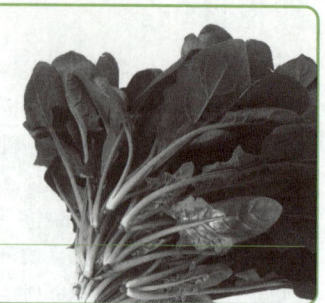

• 암 예방 • 노화 방지

    명아주과에 속하는 1년생 초본 식물로, 녹황색 채소를 대표하며, 칼슘과 철분도 풍부해 빈혈 증상과 어린이의 성장 촉진에 좋다. 비타민B군과 항산화 작용으로 암과 노화를 억제해 주는 **비타민C · E · 베타카로틴 및 암을 예방하는 식이섬유가 풍부한 암 예방 식품**이기도 하다.

    카로틴이 매우 풍부하여 약 70g 정도만으로도 비타민A의 하루 필요량을 섭취할 수 있다. 이는 데친 시금치 1인분에 들어 있는 양으로, 베타카로틴은 기름에 의해 흡수도가 올라가므로, 들기름이나 참기름, 깨소금을 넣어 무치면 비타민A의 흡수가 2~3배 높아진다.

    데친 시금치에 들어 있는 비타민C는 토마토의 2.2배, 비타민E는 유채의 2배다. 이 밖에 칼륨 · 마그네슘 · 아연 · 구리 등도 풍부하게 들어 있다. 빈혈 예방에 유효한 성분을 많이 함유하고 있으므로, 혈장으로 헤모글로빈의 양이 많아진 사람은 과식을 피해야 한다. 또한 수산이 많아 칼슘 흡수가 떨어지는 문제가 있다. 시금치는 고비타민, 고미네랄의 채소지만, 자신의 체질에 맞게 양을 조절하여 참깨나 가다랑어포, 뱅어포 같은 칼슘이 풍부한 식품을 곁들여 먹어야 효과를 배가시킬 수 있다.

제철은 겨울이며, 추울 때 나오는 짙은 녹색의 시금치에는 비타민과 미네랄이 풍부하게 들어 있다. 함유량은 봄이나 여름에 나오는 담록색 시금치의 2배나 된다. 노지(露地) 재배한 것이 더 맛이 좋다.

강력한 항암 성분인 루테인은 폐암·유방암·식도암·위암·대장암 등의 각종 암 예방에 효과가 있다. 특히 폐암 억제에 효과적인 엽산이 많이 들어 있어서 엽산의 활성을 향상시키는 비타민B_{12}와 함께 섭취하면 그 효과가 더욱 확실해진다. 따라서 브로콜리·시금치·쑥·쑥갓 등의 엽산 함유량이 풍부한 채소를 먹을 때는 비타민B_{12}가 풍부한 식품(소·돼지 등의 육류의 간, 등 푸른 생선, 모시조개나 굴 등의 패류, 치즈 등)을 함께 섭취할 수 있도록 상을 차리는 것이 좋다. 또한 녹색 색소로 세포 내 유전자가 손상되는 것을 막아 주는 클로로필과 암 발생을 억제하는 페놀·스테롤이 함유되어 있어 환자와 임산부, 유아 식품으로도 많이 이용되고 있다.

그러나 옥살산(oxalic acid ; 수산의 새 이름)이 다량 함유되어 있어서 지속적으로 많이 섭취할 경우 결석(結石)을 초래할 수 있다는 문

> **여기서 잠깐!**
>
> **뽀빠이 만화의 진실** 세계적으로 많이 이용되고 있는 녹색 채소 가운데 하나로 시금치를 들 수 있다. 이렇게 시금치가 많은 사람들에게 사랑받을 수 있었던 원인 중 가장 큰 원인은 뽀빠이 덕분이라고 할 수 있다. 뽀빠이는 단순히 만화 제작을 위해 만들어진 것이 아닌, 시금치 통조림 업체에서 판매 촉진을 위해 만화가에 의뢰해서 제작한 것이다. 악당에게 당하다가도 시금치 통조림만 먹으면 힘이 솟아 악당을 물리친다는 내용으로 어린이들에게 인기를 얻으면서 그것이 계기가 되어 시금치가 널리 알려지게 된 것이다.

제가 있다. 그러므로 이미 결석이 있는 사람은 섭취를 금하는 것이 좋다. 또, 베이컨이나 햄 등의 육가공 식품과 함께 볶으면 발암 물질이 발생할 수 있으므로 피하는 것이 좋다.

조리할 때 지나치게 오래 삶으면 항산화 작용으로 암과 노화를 방지하는 베타카로틴과 비타민C가 손실되는데, 이때는 끓는 물에 소금을 한 줌 넣고 살짝 데친 뒤 냉수에 헹구면 색깔도 훨씬 선명해지고 좋다.

궁합이 맞는 음식 & 약이 되는 조리법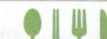

시금치 두부 무침

- **재료** 시금치 2줌, 단무지 1줌, 두부 1/4모, 깨소금 1작은술, 국간장 1큰술, 맛술 1큰술, 소금
- **만드는 법**
① 시금치는 끓는 물에 살짝 데쳐서 찬물에 헹구고 물기를 꼭 짠다.
② 단무지는 채 썰고, 두부도 끓는 물에 살짝 데쳐 행주에 싸서 물기를 꼭 짠다.
③ 물기를 짠 두부를 그릇에 담고 덩어리를 으깨서 양념을 한 다음, 시금치, 단무지를 넣고 다시 무친다.

가장 구하기 쉬운 스트레스 해소제
식초

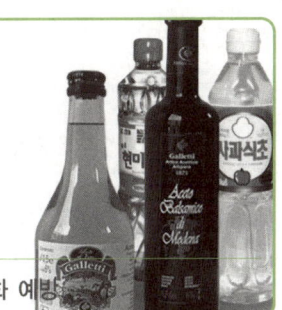

• 체액 알칼리화 방지 • 골다공증 예방 • 동맥 경화 예방

인간이 만든 최초의 조미료인 식초는 보존하던 술이 우연히 변하여 만들어졌다고 한다. 식초는 싼값에 손쉽게 구할 수 있으며, 초산, 구연산 등과 같은 유기산이 풍부하여 인체의 물질대사를 도울 뿐만 아니라 정력이 좋아지는 성분이 들어 있다.

식초는 제조법에 따라 양조 식초와 합성 식초로 구분한다. 양조 식초는 발효법을 이용한 것으로서, 밀·쌀·옥수수·지게미 등을 원료로 한 것과 쌀만을 원료로 한 곡물 식초, 사과와 포도 같은 과일을 원료로 한 과일 식초가 있다. 합성 식초는 양조 식초에 화학 식초를 가미한 것으로, 건강에 좋은 것은 당연히 양조 식초다.

식초는 체액을 약알칼리로 유지시켜 주고, 항스트레스 호르몬인 부신 피질 호르몬을 배출해 준다. 또한 칼슘 흡수를 도와주므로 골다공증에 좋고, 기미와 검버섯, 여드름 같은 신체의 독을 없애 준다. 뿐만 아니라 요산과 같은 노폐물을 배출하여 통풍 등을 예방하고, 체내 지방 화합물의 합성을 방지하는 항비만 아미노산이 들어 있어 비만을 방지하고, 동맥 경화를 예방하여 혈압을 낮춘다.

신맛은 특히 '간'과 관련이 깊은데, 임산부의 경우 배가 불러 올수록 간을 위축시켜 신 것을 더 먹고 싶어하는 경향이 있다. 이럴 때 식초를 먹으면 뼈가 튼튼한 아이를 낳는다고 한다. 평소 식초 요리를 많이 섭취하면 피로에도 끄떡없는 체력을 유지할 수 있다.

식초의 강한 산은 음식의 부패를 방지하고, 식품에 붙어 있는 세균을 죽여 식중독을 막는다.

보통 어패류를 초무침으로 요리할 때 식초로 한 번 씻어 내는데, 이는 살균과 비린내를 없애기 위한 것이다. 또한 날생선을 식초에 담그는 것은 살균과 보존을 높이는 것 외에도 맛을 내기 위한 작용이 있다. 식초는 단백질을 응고시키는 성질이 있기 때문에 생선에 탄력을 주어 한결 맛있게 한다.

이 밖에 채소류가 갈색으로 변하는 것을 방지한다. 또한 때가 많이

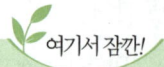
여기서 잠깐!

식초의 다양한 종류

- **현미 식초** : 가장 다양하게 사용하는 식초이며 음식을 조리할 때, 담백한 소스를 만들 때 이용한다.
- **과일 식초** : 생채 무침이나 초절이 등에 이용하면 산뜻한 과일 향이 배어 음식 맛을 더 좋게 한다.
- **일반 식초** : 초밥을 만들 때 주로 사용하며, 신맛만 나므로 개운한 맛을 원할 때 좋다.
- **감 식초** : 조리뿐만 아니라 건강식으로도 많이 사용된다. 물과 1:1 비율로 섞어 공복에 먹으면 다이어트, 피부 미용에 효과가 좋다.
- **와인 식초** : 포도주에 식초를 섞어 숙성시킨 것으로 시간이 길수록 향기와 맛이 좋다. 일반 식초에 비해 농도가 진해 샐러드 소스나 서양 요리에 많이 사용한다.
- **발사믹 식초** : 머스트를 가열하고 여러 번의 숙성 과정을 반복해서 만들어지는 아주 고급스러운 식초이다(100년 숙성된 식초도 있음).

탄 옷이나 물건은 식초를 푼 물에 담그거나 삶을 때 식초를 넣으면 새하얗게 된다. 점질물이 많은 식품의 끈적거림을 없애 주는 작용도 있다.

궁합이 맞는 음식 & 약이 되는 조리법

초란

골다공증에 효과가 있다.
- **재료** 날달걀, 현미 식초
- **만드는 법**
① 날달걀을 깨끗이 씻어 물기를 닦은 뒤 뚜껑이 있는 유리병에 담는다.
② 현미 식초를 붓고 냉장고에 1주일 정도 두면 달걀 껍질은 녹아 없어지고 내부의 얇은 막만 남는다.
③ 이것을 터트려서 식초와 잘 섞어서 먹는다.

한국의 대표적인 약초
쑥
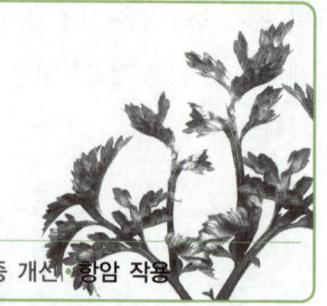

• 식욕 증진 • 월경 불순 개선 • 피부 가려움증 개선 • 항암 작용

　쑥은 〈단군신화〉에 등장할 만큼 우리 민족이 오랫동안 애용해 온 약재다. 원자탄 투하로 잿더미가 된 히로시마에 가장 먼저 돋아난 식물이 바로 쑥이라고 한다. 그만큼 강인한 생명력을 갖고 있는 식물로, 봄철에 입맛이 없을 때 식욕을 돋우어 준다.

　쑥만큼 식용과 약용으로 요긴하게 쓰이는 것도 드물 것이다. 줄기 엽병은 약용, 어린잎은 식용, 잎은 쑥뜸을 만드는 데 쓰여 왔다. 모든 체질에 이로우므로 여러 가지 형태로 조리하거나, 뜸이나 목욕 등 다양한 방법으로 질병 예방과 치료에 이용하면 좋다.

　《동의보감》에 의하면, 쑥은 그 맛이 쓰면서 매워 신장, 간장 등에서 기혈을 순환시키며, 하복부가 차고 습한 것을 몰아내는 효능을 지니고 있다. 또한 자궁을 따뜻하게 하면서 출혈을 멈추게 하여 월경을 바르게 하고, 유산을 방지한다.

　쑥에는 무기질과 비타민의 함량이 많은 것이 특징이다. 생쑥은 카로틴과 철분 함유량이 유채보다 많고, 특히 철분은 채소 가운데 높은 편이다. 비타민A · B_1 · B_2, 칼슘 · 아연 · 구리도 매우 풍부하며, 칼슘은 우유보다 많이 들어 있다.

비타민C는 가열하면 거의 파괴되지만 카로틴, B_2, 칼슘의 작용으로 피부의 저항력을 높이고, 여드름·부스럼·습진 등을 방지한다. 향 성분은 식욕과 소화를 증진시키고, 식이섬유는 배변을 원활하게 한다. 최근에는 쑥의 항암 효과가 관심을 끌고 있다.

쑥을 그늘에 말려 건조시킨 것을 달인 물은 변비, 건위(健胃)·자궁 출혈·치질 출혈·감기·기침·가래 해소에 좋다. 또한 각종 세균 번식을 억제하는 효과도 있어 세균성 이질과 습진, 피부 가려움증 등에도 효과를 볼 수 있다.

물쑥

냇가의 습한 곳에서 자라며, 잎이 갈라지지 않은 것을 외잎 물쑥이라 한다. 칼슘, 철분, 항산화 비타민A·E·B군, 베타카로틴이 매우

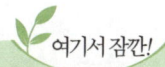
여기서 잠깐!

여성에게 특히 좋은 쑥의 효능

- 쑥의 따뜻한 성질이 자궁의 기능을 강화하여 생리 불순과 생리통에 효과적이다. 깨끗이 다듬은 쑥에 소금을 약간 넣고 삶아서 우려낸 것을 먹는다.
- 쑥에는 세균 번식을 억제하는 효과가 있어 주부 습진, 세균성 이질, 피부 가려움증에도 좋다. 쑥 달인 물로 손을 씻는다.
- 장을 튼튼하게 해 주어 복통이나 설사, 변비가 있을 때 효과적이다. 말린 쑥 20g, 물 600ml를 넣고 물의 양이 절반으로 줄어들 때까지 진하게 달여서 먹는다.
- 약쑥을 잘 말려서 이불에 넣고 잘 때 덮고 자면 피로 회복에 효과적이며, 숙면에 도움을 준다.
- 호르몬 균형이 무너지면서 생기는 갱년기 증상에도 효과적이다. 말린 쑥 5g, 말린 질경이 10g, 물 450ml를 넣고 달인 뒤 하루 3회 식전에 데워 마신다.

풍부하고, 항산화 비타민C도 함유되어 있다. 봄철에 입맛을 돋우어 주며, 주로 뿌리를 식용으로 사용한다. 생으로 쓰거나 숙주나물을 살짝 데쳐 여러 가지 양념으로 간한 뒤 함께 무쳐 먹기도 한다.

궁합이 맞는 음식 & 약이 되는 조리법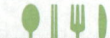

쑥버무리

● **재료** 멥쌀가루 5컵, 꿀 1/2컵, 쑥 100g, 설탕 1큰술, 소금 1/2작은술
● **만드는 법**
① 쑥은 깨끗이 손질한 후 씻어서 물기를 뺀다.
② 멥쌀가루는 꿀을 넣고 버무려 체에 거른다.
③ 쑥에 소금, 설탕을 넣고 섞는다.
④ 멥쌀가루에 쑥을 넣고 섞는다.
⑤ 젖은 면보를 깔고 떡가루를 고루 편 뒤 찜통에 찐다.

위와 장을 튼튼하게
쑥갓

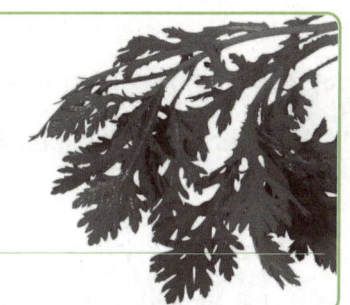

• 건위 • 생활습관병 예방 • 암 예방

쑥갓의 원산지는 유럽 남부의 지중해 연안이다. 그러나 유럽에서는 모두 관상용이고, 식용하는 것은 동양뿐이다. 우리나라는 예부터 **위를 따뜻하게 하고, 장을 튼튼하게 하는 채소**로 이용해 왔으며, 소화가 잘되는 알칼리성 식품이다. 한방에서는 소화기, 신경 계통의 병에 이용하며, 심장병이 있는 사람은 많이 먹지 않는 것이 좋다고 알려져 있다.

쑥갓은 서늘하고 습기가 알맞은 곳에서 잘 자라는데, 이른봄과 늦가을에 나오는 것이 가장 맛있다. 잎이 싱싱하고 줄기가 가늘고 연한 것이 최상품으로 꼽힌다. 줄기를 꺾어 보아 뚝 부러지는 것이 신선한 것으로, 잎이 길고 양이 적거나 줄기가 굵은 것은 좋지 않다. 잎과 줄기는 익는 시간이 다르기 때문에 분리해 이용해야 한다. 데칠 때는 끓는 물에 소금을 넣고 빨리 넣었다 꺼낸다. 특히 건조에 약하기 때문에 신문지에 싸서 냉장 보관한다.

쑥갓에 들어 있는 카로틴 함유량은 유채와 거의 맞먹는다. 보통 채소에 함유되어 있는 카로틴은 대부분 베타카로틴으로, 최근 들어 항암 작용이 높은 성분으로 주목받고 있다. 카로틴은 열에 강한 지용성이므로, 데친 채소를 깨소금과 호두 등의 종실유를 넣고 무치는 방법이 흡수를 높이는 이상적인 조리법이다.

녹색 채소에는 혈중 콜레스테롤을 감소시키는 작용을 하는 엽록소가 풍부하다. 쑥갓의 경우 가열 후에도 70% 이상 남아 있어 잔존률은 시금치보다 우수하다. 인에 비해 칼슘이 많고, 비타민A · B · C가 풍부하게 들어 있다. 다만 수산이 조금 들어 있어 칼슘의 흡수율이 약간 떨어진다.

쑥갓의 비타민A 전구체 카로틴은 야맹증 치료에 효능을 발휘한다. 다른 녹황색 채소보다 무기질과 섬유질이 풍부한데, 이중 칼슘은 신경을 안정시키고 칼륨은 생활습관병을 예방한다. 카로틴과 비타민C도 풍부해 암 예방이나 피부 미용에도 좋다. 2003년 농촌진흥청 원예 연구소의 연구 결과 발표에 따르면, 자외선을 쬔 쑥갓 등 엽채류에 혈중 콜레스테롤을 낮추고, 노화를 방지하며, 암과 생활습관병을 예방하는 기능성 성분이 매우 풍부하게 함유되어 있다고 한다.

쑥갓은 열량이 100g에 26cal밖에 되지 않으나 특유의 향이 자율신경에 작용해 원활한 위장 활동, 기침과 변비에 효능을 발휘한다. 예부터 위를 따뜻하게 하고 장을 튼튼하게 하는 채소로 애용되어 왔다.

쑥갓은 심장 기능을 활성시키므로 생즙을 한 잔씩 공복에 마시면 중풍을 예방하고, 타박상의 환부와 가벼운 동상에도 효과가 있다.

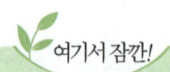
여기서 잠깐!

쑥갓의 목욕 효과 쑥갓 잎을 그늘에 말려 목욕물에 넣어 목욕을 하면 어깨 결림과 신경통에 좋다. 종기가 났을 때는 쑥갓을 빻아서 종기 위에 올리면 좋다. 타박상에는 쑥갓을 우려낸 물로 찜질하면 효과적이다.

채소는 고유의 영양소가 파괴되지 않도록 단순한 조리법을 사용해야 한다. 쑥갓은 신선한 상태로 날것으로 먹는 것이 가장 좋으나 그 냄새를 싫어하는 사람이나 어린이에게는 튀긴 것이 영양가의 손실이 적어 좋다.

조개탕을 끓일 때 먹기 전에 쑥갓을 곁들이면 상큼한 맛을 준다. 맛의 조화와 영양의 균형, 뽀얀 국물 위에 파랗게 떠 있는 쑥갓은 시각적으로도 맛있게 보여 미각을 돋우는 효과가 있다. 비타민의 파괴를 막기 위해서는 데칠 때 소금을 조금 넣고 뚜껑을 연 채 데치도록 한다.

데친 후에는 곧바로 찬물에 헹구는 것이 포인트. 전골이나 매운탕 등에는 날것으로 그대로 넣어야 향미가 살아난다. 비타민의 손실을 줄이려면 불을 끄기 직전에 넣는 것이 좋다.

궁합이 맞는 음식 & 약이 되는 조리법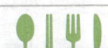

쑥갓 들깨 무침

● 재료 쑥갓 200g, 들깨 가루 3큰술, 다진 마늘, 소금
● 만드는 법
① 쑥갓은 깨끗하게 손질하고 끓는 물에 소금을 약간 넣고 데쳐 찬물로 헹군 다음 물기를 짠다.
② ①의 쑥갓에 들깨 가루를 듬뿍 넣고 다진 마늘과 소금으로 양념하여 고루 무친다.

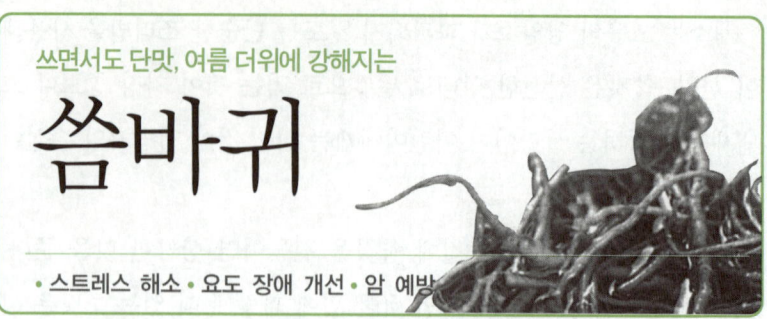

쓰면서도 단맛, 여름 더위에 강해지는
씀바귀

• 스트레스 해소 • 요도 장애 개선 • 암 예방

봄 하면 떠오르는 나물이 몇 가지 있는데, 그중에서 씀바귀는 어른이 계신 가정에서는 봄마다 빠지지 않고 밥상에 오르는 봄나물이다. 옛 어른들은 이른봄에 씀바귀 나물을 먹으면 그해 여름 더위를 타지 않는다고 하였다.

씀바귀는 이름 그대로 쓴 나물이란 의미의 고채(苦菜)라고 부른다. 추위를 견디는 힘이 강하고, 봄에 흰색이나 노란색의 꽃이 핀다. 또한 이른봄에 캐어 먹으면 겨울 내내 대지의 기운을 얻을 수 있다. 여름에는 성장이 빨라 꽃이 피어서 맛이 좋지 않고, 이른봄과 가을에 캐어 먹으면 제맛이 난다. 겨울에도 얼어죽지 않는다고 하여 월동엽(越冬葉)이라고도 하는데, 성질은 차면서 쓴맛이 난다. 이 쓴맛이 몸 안의 화를 삭히고 위열(胃熱)을 내려 주어 위장을 튼튼하게 하며 얼굴이나 피부의 염증이나 종기를 없애 주고 머리가 아프거나 눈이 충혈되는 경우에도 좋다.

씀바귀에는 항산화 베타카로틴(비타민A 효과) · B_1, 철분이 매우 풍부하다. 특히 칼슘 · 철 · 비타민 함량은 시금치보다 월등히 높다. 최근에는 골수암 세포를 억제하는 항암 효과와 콜레스테롤을 저하시키

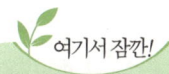 **여기서 잠깐!**

씀바귀의 쓴맛은 인생의 쓴맛? 오래 전 중국에서는 갓 태어난 아기에게 젖을 먹이기 전에 먼저 먹이는 다섯 가지 맛이 있었다고 한다. 첫 번째는 식초로 신맛을, 두 번째는 소금으로 짠맛을, 세 번째는 씀바귀의 흰즙으로 쓴맛을, 네 번째는 가시로 혀를 찔러 아픔을, 마지막으로는 사탕으로 단맛을 느끼게 했다는데, 그 의미가 바로 인생의 다양한 맛을 알려주기 위해서였다고 한다.

는 효능이 있음이 밝혀졌다.

찬 성질을 갖고 있어서 오장(五臟)의 나쁜 기운과 열기를 없애 주고 심신을 안정시키며 잠을 몰아내는 효과가 있어서 **수험생이나 스트레스가 심한 사람에게 좋다.** 젖몸살이 나거나 기침을 할 때, 소변 색이 붉고 요도가 거북할 때 좋다.

약용으로 사용할 때는 5~10g씩 달여 마시면 되고, 반찬으로 먹을 때는 씀바귀 뿌리를 우려낸 다음 나물로 무치면 된다. 그러나 설사를 자주 하는 사람은 먹지 않는 것이 좋다.

궁합이 맞는 음식 & 약이 되는 조리법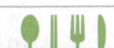

씀바귀 생채

● **재료** 씀바귀, 고추장, 설탕(물엿), 식초, 파·마늘 다진 것, 통깨
● **만드는 법**
① 씀바귀를 깨끗이 손질하여 물에 담가 쓴맛을 어느 정도 우려낸다.
② 씀바귀의 물기를 제거한 뒤 적당한 길이로 자른다.
③ 고추장, 설탕, 식초, 파, 마늘을 섞어 새콤달콤하게 양념장을 만든다.
④ ③의 양념장에 씀바귀를 넣고 무친 뒤 통깨를 뿌려 먹는다.

가을 아욱국은 대문을 잠그고 먹는다
아욱

• 기력 회복 • 변비 개선 • 요도 질환 개선

'가을 아욱국은 대문을 잠그고 먹는다'는 말이 있다. 또 '아욱 밭은 딸에게도 가르쳐 주지 않는다'는 말도 있다. 그만큼 맛이 있다는 뜻이다. 계절이 바뀌거나 기력이 떨어져서 입맛을 잃었을 때 구수한 아욱국을 먹으면 입맛이 나고 기운을 차리게 되어 예전에는 많이 애용되었다.

아욱 100g에는 단백질 4.8g, 당질 1.5g, 섬유소 0.8g, 무기질 0.4g, 칼슘 67mg, 인 18mg, 칼륨 300mg, 비타민A 5,500I.U, 비타민 B_1 0.15mg, 비타민B_2 0.3mg, 비타민C 30mg 등이 들어 있어 채소 중에서는 영양가가 상당히 뛰어나다. 그런데 아욱을 비롯한 일반 채소에는 단백질과 필수 아미노산이 절대적으로 부족한 것이 큰 결점이다. 특히 필수 아미노산 중 메치오닌과 라이신 등은 매우 적다.

이러한 아욱의 영양 성분 중 부족한 성분을 가지고 있는 대표적인 식품이 새우이다. 토장에 보리새우를 넣고 끓인 아욱국은 맛과 영양의 균형이 잡힌 좋은 음식이다.

아욱은 그 성질이 차고 미끄러워 배설 기능을 원활하게 한다. 그래서 여러 가지 요도 질환과 변비에 좋다. 나물로 무쳐 먹

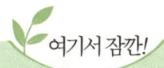

동규자 다이어트 동규자는 아욱씨라고 하며 대소변이 힘들 때, 유방의 염증 등에 효과가 있다. 동규자를 하루 6~12g을 달여 먹거나 가루로 먹으면 좋고, 임산부나 위장이 좋지 않은 사람은 조심해서 먹어야 한다. 맛이 달고 찬 성질로 단백질과 지방이 많이 들어 있고 이 지방 성분이 장의 연동 운동을 촉진시켜 황실에서는 배변을 좋게 하기 위해 많이 사용되었다. 최근에는 동규자차가 비만에도 효과가 있는 것으로 알려져 있다.

거나 된장국으로 끓여 먹어도 좋으며, 아욱을 즙으로 내서 생강즙과 3:1 분량으로 섞어 하루에 여러 번 나누어 마시면 더욱 효과적이다.

아욱의 씨를 동규자라고 부르기 때문에 동규자차도 변비에 효능이 있다. 따라서 아욱이 제철일 때는 아욱을 먹고 그렇지 않으면 동규자차를 이용해도 상관없다. 다만 소화가 잘 안 되거나 장이 안 좋아 설사를 자주 하는 사람과 임산부는 먹지 않는 것이 좋다.

궁합이 맞는 음식 & 약이 되는 조리법

아욱 된장국

- **재료** 아욱 300g, 된장 3큰술, 마른새우 30g, 다진 마늘, 대파 1/2뿌리, 참기름, 쌀뜨물
- **만드는 법**
① 아욱은 줄기를 꺾어 껍질을 벗기고 주물러 씻어 푸른 물을 뺀다.
② 마른 새우는 손질하여 물에 넣고 불린 뒤 물을 빼고 참기름에 볶다가 물과 쌀뜨물을 넣고 끓인다.
③ ②의 국물에 된장을 체에 걸러 넣고 끓인다.
④ ③에 준비한 아욱을 넣고 끓인다.
⑤ 어슷썰기한 대파와 다진 마늘을 넣고 좀 더 끓인다.

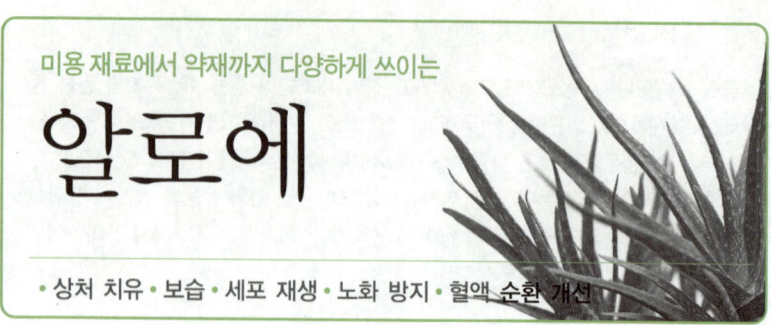

미용 재료에서 약재까지 다양하게 쓰이는
알로에
• 상처 치유 • 보습 • 세포 재생 • 노화 방지 • 혈액 순환 개선

알로에의 원산지는 아프리카 희망봉으로, 중국을 거쳐 우리나라에 전해졌다. 오늘날은 우리나라가 알로에 대국으로 부상하여, 멕시코에는 우리나라 기업이 경영하는 세계에서 가장 큰 알로에 농장이 있다.

알로에는 매우 다양한 치료 효과가 있는데, 그중에서도 상처를 치유하는 효과가 대표적이며, 항균·항바이러스·항궤양·항알레르기·항염증·항종양 작용 및 일반 대사성 질환 치료 작용이 있다.

상처를 치유하는 알로에의 효능은 아주 오래 전부터 인정받아 온 것으로, 혈관 생성의 촉진 기능은 과학적으로도 확인되었으며 외부 장기 및 내부 장기의 궤양 등 여러 종류의 상처에 꾸준히 적용되고 있다. 보습 효과와 멜라닌 색소 형성 억제 효과 또한 강력하여 피부 보호 및 미용 용품으로 이용되고 있으며, 간세포의 재생을 촉진하여 간암 발생을 억제하는 작용, 세포의 재생 및 증식 유도 효과로 노화를 방지하는 작용 등이 있어 쓰임새가 넓다.

생 알로에는 독특한 쓴맛을 내는 알로인과 에모딘이라는 성분이 있는데, 이들 쓴맛이 위벽을 자극해 위액 분비를 촉진한다. 식후에

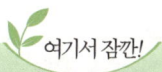

피부에 탁월한 효과가 있는 알로에!
- **거친 피부** : 세안하고 알로에의 생즙이나 잎을 갈아 얼굴 등에 문질러 준다.
- **여드름 피부** : 알로에 가시를 제거하고 깨끗이 씻어 잘게 썬 뒤 5g 정도를 물과 함께 아침, 저녁으로 매일 먹는다.
- **튼 손발** : 튼 손발에 알로에 잎에서 나오는 진을 바르고 마르면 다시 바른다.
- **기미** : 알로에 생즙을 유액에 섞어 꾸준히 바른다.
- **햇볕에 탄 피부** : 알로에 잎을 잘라 진액 부분을 피부에 마사지한다.

위가 묵직하거나, 식욕이 없거나, 구토 증세가 있을 때 알로에를 먹으면 도움이 된다.

알로에를 자를 때 나오는 끈적끈적한 성분은 '알로에 우르싱'이라는 항궤양성 성분이다. 불규칙한 식생활과 과도한 스트레스로 인해 위의 점막이 상처를 입으면 소화 효소가 스스로의 위벽을 소화해 피가 나거나, 심하면 위에 구멍이 생긴다. 이럴 때 알로에의 점물질이 궤양 부분을 덮어 피막을 형성하여 치료를 도우며, 피를 응고시키는 작용도 있어 출혈을 막는다.

알로에를 규칙적으로 먹으면 자율신경이 안정되고, 위장의 작용이 활발해지며, 혈액 순환이 좋아져 신체의 면역력이 강해진다.

궁합이 맞는 음식 & 약이 되는 조리법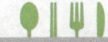

알로에 아이스크림

● **재료** 알로에 1뿌리, 요구르트 2개, 꿀 1스푼

● **만드는 법**
① 알로에 가시를 제거하고 적당한 크기로 썰어 요구르트와 함께 믹서로 간다.
② 꿀 1스푼을 넣고 다시 간다.
③ 예쁜 그릇에 담아 살짝 얼리면 더욱 맛있다.

전 세계에서 가장 많이 이용되는 채소
양배추

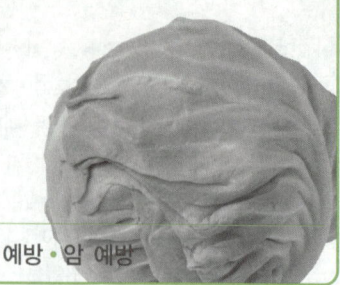

• 위궤양 개선 • 십이지장궤양 개선 • 변비 예방 • 암 예방

양배추는 전 세계에서 가장 많이 이용되는 채소로, 미국과 유럽에서는 가장 중요한 채소의 하나로 샐러드에 많이 들어간다. 유럽에서는 양배추를 기원전부터 재배했고, 그리스 시대에는 약용으로, 로마 시대에는 건강식으로 식용했다.

양배추는 단백질·당질·무기질, 카로틴(비타민A 효과)·B_1·B_2·C 등이 많이 함유되어 있고, 필수 아미노산의 일종인 리진(라이신)이 들어 있어 영양 가치가 매우 높다.

양배추의 특수한 성분은 비타민U를 가지고 있다는 점이다. 비타민U는 위나 십이지장 등의 점막을 치유하는 효능이 있고, 위궤양이나 십이지장궤양의 개선에도 효과적이다. 또 비타민C도 많이 함유하고 있기 때문에 감기 예방이나 피로 회복, 조바심이나 스트레스 등에도 효과적이다.

식물성 섬유도 풍부해서 변비 예방이나 미용 면에서도 좋다. 또 지혈 작용이나 뼈를 건강하게 지키는 비타민K도 함유하고 있어서 골다공증의 예방에도 효과가 있다. 또한 양배추가 함유하고 있는 이소티오시아네이트는 발암 물질을 활성화시키는 효소를 저해하고, 발암성을 억제하므로 위암이나 대장암 예방에 효과적이다.

이 밖에 전분 분해 효소인 아밀라아제도 들어 있다. 비타민C의 함유량은 양배추 큰 잎 2~3장을 먹으면 하루 필요량을 거의 섭취할 수 있을 만큼 풍부하며, 특히 심 부근에 많이 함유되어 있다. 칼슘과 인의 비율도 좋고, 아스파라긴산과 글루타민산 같은 맛 성분도 풍부하다.

양배추 생즙은 위궤양 치료에 큰 도움이 되며, 상식하면 좋다. 특히 스트레스에 약해 위장병에 잘 걸리거나 위장 장애를 앓고 있는 사람일수록 양배추를 매일 섭취하면 좋다. 단, 위가 약한 사람은 생으로 먹으면 위가 냉해져서 소화·흡수가 나빠지므로 가능하면 삶거나 볶아서 따뜻할 때 먹는다. 생주스는 너무 차지 않게 해서 조금씩 마시는 것이 좋다. 녹색 잎과 심은 영양가가 가장 많은 부분이므로 반드시 이용해야 한다.

양배추는 녹색 부분에는 흰색 부분에 비해 2배나 많은 비타민C가 들어 있다. 녹색 잎 부분이 확실하고 광택이 나는 것이 신선하며, 손으로 들어 보아 묵직한 느낌이 드는 것이 좋다.

사용할 때는 겉껍질을 벗겨 버리고 한 겹 한 겹 깨끗이 씻어 이용

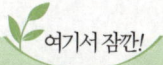
여기서 잠깐!

비타민U는 위장병의 명약 양배추의 특수한 성분인 비타민U는 위장을 튼튼하게 해 주어 만성 위염, 위궤양 등을 예방하고 치료하는 효과가 뛰어나다. 뿐만 아니라 위나 십이지장 등의 점막을 치유하는 효능을 가지고 있으며 브로콜리에도 다량 함유되어 있다. 비타민U는 가열로 인해 다소 파괴될 우려가 있으므로 날 것으로 먹거나 갈아서 주스로 마시는 것이 좋고, 날 것이 싫을 때는 살짝 데쳐 먹는 것도 나쁘지 않다.

한다. 보관할 때는 비닐 랩에 싸서 냉장 보관하고, 밖에 둘 때는 신문지에 싸서 비닐 주머니에 넣어 보관한다.

양배추는 가열해도 조직이 잘 파괴되지 않는다. 비타민은 약간 파괴되더라도 가열하면 분량이 줄어들어 많이 섭취할 수 있다.

궁합이 맞는 음식 & 약이 되는 조리법

양배추 김치

● 재료 양배추 1통, 오이 1개, 쪽파 한 줌, 마늘, 생강, 양파 1/2개, 설탕 1큰술, 소금 1큰술, 고춧가루 5큰술

● 만드는 법
① 양배추는 한입 크기로 잘라 깨끗이 씻고, 오이는 둥글납작하게 썰어 물 3ℓ에 굵은 소금을 네 줌 정도 넣고 소금물을 만들어 1시간 가량 절인다.
② 쪽파는 씻어 5cm 정도로 썰고, 양파는 굵게 채친다.
③ 절인 양배추를 물에 살짝 씻은 뒤 물기를 빼고 큰 그릇에 담은 뒤 쪽파, 양파를 넣고 다진 마늘, 생강, 고춧가루, 소금, 설탕을 넣고 버무린다.
④ 다 버무린 김치를 통에 담고 랩을 씌워 반나절 정도 실온에서 익힌 뒤 냉장 보관한다.

만성 피로를 말끔히 풀어 주는
양파

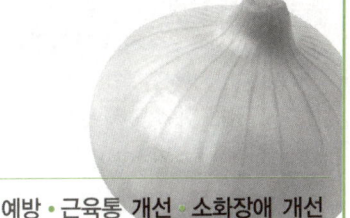

• 피로 회복 • 알레르기 개선 • 생활습관병 예방 • 근육통 개선 • 소화장애 개선

    양파는 마늘과 함께 기원전 3,000년경 고대 이집트 분묘의 벽화에 피라미드를 쌓는 노동자에게 먹였다는 기록이 있다.
    과당이 많고, 포도당과 자당이 또한 비슷한 양으로 들어 있어 흡수가 빠른 양질의 당 성분이 있다. 비타민B_1·B_2가 풍부하며, 마늘과 같은 백합과에 속해 으깨면 효소가 작용하여 알리신이라는 물질이 생긴다. 알리신은 장 속에 있는 세균에도 파괴되지 않고, 비타민B_1의 체내 흡수를 돕는다. 따라서 돼지고기나 콩과 함께 요리하거나, 카레나 스튜 등 푹 끓이는 음식에 양파를 듬뿍 넣으면 피로 회복에 도움이 된다.
    양파의 식물 성분 가운데 암을 억제하는 작용이 있다는 사실이 역학 조사와 동물 실험으로 잇따라 밝혀지고 있다. 양파에는 **수백 종류의 항암 물질이 들어 있어 혈전을 방지**하고, 고혈압과 동맥 경화·고혈당·고지혈증·알레르기 등을 개선하는 여러 가지 뛰어난 기능이 있는 것으로 밝혀졌다. 예를 들면, 미국의 조지아 주 양파 생산지에서는 위암 발생률이 매우 낮다고 한다.
    특히 여름철 무더위에 양파를 많이 먹으면 더위에 지쳐 식욕이 떨

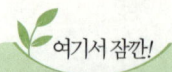 **여기서 잠깐!**

양파 껍질의 다양한 쓰임새 양파 껍질에는 활성 산소를 억제하는 항산화 물질인 프로토카테큐산이 다량 함유되어 있다. 이것은 녹차의 카테킨보다 2배 이상의 효력을 가지고 있으며 오래 끓일수록 증가한다. 그러므로 차로 마시면 효과가 더욱 커진다. 양파 껍질차는 물 2.5ℓ에 깨끗이 씻어 말린 양파 껍질 50g을 넣고 센불로 끓인 뒤 중불로 줄인다. 3분 정도 끓여 연한 오렌지색의 물이 우러나면 불을 끈다. 평소 차를 마시듯 식사 후에 마시면 된다.

어지고, 소화가 안 되며, 헛배가 부르고, 설사 증상이 나타날 때 매우 효과가 크다. 또한 냉방병으로 근육이 뭉쳐 아플 때도 효과적이다. 몸이 항상 나른하고 다리가 무거운 만성 피로를 해소하려면 양파를 많이 먹는 것이 좋다.

한방에서 양파를 약용으로 쓸 때는 끓이거나 익혀서 쓴다. 양파의 매운 성질이 단 성분으로 바뀌기 때문이다. 하지만 식용할 때는 날것으로 먹는 것이 좋다. 양파 특유의 매운맛이 식욕을 돋우고 소화를 돕기 때문이다.

궁합이 맞는 음식 & 약이 되는 조리법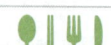

양파 수프

- **재료(1인분)** 양파 중간 크기 1개, 버터, 마늘 1쪽, 식빵 1쪽, 치즈 가루 1작은술, 파슬리 다진 것 1작은술
- **만드는 법**
① 양파는 채 썰어 버터를 두른 냄비에 넣고 노릇노릇해질 때까지 천천히 볶는다. 마늘을 반으로 잘라 빵에 문지른 뒤 빵을 노릇노릇하게 굽는다.
② 양파를 볶은 냄비에 육수를 붓고, 소금과 후추로 간을 맞추어 끓인다.
③ 수프를 담을 그릇의 안쪽 면에 마늘을 바르고 국물을 붓는다.
④ 빵을 국물 위에 얹고 치즈 가루와 다진 파슬리를 뿌려 달구어진 오븐에 넣어 뜨겁게 데운다.

기침과 가래를 멎게 하고 생활습관병을 예방한다
연근

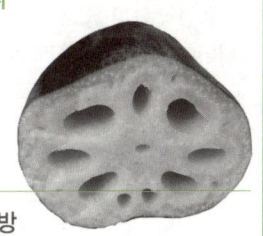

• 위장병 예방 • 피부 탄력성 증가 • 지혈 • 변비 예방

중국에서 약용 식물로 사용되는 연근은 비타민과 미네랄이 풍부한 채소이다. 채식 요리는 물론 반찬으로도 빼놓을 수 없는 뿌리 채소로, 예부터 민간요법으로도 널리 쓰여 왔다.

연근은 주성분은 당질이고, 전분과 뮤신질인 점액질 때문에 씹는 맛이 독특하다. 뮤신질은 소화를 도와 **위장병을 방지하고, 피부의 탄력성을 높여** 준다.

연근에는 비타민C가 많이 함유되어 있어 무의 3.7배나 된다. 비타민C는 보통 열에 약하지만, 연근은 전분질이 풍부해서 가열해도 잘 파괴되지 않기 때문에 남은 비타민C의 함유량은 토마토의 1.8배나 된다. 이는 데친 유채보다 많은 함유량이다. 비타민C는 피로 회복과 감기 예방에 좋을 뿐만 아니라, 지나친 흡연이나 과음, 스트레스에도 효과적이다.

미네랄로는 칼륨과 구리가 많이 들어 있으며, 철분 함유량은 시금치보다 10% 가량 많다. 이 밖에 펙틴과 헤미셀룰로오스 같은 식이섬유도 풍부하여 장의 연동 운동을 도와 배변을 원활하게 해 준다.

또한 연근의 껍질이나 마디에 함유되어 있는 타닌은 소화와 지혈

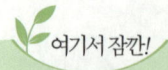 **여기서 잠깐!**

코피엔 연근이 최고! 연근을 자르면 검게 변하는 이유는 타닌과 철분 때문이다. 타닌에는 수렴 작용과 지혈 효과가 있어 치질·궤양·코피·부인과 출혈 등을 억제한다. 이런 작용으로 인해 한약재로도 사용되어 토혈·코피·각혈·하혈·혈뇨 등 각종 출혈 증상의 환자에게 주처방으로 사용된다. 단, 몸에 열이 많거나 설사에 시달리는 사람이 너무 많이 먹으면 오히려 해로울 수 있으므로 주의한다.

작용이 뛰어나다. 점막 조직의 염증을 억제하는 작용을 하기 때문에, 위궤양이나 십이지장궤양 등에 생으로 먹으면 좋다.

식물성 섬유도 풍부하여, 변비에도 효과적이다. 지(脂)단백질 콜레스테롤의 생성을 억제하기 때문에, 생활습관병 예방에도 효과가 뛰어나다. 조혈 비타민인 비타민B군이 함유되어 있어, 빈혈이나 산후의 증혈(增血)에도 효과적인 식품이다.

궁합이 맞는 음식 & 약이 되는 조리법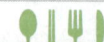

연근 장아찌

- **재료** 연근 200g, 오이 3개, 당근 1개, 마늘종 5대, 장아찌 국물(간장 5컵, 물 3컵, 식초 1컵, 설탕 1/2컵, 붉은 고추 5개)
- **만드는 법**
① 연근은 껍질을 벗겨 자른 다음 소금물에 살짝 데친다.
② 오이는 소금으로 문질러 씻고 물기를 닦아 길게 반을 잘라 3등분한다.
③ 당근은 껍질을 벗겨 길게 3등분한 후 오이 길이에 맞춰 자른다.
④ 마늘종도 오이 길이로 자른다.
⑤ 연근, 오이, 당근, 마늘종을 용기에 차곡차곡 담는다.
⑥ 장아찌 국물 재료를 끓여 뜨거울 때 ⑤의 용기에 붓고 밀봉한다.
⑦ 이틀 정도 지난 뒤 국물을 따라내고 다시 한번 끓여 식혀 붓는다.

피부 미용과 뇌에 좋은 생선
연어

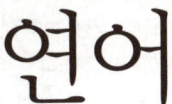

• 피부 미용 • 신경 안정 • 동맥 경화 예방 • 불임증 개선

    연어는 바다에서 살다가 산란을 위해 자신이 태어난 하천으로 돌아오는 습성을 가지고 있으며, 일생에 한 번 산란하고 죽는다. 우리나라의 경우 매년 가을이면 동해안 북부 명파천에서부터 양양 남대천, 삼척 오십천, 울진 왕피천을 중심으로 낙동강에 이르기까지 동해안과 남해안 하천으로 회귀해 온다.

    연어는 머리끝에서 꼬리까지 하나도 남김없이 먹을 수 있는 자양이 풍부한 생선으로, 지방이 적고 맛이 담백하여 다이어트 식품으로 좋다. 연어의 붉은색은 가열해도 갈색으로 변하지 않고 고운 색을 그대로 유지한다. 근육에 아스타크산틴이란 카로티노이드계 색소가 있기 때문이다.

    연어는 흰살 생선에 비해 지질 함량이 높고, 피로를 예방하는 비타민B_1, B_2, 니아신 같은 B군과 비타민D가 풍부하여 피부 미용과 정신 건강에 좋다. 또 헤모글로빈 생성에 좋은 페닐알라닌을 다량 함유하고 있다. 살에는 필수 아미노산이 풍부하고, 지방에는 뇌를 건강하게 하고 동맥 경화를 예방하는 DHA 등의 불포화 지방산이 많다.

    연어 알젓에는 비타민A · E · B_1 · B_2 · 철 등이 풍부하여 빈혈 · 냉

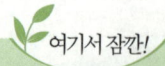

> **여기서 잠깐!**
>
> **연어는 통후추와 찰떡 궁합!** 연어 요리를 먹을 때 향신료로 곁들여지는 것이 생통후추다. 후추의 독특한 매운맛 성분은 피페린과 샤비신이다. 오래 저장된 후추는 매운맛이 약해지는데 피페린이 보존 중 결정 상태가 되어 분산되기 때문이다. 연어를 먹을 때 통후추를 곁들이면 독특한 향미와 매운맛이 더해져 연어 맛을 더욱 음미할 수 있어 좋다.

증·불임 등에 효과적이다. 하지만 콜레스테롤이 많으므로 고지혈증인 사람은 과다 섭취를 피해야 한다.

연어는 날것으로 먹을 경우 감염될 수 있으므로 살짝 훈제하거나 말린 것, 버터구이나 치즈구이로 많이 먹는다. 통조림한 것들은 고압에서 가열하므로 뼈까지 먹을 수 있다.

연어는 곰이 잘 잡아먹기로 유명하다. 연어 산란기에는 캐나다의 내륙 계곡이 관광객으로 붐빈다. 우리나라에서는 강원도 동해 연안 남대천이 유명하다.

궁합이 맞는 음식 & 약이 되는 조리법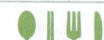

연어 된장구이

- **재료** 연어 3토막, 일본 된장 1큰술, 맛술(청주) 1큰술, 다시마 우린 물 2큰술
- **만드는 법**
① 연어는 슬라이스로 준비해 윗부분에 칼집을 낸다.
② 그릇에 다시마 우린 물과 맛술을 넣고 된장을 잘 풀어 준다.
③ 연어에 ②의 양념을 고루 바르고 밀폐 용기에 담아 냉장고에 한나절 숙성한다.
④ 달군 팬에 연어를 굽는다.

몸에 좋은 다섯 가지 맛
오미자

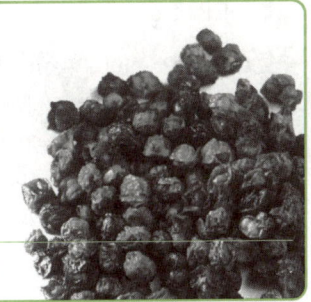

• 체력 증강 • 시력 강화 • 해독 • 폐 기능 강화

신맛·단맛·쓴맛·짠맛·매운맛의 5가지 맛을 전부 가지고 있어서 오미자(五味子)라고 불린다.

한방에서는 오미자의 **5가지 맛이 우리 몸의 장기에 각각 생리적으로 깊은 관계**를 가지고 있으며, 이것이 잘 조화되어 소화에 좋은 효과를 발휘한다고 본다.

오미자는 단백질·탄수화물·칼슘·인·철·비타민B_1이 들어 있다. 5가지 맛 중에서 특히 신맛이 두드러지는 이유는 사과산·주석산·구연산 등의 유기산이 많이 함유되어 있기 때문이다. 예부터 간을 보호하고 해독 작용을 도우며, 위산의 분비를 조절하고, 폐에 좋은 효과가 있어서 가래를 삭이거나 목이 쉰 것을 개선하는 데 이용되어 왔다. 또 땀과 설사를 멈추게 하는 작용도 한다.

이처럼 다양한 장기의 기능에 작용하는 것은 5가지 맛이 골고루 들어 있기 때문이다. 예를 들어 짠맛은 신장과 관련이 있고, 쓴맛은 위장 기능과 관계된다. 특히 오미자의 짠맛은 간을 보호하여 체력을 증강시켜 주고, 피로 회복과 눈을 밝게 하는 효능이 있어서 특히 수험생에게 좋다.

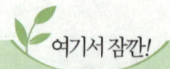

오자(五子)란? 한약재 중에는 신장의 기능을 강화하는 약재가 많다. 그중에서도 특히 이름이 '자(子)'로 끝나는 약재에 효능이 뛰어난 것이 많다. 대부분은 열매의 씨에 자를 붙이는 경우가 많고, 대표적인 것으로 오미자·차전자·구기자·복분자·토사자 등이 있다. 이들은 오자라고 하여 남성의 정기를 강화하는 효과가 뛰어난 것으로 알려져 있다.

오미자를 물에 담가 붉게 우려낸 국물을 오미자국이라 하는데, 화채나 녹말편을 만드는 데 쓰인다. 그런데 오미자를 뜨거운 물에 우리면 신맛과 떫은맛이 강해지므로 찬물에 하루 반쯤 천천히 우려내는 것이 좋다.

궁합이 맞는 음식 & 약이 되는 조리법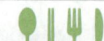

오미자 화채

- **재료** 오미자 1/2컵, 물 2컵, 설탕물(설탕 1컵, 물 4컵), 배 1/2개, 잣 1작은술
- **만드는 법**
① 오미자는 물에 깨끗이 씻어서 물 2컵을 부어 하루 정도 우려내어 체에 거른다.
② 설탕물은 설탕이 녹을 정도만 끓인 뒤 차게 식힌다.
③ ①의 오미자 물과 ②의 설탕물을 섞는다.
④ 배는 얇게 썰고 그릇에 담을 때 잣을 띄워 낸다.

먹으면 온몸이 시원해지는 청량감

오이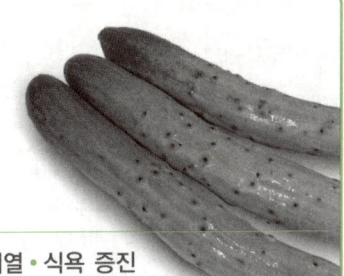

• 이뇨 작용 • 방광염 개선 • 혈압 강하 • 해열 • 식욕 증진

    오이는 고대 이집트에서 이미 재배하여 대중화된 것으로, 수분 공급, 아삭하게 씹히는 감촉, 독특한 향기와 알칼리성 식품이라는 데 가치가 있다.

    《동의보감》에 의하면, '이뇨 효과가 있고, 장과 위를 이롭게 하며, 부종이 있을 때 오이 덩굴을 달여 먹으면 잘 낫는다'고 한다.

    오이는 대부분이 수분으로, 영양적 가치는 별로 기대할 수 없지만, 씹히는 느낌이나 색채에 의해 식욕 증진 효과가 있는 채소다. 목이 마르거나 아플 때 효과적이어서 등산객에게는 물보다 좋은 것으로 대접받는다.

    수분이 많아서 이뇨 작용을 촉진하므로 방광염이나 신장의 증상을 개선하는 데 효과적이다. 또한 칼륨의 함량이 높아 불필요한 나트륨이나 노폐물을 배출, 혈액 순환을 좋게 하고, 고혈압을 개선하여 몸을 개운하고 맑게 한다. 또한 체내의 열을 식히는 작용이 있어 더위로 뜨거워진 몸을 안정시킨다. 그러므로 **기초 체온이 높은 사람과 혈압이 높은 사람에게 좋은 채소다**. 단, 냉증이 있는 사람이나 위장이 약한 사람은 많이 섭취하면 좋지 않다.

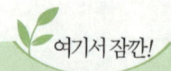

소주와 오이는 찰떡 궁합 소주에 오이를 잘게 썰어 넣어 마시면 소주의 자극적인 알코올 냄새가 없어지고 맛이 순해지는 것을 느낄 수 있다. 이것은 소주의 냄새를 오이가 빨아들이기 때문이다. 오이는 성분상으로 영양가는 낮지만 칼륨 함량이 높은 알칼리성 식품이고, 칼륨은 인체의 구성 물질로 약 0.35% 가량 들어 있다. 술을 많이 마시면 체내의 칼륨이 배설되므로 오이를 술에 썰어 넣어 마시면 자연스럽게 칼륨을 공급할 수 있는 것이다. 또 염분과 노폐물 배출이 잘되어 숙취에 좋으며, 몸을 맑게 해 주므로 오이와 소주는 찰떡 궁합이라고 할 수 있다.

그런데 오이에는 비타민과 미네랄이 생각보다 적게 들어 있어서 오이만으로는 비타민을 충분하게 섭취할 수 없다. 더욱이 오이에는 비타민C를 파괴하는 아스코르비나제라는 효소가 들어 있어서 날것으로 썰어 먹을 때 다른 채소가 섞이면 비타민C의 분해를 촉진하므로 피해야 하며, 주스에 사용할 때는 식초나 레몬을 첨가하면 비타민C의 파괴를 어느 정도 막을 수 있다.

오이즙이나 잎, 덩굴, 씨앗은 이뇨·소염·숙취 제거 등에 쓰인다. 장아찌는 생오이에 비해 비타민B_1이 5배, 니아신이 4.5배 많다.

궁합이 맞는 음식 & 약이 되는 조리법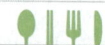

녹차 오이냉국

식초의 성분이 차가운 물과 섞여 여름철 배탈을 예방하는 건강 음식이다.

- **재료** 오이 1개, 풋고추 1개, 홍고추 1개, 녹차 2큰술, 물(더운 물) 5컵, 소금 1큰술, 설탕 1큰술, 식초 1큰술, 통깨 1/2큰술
- **만드는 법**
① 더운 물에 녹차를 우려 3컵은 차게 식히고, 2컵은 얼려 둔다.
② 오이는 채를 썰고, 풋고추와 홍고추는 모양 있게 썰어 씨를 뺀다.
③ 차게 식힌 녹차 물에 소금, 설탕, 식초순으로 간을 맞춘다.
④ ③의 국물에 준비해 둔 오이, 고추, 녹차 얼음, 통깨를 넣는다.

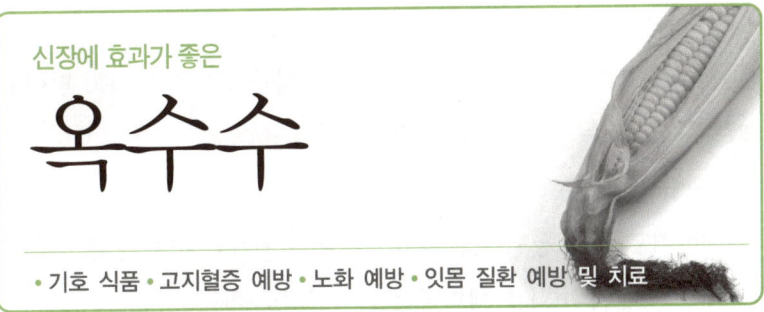

신장에 효과가 좋은
옥수수

• 기호 식품 • 고지혈증 예방 • 노화 예방 • 잇몸 질환 예방 및 치료

옥수수는 더운 여름과 초가을에 즐겨 먹는 간식으로 인기가 높다. 요즘은 사시사철 찐 옥수수를 길에서 볼 수 있을 만큼 친숙한 먹거리가 되었다. 아침식사 대용으로 많이 먹는 콘프레이크도 옥수수를 원료로 만든 것이니 우리 식탁에까지 오르고 있다.

옥수수는 척박한 땅에서 잘 자라며 성장 기간이 짧아 산지가 대부분인 강원도의 대표 작물이기도 하다. 중앙아메리카나 남아메리카가 원산지인데 콜럼버스가 아메리카 대륙에 상륙하여 종자를 얻은 뒤 유럽에 전파되었고, 담배와 함께 전 세계에 퍼졌다. 우리나라에는 언제부터 옥수수가 재배되었다는 기록은 없지만 중국에서는 명 나라 시대 1590년경에 쓰인 《본초강목(本草綱目)》에 처음 옥수수가 언급되는 것으로 보아 이 시기에 옥수수가 재배되고 있었다는 것을 알 수 있다.

옥수수는 주성분이 탄수화물이고 그 대부분이 녹말인데, 그 질이 우수해서 녹말만을 뽑아 술을 만들거나 가공하여 과자나 여러 가지 음식을 만든다. 이렇게 옥수수에서 뽑은 녹말을 '콘스타치(옥수수녹말)'라고 한다.

옥수수는 녹말 성분의 탄수화물이 많이 들어 있어 곡물로서의 역할은 할 수 있지만 단백질의 질이 낮고 비타민 등의 영양가가 떨어지므로 주식보다는 기호 식품으로 먹는 것이 좋다.

옥수수 씨눈에는 기름 성분인 지질이 많이 포함되어 있어 옥수수기름이 따로 나올 정도다. 옥수수기름은 콩기름과 비슷한 점이 많은데 피부의 건조 노화를 예방하는 비타민E(토코페롤)가 많이 들어 있어 피부 미용에 좋으며, 불포화 지방산이 많아 고지혈증을 예방한다. 하지만 공기 중에서 쉽게 변질되어 산패하기 때문에 껍질을 깐 후에는 가급적 빨리 먹는 것이 좋다.

단백질·지질·당질·섬유소·무기질·비타민 등의 성분을 가지고 있어 **피부의 건조와 노화 예방, 피부 습진 등의 저항력을 높이는 데** 좋으며, 인사돌·덴타놀의 주성분으로 잇몸 질환 치료에도 효과가 있다.

패주와 함께 조리해서 먹으면 눈의 피로를 없애고 초조함을 진정시킬 수도 있으며, 식욕 부진·나른함·무기력에 좋고, 체력 증강, 신장병에 효과를 나타내고, 변비·소화 불량·동맥 경화, 이뇨와 지

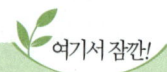
여기서 잠깐!

신장에 좋은 옥수수수염차 한방에서 옥수수수염은 소변을 잘 나오게 하고 열을 내리는 성질이 있어 이뇨제로 이용되며 신장염·당뇨병·방광염 등의 치료에 이용된다. 옥수수수염차는 신장에 무리를 주지 않고 이뇨 작용을 돕기 때문에 비만 치료에도 효능을 보인다. 특히 몸이 잘 붓거나 소변을 잘 보지 못하는 사람들에게 좋다. 옥수수수염을 깨끗이 씻어 그늘에 말린 뒤 약 10g을 깨끗이 씻어 주전자에 넣고 물 1ℓ를 붓고 끓인다. 물의 양이 2/3정도 줄면 식혀 냉장고에 보관하여 수시로 마신다.

혈, 항암 효과를 나타낸다. 발효된 수염은 혈당 강하 작용을 한다.

옥수수는 한의학적으로 신장 기능이 약하여 몸이 붓는 병에 많이 사용하였다. 《본초강목》에 보면 '옥수수는 속을 고르게 하고 위장을 돕는다. 뿌리와 잎은 소변을 잘 보지 못할 때 달여 마신다'고 하였다. 신장병을 없애고 몸이 붓는 것을 없애는 효과가 있으므로 하루 한 끼 정도 죽을 쑤어 먹으면 신장을 보한다. 옥수수수염에는 강한 이뇨 효과가 있어서 간 기능이 좋지 않아 복수가 차는 경우에 효과가 있다.

궁합이 맞는 음식 & 약이 되는 조리법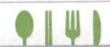

올챙이묵(옥수수국수)

- **재료** 옥수수, 양념장(간장, 고춧가루, 파, 마늘, 들기름)
- **만드는 법**
① 옥수수를 하루 정도 물에 불린 뒤 곱게 간다.
② 체에 밭쳐 거른 후 약한 불에서 눋지 않도록 저으면서 죽처럼 끓인다.
③ 찬물 위에 틀(구멍 낸 바가지나 굵은 채)등을 얹고 끓인 옥수수를 틀에 붓고 위에서 누른다.
④ 똑똑 끊어진 올챙이 국수를 물에서 건진다.
⑤ 양념장을 넣고 비벼 먹는다.

심장병을 예방하는
올리브유

• 심장병 예방 • 암 예방 • 노화 방지

올리브유는 고대 그리스·로마 시대부터 그 약효를 인정받아 유명했으며, 의성 히포크라테스도 근육 장애 치료에 올리브유 마사지를 했다고 한다. 그 관습은 지금도 남아 지중해 연안의 각국 사람들은 가벼운 찰과상이나 상처를 입었을 때 올리브유를 바르고, 머리를 마사지하는 데 올리브유를 이용한다고 한다. 올리브유는 녹황색을 띠고 독특한 향미가 있는데 다른 기름과는 달리 정제 과정을 거치지 않고 직접 이용된다. 착유할 때 처음 추출되는 최고급품을 '엑스트라 버진'이라고 한다. 강한 냄새를 가진 하급품은 콩기름이나 면실유 등과 혼합하여 사용하는데, 올레산이 65~85%로 많고 리놀레산이 적어서 산화에 견디는 힘이 강하다. 녹는 점이 0~6℃이고 샐러드유나 조리용으로 쓰고 식용 외에 약용과 화장품용 등으로 활용된다.

크레타 섬 주민들은 필요 칼로리의 45%를 지질에서 얻고 있을 정도로 세계에서 지질을 가장 많이 섭취한다. 이중 33%가 올리브유이다. 지질 섭취가 많으면 당연히 심장병이 많고, 평균 수명도 짧은데, 이들의 심장병 및 암 질환에 의한 사망률은 세계에서 가장 낮다. 이들의 장수 비결을 연구하던 과학자들은 이들이 즐겨 먹는 올리브유를 연구한 결과, 올리브유 섭취량과 심장 질환에 의한 사망율이 반비례 관계에 있음을 밝혀냈다. 올리브유는 혈액의 응고를 막아주고 인체에 유익한 HDL콜레스테롤을 높여 콜레스테롤이 혈관에 들러붙는 것을 방지한다는 것이다. 즉 혈액의 점도를 낮춤으로써 피의 흐름을 쉽게 하여 혈전의 위험도를 낮추는 것이다.

올리브유에는 동맥 경화·심장병·암 예방에 도움이 되는 올레산(oleic acid)이 65~85%로 유난히 많이 함유되어 있고, 산화가 잘되는 리놀레산이 적어 산화에 안정적이다. 특히 체내에 유입된 산소의 일부가 화학 작용을 일으켜 생기는 활성 산소는 노화와 동맥 경화·암 등의 원인이 되는데, 올리브유에는 이를 예방하는 항산화 비타민 E와 베타카로틴이 풍부하게 함유되어 있다. 또한 적포도주의 항암 물질로 알려진 폴리페놀도 함유되어 있다. 특히 폐암과 유방암 예방 효과가 인정되고 있다.

녹황색을 띠고 독특한 향미가 있는 올리브유는 다른 식물성 기름과 달리 상급품은 정제 과정을 거치지 않고 바로 이용한다. 그러나 가장 먼저 추출되는 버진 오일도 상급품이라고는 하나 지방임에 틀

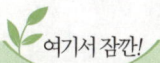여기서 잠깐!

> **올리브유 종류** 제조법과 등급에 따라 3가지로 분류한다.
> - **버진 올리브유(virgin olive oil)** : 올리브 과육을 냉압법으로 한 번 짠 기름. 열처리 과정을 거치지 않으므로 올리브의 영양과 풍미가 온전히 살아 있다.
> - **리파인드 올리브유(refined olive oil)** : 2번 짠 기름을 정제한 것으로, 버진 올리브유에 비해 풍미가 다소 떨어진다.
> - **퓨어 올리브유(pure olive oil)** : 버진과 리파인드유를 섞은 것.

림없다. 하지만 칼로리가 높기 때문에 적당량을 섭취해야 한다.

서구형 식생활의 확산으로 우리나라에서도 올리브유에 대한 수요가 증가하고 있다. 올리브유에는 올레산이 풍부하고 열에도 강해 어떤 요리에나 안심하고 이용(파스타·어육류 구이·조림·볶음·수프·샐러드 드레싱 등)이 가능하다.

엑스트라 버진 올리브유는 가격은 비싸지만 올레산 함량이 가장 많고, 화학 처리 과정을 거치지 않아서 향도 음미할 수 있다. 허브나 토마토 등 항산화 작용이 있는 식품과 함께 먹으면 노화를 늦추는 데도 좋다.

궁합이 맞는 음식 & 약이 되는 조리법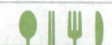

올리브유 드레싱

● **재료** 올리브유 3큰술, 설탕·식초·다진 양파 각 1큰술, 레몬즙 1작은술, 후춧가루

● **만드는 법**
① 올리브유에 설탕, 식초, 다진 양파를 넣고 섞는다.
② ①의 재료에 레몬즙과 후춧가루를 첨가한다.
③ 과일이나 채소에 곁들여 먹는다.

장을 튼튼하게 하고 간 기능을 강화한다
요구르트

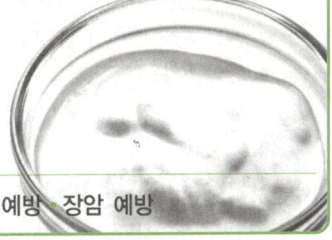

• 만성 피로 해소 • 면역력 증강 • 고지혈증 예방 • 장암 예방

요구르트는 유산 발효로 생성된 특수 건강 식품이다. 장 속에는 대략 100여 종의 100조나 되는 세균이 종류별로 집단을 이루고 사는데, 크게 건강에 이로운 세균, 해로운 세균, 이롭지도 해롭지도 않은 세균으로 나뉜다. 대표적인 이로운 균은 비피더스균으로, 유산균은 비피더스균을 증식시킨다. 이로운 균이 늘면 비타민B군과 비타민K가 충분히 합성되고, 이를 몸이 재활용하여 체력과 면역력, 저항력을 높인다. 또한 변비를 예방하고 유해 물질을 몸밖으로 배출하여 고지혈증과 장암을 예방한다. 그러므로 요구르트를 꾸준히 먹으면 만성 피로도 해소되고, 피부도 아름다워진다.

요구르트는 많은 유산균을 함유하고 있지만 위를 지나는 동안 위산에 의해 대부분 죽는다. 그러므로 아침에 일어나자마자 빈속에 요구르트를 먹으면 효과를 별로 기대할 수 없다. 그러므로 물이라도 마셔서 위산을 씻어 준 뒤에 마시거나 식후에 마시는 것이 좋다.

건강에 대한 관심이 높아지면서 요구르트의 생산량과 종류가 급증하고 있다. 요구르트는 크게 구분하면 마시는 유형, 단단한 유형, 과육이 들어간 부드러운 유형, 무가당의 플레인 요구르트로 나뉜다. 영

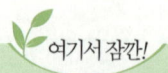

여기서 잠깐!

장수촌 사람들은 뭘 먹고 어떻게 생활할까?
첫째, 거친 음식. 현미나 껍질이 든 밀가루 음식을 먹는다.
둘째, 발효 식품. 요구르트나 치즈, 된장 등의 발효 식품을 거의 매일 섭취한다.
셋째, 육류보다 생선. 등푸른 생선의 불포화 지방산이 중성 지방을 낮추고 혈액을 맑게 한다.
넷째, 즐거운 마음으로 생활한다.
다섯째, 노후에도 일하기. 항상 움직이므로 물질대사가 원활해져 노화를 방지한다.

양 성분은 우유와 비슷하지만, 칼슘 함유량은 우유보다 약간 많아 플레인 요구르트 1컵이면 칼슘의 하루 필요량 3분의 1을 섭취할 수 있다. 더욱이 유산균으로 발효시켰기 때문에 흡수율도 매우 높다.

요구르트는 단백질이 펩티드와 아미노산으로 분해되므로 소화 흡수가 우유보다 2배나 빠르다. 펩티드에는 간 기능을 강화 작용도 있다. 간혹 우유를 먹으면 배가 부글거리는 사람도, 요구르트는 유당의 일부가 유산균으로 분해되어 있으므로 안심하고 먹을 수 있다.

궁합이 맞는 음식 & 약이 되는 조리법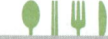

직접 만든 요구르트

● **재료** 신선한 우유, 유산균 종균 파우더(또는 떠먹는 요구르트)
● **만드는 법**
① 신선한 우유를 뚜껑 있는 유리병에 담는다.
② 약국에서 판매하는 유산균 종균 파우더나 떠먹는 요구르트를 1~2 스푼 정도 우유에 섞은 뒤 병 뚜껑을 닫는다.
③ 따뜻한 온돌방이나 밥통에 넣어 40~42℃를 유지하거나 발효기를 이용한다. 5시간 후 꺼내어 요구르트 특유의 새콤한 냄새가 나면 냉장 보관한다.
④ 기호에 따라 과일을 섞어서 먹으면 맛도 좋고 변비에 더욱 효과적이다.

피부 질환 치료제

우엉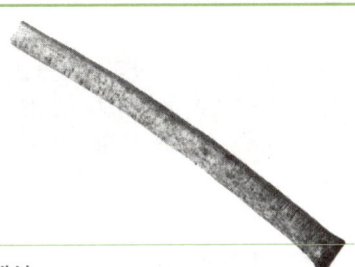

• 생활습관병 예방 • 정력 증강 • 변비 개선

우엉은 우리나라와 일본에서 주로 이용하며, 유럽과 중국에서는 재배하지 않고 야생의 것을 일부 이용하는 정도다. 예부터 민간약으로 널리 쓰였으며, 피부 질환이나 종기의 치료약으로 효과가 있다. 또한 정력을 증진시켜 허약한 사람에게 좋다. 볶음이나 조림, 샐러드에 활용하면 우엉의 독특한 향과 씹는 맛을 즐길 수 있다.

우엉 뿌리에는 45%의 이눌린과 소량의 팔미틴산이 들어 있고, 비타민류는 적다. 칼륨·마그네슘·아연·구리도 풍부하다. 주성분은 탄수화물이며, 열량은 감자와 비슷하여 채소치고는 높은 편이다.

우엉의 영양적 가치는 다당류인 이눌린·셀룰로오스·헤미셀룰로오스 같은 식이섬유가 근채류 중에서 가장 많이 함유되어 있다는 것이다. 이 식이섬유는 정제한 곡물이나 부드러운 가공 식품, 동물성 지방 등을 많이 섭취하는 식생활로 인한 생활습관병 즉 **심근 경색·당뇨병·대장암 등을 예방하고, 변비를 개선하는 효과**가 크다.

우엉의 씨앗을 말린 것이 생약 '우방자(牛蒡子)'이다. 씨앗에는 지방유 외에 리그난계 고미 배당체인 아르크틴이 함유된다. 해독·해

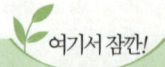 **여기서 잠깐!**

식이섬유는? 채소와 곡류에 많이 들어 있는 식이섬유는 소화 효소에 분해되지 않는 식물 고분자 화합물의 구성 성분으로 다른 영양소의 소화 흡수를 방해하지만 그 자체는 칼로리가 거의 없다. 최근들어 각종 선진국형 질병이 증가하면서 제6대 영양소로 불린다. 종류로는 수용성 식이섬유와 불용성 식이섬유로 나눌 수 있고, 섭취를 늘리기 위해서는 통곡식을 많이 먹는 것이 좋으며 비타민C와 양질의 단백질을 함께 먹는 것이 소화에도 좋으며 물은 충분히 섭취하도록 한다.

열·강장 작용이 있으며, 화농성과 피부병에 효과가 있고, 화농을 촉진하여 고름이 빨리 나오게 하는 작용이 있다. 부기가 있을 때 이뇨제로 사용하며, 인후통과 독충의 해독제로도 쓰인다. 그러나 몸을 냉하게 하므로 설사 기미가 있는 사람이 이용하는 것은 좋지 않다. 구미에선 씨앗을 이뇨제 또는 건선 등 피부병에 이용하고 있다.

우엉에 함유된 타닌계의 폴리페놀 화합물이 갈변 효소에 의해 산화되어 갈색에서 흑색으로 변하는 것을 방지하려면 식초 물에 담가 두면 된다. 이렇게 하면 갈변을 방지하고 떫은맛도 제거할 수 있다.

손에 우엉 물이 들어 지워지지 않을 때는 식초로 닦은 뒤 물로 씻으면 된다.

궁합이 맞는 음식 & 약이 되는 조리법

우엉탕

- **재료** 우엉, 표고버섯, 두부, 들깨, 들기름, 다시마, 구운 소금
- **만드는 법**
  ① 팬에 들기름을 두르고 우엉과 표고버섯을 넣고 볶다가 표고버섯 불린 물과 다시마를 넣고 우엉이 무를 때까지 끓인다.
  ② 우엉이 무르면 두부와 들깨즙, 소금을 넣는다.

골다공증을 예방한다
우유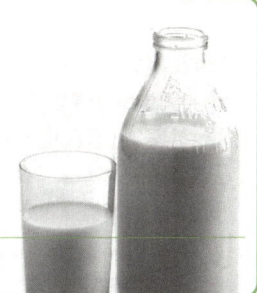

• 빈혈 예방 • 혈압 안정 • 체력 증진

우유는 우리가 살기 위해 섭취해야 하는 거의 모든 종류의 영양소들이 적당한 비율로 들어 있으며, 영양소의 소화·흡수가 잘 되고 먹기에 좋은 최고의 자연 영양 식품이다. 모유는 갓난아기에게 완전식품이지만, 우유는 모유 다음으로 완전에 가까운 식품으로, 어린이는 물론 임신부·수유부·노인 등 모든 사람의 건강을 지키고 체력을 증진시키는 데 도움이 된다.

우리가 필요로 하는 여러 가지 영양소를 우유만큼 필요한 비율대로 가지고 있는 식품은 거의 없다. 특히 한국인의 평균 영양 섭취 형태와 영양 권장량을 비교해 볼 때 단백질·칼슘·비타민 B_2·비타민 B_{12}가 풍부한 우유는 더욱 가치가 있다고 할 수 있다.

우유의 단백질은 주로 카제인으로 구성되어 있는데, 카제인은 필수 아미노산을 모두 함유한 영양가 높은 성분이다. 칼슘과 철의 흡수를 돕고, 혈압을 안정시키는 작용도 있다.

당분은 유당으로 장 속에 이로운 균이 번식하도록 돕고, 비타민B군의 합성을 촉진한다. 유당에는 칼슘의 흡수를 돕는 작용도 있고, 칼슘과 인의 비율이 좋아 다른 식품보다 칼슘 흡수율이 높다.

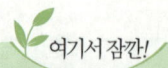 여기서 잠깐!

고혈압과 우유 소금을 과잉 섭취하면 고혈압이 생기거나 증상이 악화된다. 싱겁게 먹으면 일단 혈압이 내리는데, 식이요법에서는 칼륨을 섭취를 권장하고 있다. 일반 식품 중 칼륨이 많은 것은 채소·곡식·감자·고구마 등 식물성 식품이며, 동물성 식품으로는 우유가 대표적이다. 칼륨이 많은 것으로 알려져 있는 사과 100g에는 칼륨이 100mg인 데 비해 우유에는 150mg이나 들어 있다. 일반적으로 짜게 먹는 한국인의 식사에는 칼륨이나 칼슘이 많이 필요한데 이들 영양소는 항상 부족한 편이다. 우유는 소금의 해를 줄이고 고혈압을 예방하는 칼슘과 칼륨의 보급원으로서 매우 이상적인 식품이다.

아침 일찍 찬 우유 1컵을 마시면 배변이 수월해지는 경우가 있는데 이것은 우유에 포함된 유당이 염류와 같은 작용으로 수분을 품어 대변을 무르게 하며, 장내 세균이 유당을 분해하여 만든 유기산이 장을 자극하기 때문이다.

한국인 1인당 우유 소비량은 60kg으로, 골다공증 예방을 위해서라도 하루에 2컵 정도는 마셔야 한다. 이를 통해 칼슘의 하루 필요량의 2/3를 섭취하게 된다. 또한 피부에 영향을 주고 성장을 촉진하는 비타민B_2도 하루 필요량의 절반을 섭취하는 셈이다.

궁합이 맞는 음식 & 약이 되는 조리법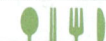

타락죽

- **재료** 우유 5컵, 불린 쌀 2컵, 물 4컵, 소금, 꿀
- **만드는 법**
① 쌀을 씻어 2시간 이상 불린다.
② 약간의 물을 넣어 믹서에 쌀을 갈고 고운 체에 거른다.
③ 냄비에 물과 갈은 쌀을 넣고 불에 올려 저으면서 끓인다.
④ 한소끔 끓으면 우유를 조금씩 넣어 저어주며 약한 불에 더 끓인다.
⑤ 소금으로 간을 맞춘다.

신토불이 비타민C의 왕
유자

• 감기 예방 • 신경통 예방 • 뇌졸중 개선 • 피로 회복

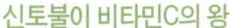

유자는 껍질이 울퉁불퉁하고 노란색을 띠어 얼핏 보기에 식욕을 돋군다. 하지만 그냥 먹으면 시고 쌉쌀하기 때문에 꿀이나 설탕에 재워 다과상에 올려 후식으로 즐겨 먹어 온 과일이다.

신라 문성왕 때 장보고가 당 나라 상인에게 선물로 받아온 것이 남해안에 전파되어 오늘날까지 전해졌다고 한다. 《세종실록》에는 호조의 계시로 전라도와 경상도에 유자를 심게 했다는 기록이 있다.

실제로 유자는 다른 감귤류에 비해서는 어느 정도 추위에 강한 편이라서 제주도, 전라도, 경상도 등 남부 지방에서 생산된다. 다른 감귤류는 껍질이 20~30% 가량인데 유자만은 50%를 차지한다.

칼슘과 칼륨 등의 무기질, 비타민B 복합체가 들어 있으며, 유자의 노란 색소에는 비타민A가 카로틴의 형태로 들어 있다. 비타민C는 무려 100g당 150mg이나 되어 레몬의 3배가 넘는다. 감기·신경통·각종 생활습관병에 비타민C가 효과가 있다는 사실은 이미 잘 알려진 사실이다.

유자에는 헤스페레딘이라는 물질이 들어 있는데, 이 성분은 비타민P와 같은 효력을 가지고 있다. 즉 모세 혈관을 튼튼하게 하므로 뇌

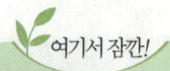 **여기서 잠깐!**

지금이야 재배며 보관 기술이 발달하여 유자가 흔하지만, 예전에는 '유자나무 한 그루면 자식 대학 보낸다'고 할 만큼 귀한 과실이었다고 한다. 음력 시월에 시제를 드릴 때면 반드시 샛노란 유자를 모든 과실의 맨 윗자리에 놓았다고 하며, 홍시를 보고 부모의 부재를 슬퍼한 조선 시대 선비 박인로의 시 조홍가에서 홍시를 유자에 비교하는 것으로 미루어 보아도 유자가 얼마나 귀한 과실이었는지를 짐작할 수 있다. '반중 조홍감이 고와도 보이나다 / 유자 아니라도 품음직하다마는 / 품어 가 반길 이 없으니 그를 설워하나이다.'

혈관 장애로 일어나는 뇌졸중에 효과를 낸다. 또 새콤한 맛을 내는 구연산이 들어 있어 **소화액의 분비를 돕고, 우리 몸의 피로를 풀어 주는 역할**을 한다.

민간에서는 목에 가시가 걸렸을 때나 신경통에는 씨를 빻아서 달여 먹고, 티눈과 사마귀에는 씨를 태운 것을 밥에 버무려 환부에 붙였다고 한다.

궁합이 맞는 음식 & 약이 되는 조리법

유자청

유자를 직접 끓이면 비타민C가 파괴된다. 유자청은 비타민C를 파괴하지 않고 영양소를 그대로 얻을 수 있는 좋은 방법이다.

- **재료** 유자, 설탕(유자와 동일한 분량)
- **만드는 법**
① 유자를 깨끗이 씻어 물기 없이 닦은 뒤 3㎜ 가량으로 둥글게 저며 깨끗한 유리 항아리나 옹기에 넣고 켜켜이 설탕으로 재운다. 이때 씨를 버리지 않고 함께 절인다.
② 다 재웠으면 공기가 들어가지 않도록 꼭 봉해 놓는다.
③ 한 달 정도 지나 유자청이 생기면 유자와 청을 찻숟갈로 하나 가득 떠서 잔에 담고 끓인 물을 부어 마신다.

부종과 비만에 좋은 율무
율무

•부종 억제 •근육통 완화 •생활습관병 예방

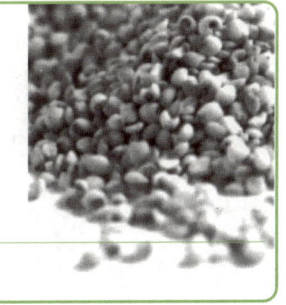

한명은 의이인(意苡仁)으로, 1,800년 전의 《신농본초경》에도 '이수삼습(利水滲濕) · 청열(淸熱) · 배농(排膿) · 제비(除痺) · 건비지사(健脾止瀉)의 작용이 있다'고 소개되어 있다. 이뇨 효과가 있어서 만성 신염 등 가벼운 부종을 해결하며, 근육의 경련에 의한 통증을 완화하며, 식욕을 증진하고 소화를 돕는다. 비장을 튼튼하게 하고 설사에도 효과가 있다. 한방에서는 보조약으로 쓰는데, 효력은 더디지만 많이 쓰는 것이 좋다.

율무는 진통 · 소염 · 이뇨 · 자양 강장 외에 고혈압과 당뇨병, 동맥경화 같은 생활습관병 예방에도 좋고, 특히 민간약으로는 사마귀를 제거하는 데 효력이 있다. 율무에 함유되어 있는 코이키소에노라이드라는 단백질 분해 효소가 각질층의 물질대사 이상을 정상화하므로 사마귀와 여드름, 부스럼, 종기 등에 효과적이다.

곡류로도 영양 성분이 매우 뛰어나서, 정제한 율무는 백미에 비해 단백질 함유량이 2배, 지방은 4.5배, 철은 5배, 칼슘은 2배, 칼륨은 3배, 비타민B_1은 2배, 비타민B_2는 3.7배이다. 또한 식이섬유도 풍부하여 노폐물 배설이 원활하고, 새로운 조직을 만드는 작용도 활발하다.

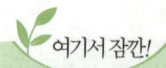 **여기서 잠깐!**

장군의 목숨을 앗은 율무 율무는 베트남에서 2천 년 전 한 나라 마원(馬援) 장군이 가지고 왔다고 한다. 《사기(史記)》에 보면 명장 마원이 사용해 몸이 가볍고 내병성이 있음을 알고 군량으로 비축했다는 기록이 있다. 그런데 마원은 이 율무로 인해 오해를 받아 재앙을 당하게 된다. 율무를 색이 고운 진주나 코뿔소의 뿔과 같은 보석으로 오해를 받아 한 무제에게 바치지 않았다는 모함을 당해 목숨을 잃은 것.

율무의 칼로리는 100g 중 375(쌀 351, 밀 333)로 매우 높다. 단백질이 14.2%(쌀7.4%, 밀13.5%), 비타민B$_1$, 칼슘 등이 들어 있다.

피부 트러블을 방지하고, 아름다운 피부를 가꾸는 데도 효과가 매우 크다. 유지방과 다당류가 풍부하여 보습 효과가 높으므로 볶은 율무 한두 주먹 분량을 망에 담아 목욕물에 담그고 비벼서 성분이 물에 퍼지게 한 뒤 이 물에 목욕을 하면 피부에 윤기가 생긴다.

이 밖에 부종을 없애고 변비나 비만을 방지하는 효과도 있지만, 임산부는 삼가야 한다.

궁합이 맞는 음식 & 약이 되는 조리법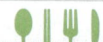

율무 장떡

● **재료** 율무 가루 1컵, 밀가루 1/2컵, 고추장 1큰술, 표고버섯 2개, 노랑 파프리카 1개, 청·홍피망 각 1개, 새싹 채소 100g, 소스(겨자 1큰술, 식초 1큰술, 설탕 1큰술, 소금)

● **만드는 법**
① 율무 가루와 밀가루, 고추장, 물 1컵 반을 넣고 반죽하여 얇게 밀전병을 부친다.
② 표고와 파프리카, 피망은 채 썰어 기름에 살짝 볶는다.
③ 소스는 재료를 모두 넣고 잘 섞는다.
④ 밀전병에 ②의 재료와 새싹 채소를 넣고 말아 소스를 곁들인다.

하루 10알만 먹으면 정력 증강

은행

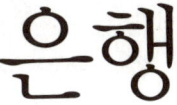

• 골연화증 예방 • 피부 미용 • 중성 지방 억제 • 야뇨증 개선

오래된 문화 유적지에 가면 수백 년 묵은 은행나무를 흔히 볼 수 있다. 은행나무는 지구상에 존재하는 가장 오래된 식물로서 나무 자체가 수명이 길기 때문에 그 열매 또한 건강 장수를 돕는 식품으로 생각되어 왔다. 실제로도 **은행은 여러 가지 질병을 치료하는 데 이용**되어 왔고, 미용을 돕는 효과도 인정받아 왔다.

은행 열매의 성분을 보면 전분과 약간의 자당으로 이루어진 당질이 38% 가량이며, 단백질과 지질이 많은 편이고, 칼슘·칼륨·인·철 등의 무기질이 들어 있다. 또 혈관벽에 들러붙은 지방의 찌꺼기를 제거하고 신경 조직의 성분이 되는 레시틴과 비타민D의 모체가 되는 엘고스테린이 함유되어 있다. 이는 칼슘의 흡수를 돕고 골연화증을 예방하는 데 꼭 필요한 성분이며 피부 미용에 효과가 있다.

정력을 강화시키는 비타민B_1과 E가 풍부하며, 과일이 아닌 나무의 열매에는 거의 없는 카로틴과 비타민C도 들어 있다. 이러한 비타민은 몸의 면역 기능을 높이는 데 필요하다. 또한 혈관 속에 있는 콜레스테롤과 중성 지방을 억제하는 작용도 있다.

은행잎에는 혈액 순환을 도와주고, 혈액의 노화를 예방하며, 얼굴

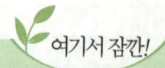

> **은행잎** 예부터 폐 질환·심장 질환의 치료에 이용되어 온 약재 가운데 하나로, 지금은 그 성분이 밝혀져 생리 기능성이 명백해졌다. 독일이나 프랑스에선 은행잎에서 만들어진 제품이 혈관 장애나 치매증을 개선하는 의약품으로 판매되고 있다.
> 은행잎에는 몇 가지 플라보노이드 배당체와 테르페노이드 등이 함유되어 있다. 플라보노이드는 식물체에 널리 존재하는데, 모세 혈관 침투성 억제 작용, 항알레르기 작용, 소취(消臭), 항산화 작용 등의 기능이 있는 것으로 밝혀지고 있다. 테르페노이드는 식물의 정유(精油)나 수지(樹脂) 성분으로서 특별한 생리 활성을 나타내는 것이 많다.
> 은행잎은 이렇게 약효가 뛰어나기는 하지만 20개 품목 중 12개에서 피부염 등을 일으키는 알레르기성 물질이 검출되기도 했다. 만일 먹고 난 뒤 구토나 습진 등의 증세가 보이면 먹지 말아야 한다.

의 잔주름을 막아 주는 성분이 들어 있다.

은행은 계절에 따라 맹독성 청산 화합물이 생성되기 때문에 때때로 중독 사건이 발생하며, 중추 신경의 자극과 마비를 일으키기도 한다. 하지만 잘 익은 은행을 하루 10개 가량 먹으면 강정 효과를 볼 수 있다. 은행잎차나 엑기스차를 자주 마시는 것도 좋다.

은행 열매는 밤에 오줌을 싸는 어린이의 치료에 좋은 효과가 있는 것으로 알려져 왔다. 어린이를 잠들기 전 3~4시간에 구운 열매 5~6개를 먹이면 가벼운 증세는 며칠 안에 완치된다고 한다. 옛날 중국에서는 시집가는 신부에게 떠나기 전에 구운 은행 열매 10여 개를 먹이는 관습이 있었다고 한다.

이러한 영양적 특색도 중요하지만 은행은 고유의 풍미와 색깔을 자랑할 만하다. 고유한 풍미의 한 가지 성분은 청산 화합물. 은행은 계절적으로 청산 화합물이 생성되므로 중독 사건이 일어난다. 덜 익은 은행 열매일수록 유독한 청산 화합물은 많다. 그러나 은행 열매 100g 중 청산이 50mg 미만인 것은 별로 지장이 없다고 한다. 임상 실험에선 하루에 150개 이상을 먹으면 열이 나고 토하며 호흡이 어려워진다는 보고가 있다.

청산은 우리가 아는 것처럼 맹독성 물질인데, 중추 신경 자극과 마비를 일으키고, 혈액 중의 산화 환원 작용을 상실시켜 순간적으로 죽게 한다. 미량의 독성 물질이 때로는 인체에 활력을 불러일으키기도 하여 은행은 결핵과 기침에 매우 좋은 식품으로 전래되고 있다. 신선로에 은행이 빠지면 허전한 느낌마저 든다.

궁합이 맞는 음식 & 약이 되는 조리법

은행 마늘꼬치

● **재료** 은행 150g, 마늘 20쪽, 깨소금, 식용유 2큰술

● **만드는 법**

① 달군 팬에 기름을 두르고 은행을 볶아 키친타월로 비벼 가며 껍질을 벗긴다.
② 꼭지를 뗀 마늘을 기름 두른 팬에 부드럽게 씹힐 정도로 굽는다.
③ 꼬치에 은행과 마늘을 번갈아 꿴 뒤 접시에 담고 깨소금을 뿌린다.

※ 은행과 마늘은 구운 뒤 바로 내야 씹히는 맛과 향이 좋다.

상약 중의 상약
인삼

• 암 예방 • 생활습관병 예방 • 체력 증진

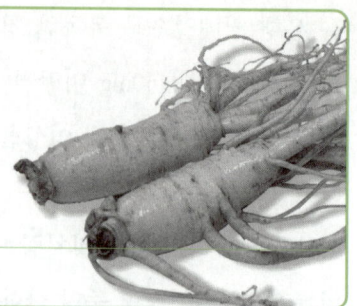

인삼은 일본의 죽절 인삼, 중국의 삼칠 인삼, 미국의 아메리카 인삼, 히말라야 인삼 등 종류가 많지만 건강 식품과 약용으로 쓰이는 것은 우리의 고려인삼이다. 인삼의 학명은 파낙스 진생(Panax ginseng)으로, 파낙스는 만병 통치약이라는 뜻이다. 《신농본초경》에는 '체내 오장을 보하며 정신을 안정시키고, 오래 장복하면 몸이 가뿐하게 되어 수명이 길어진다'고 기록되어 있다.

한방에서는 원기를 돋우고 위를 튼튼히 하며 식은땀을 흘리는 데 좋다고 한다. 정상적인 인체에 직접적인 자극 효과를 주기보다는 비정상 상태를 정상으로 회복시키는 효과가 큰 것으로 인정받고 있다.

지금까지 인삼은 스트레스·피로·우울증·심부전·고혈압·동맥 경화증·빈혈, 당뇨병·궤양 등에 효과가 크고, 피부를 윤택하게 하고 건조를 방지하는 것으로 알려져 왔다. 그런데 연구가 거듭되면서 암 세포의 증식을 막는 항암 작용까지 보고되고 있다.

인삼은 당질 67.3%, 단백질 13.7%, 지질 3.4%, 무기질 3.9% 등으로 구성되어 있으며, 특별한 약리 작용을 나타내는 사포닌이 20여 종이나 들어 있다. 바로 이 사포닌의 종류와 비율이 약효를 내는 것

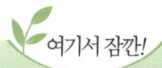 **여기서 잠깐!**

홍삼의 효능 홍삼은 4~6년근 수삼을 선별하여 껍질을 벗기지 않은 상태로 증기에 쪄서 말린 것으로, 세계에서 가치를 인정받는 우리나라 대표 건강 식품이다. 기운을 북돋아 주는 대표적인 약재로서 특히 비위와 폐에 좋다. 사포닌을 비롯한 유익한 성분들이 풍부하여 약리적으로도 많이 이용된다. 저하된 간 기능의 보완과 소화 촉진, 피로 및 스트레스 해소를 비롯하여 고혈압과 동맥 경화 등의 각종 생활습관병을 막아 주는 만병 통치약이다. 기운이 없거나 식은땀을 많이 흘리고 소화기가 약한 사람들에게도 좋다.

으로 여겨지지만 인삼의 신비가 모두 밝혀진 것은 아니다. 단순히 분석되는 영양소보다 미량으로 함유되는 성분의 복합성이 효과가 있다고 보아야 한다. 다른 생약과는 달리 오랫동안 먹어도 독성이 없기 때문에 약이라보다는 식품으로 해석되기도 한다. 인삼으로 만든 건강 식품은 전 세계에서 100가지 이상이 선을 보이고 있다. 날것으로 먹으면 씁쌀하기 때문에 꿀에 찍어 먹거나 생즙으로 마신다.

인삼으로 만든 정과는 정력에 좋다고 전해져, '인삼정과 없는 기생첩방'이라는 속담까지 생겨났다. 이것은 꼭 있어야 할 것이 없다는 것을 빗대서 쓰는 말이다.

궁합이 맞는 음식 & 약이 되는 조리법

인삼 꿀절임

● **재료** 수삼(5~6뿌리), 꿀 500g
● **만드는 법**
① 흙을 털어 낸 인삼을 깨끗하게 씻어 물기를 제거한 뒤에 어슷썰기한다.
② 중간 크기의 병에 인삼을 담고 인삼이 잠길 정도의 꿀을 켜켜이 담는다.
③ 뚜껑을 닫아 냉장 보관한다.

여름철 보양식으로 으뜸
장어

• 스태미나 증강

　비타민A가 부족해지기 쉬운 **여름철에 가장 좋은 식품**으로 손꼽히는 것이 장어이다. 그러나 진짜 장어의 맛은 강에서 3~4년 자란 장어가 산란하기 위해 강을 내려가 바다로 향하는 가을에 느낄 수 있다. 이때가 되면 장어 몸에 영양이 풍부하게 저장되어 있는데, 바다로 향하는 동안은 아무것도 먹지 않고 필리핀 앞 깊은 바다까지 헤엄쳐 간다. 그 정력은 도저히 상상이 가지 않을 정도여서, 그 놀라운 힘이 전해지지 않을까 하는 심리적인 것도 장어를 찾게 되는 이유 가운데 하나다.

　장어는 몸길이가 60~1.5m 가량으로 약 20여 종이 있는데 민물에서 많이 사는 뱀장어·붕장어·무태장어 등이 있다. 암컷 한 마리가 720만~1,270만 개의 알을 낳는데, 새끼 장어는 1년쯤 바다에서 생활하다가 민물로 올라와서 자란다. 대륙 연안에 가까이 왔을 때쯤에는 몸이 투명하고 버들잎 같은 모양을 하고 있으며 봄철 하구에서 거슬러 올라갈 때에는 실뱀장어가 된다. 이것만을 구입하여 양식에 쓰기도 한다.

　뱀장어 100g당 수분 64.1%, 지질 16.1%, 무기질 0.8%(인 137mg

등), 비타민A 4,222I.U, B_1 0.2mg, B_2 0.09mg, 나이아신 29mg이 들어 있는데, 계절과 크기에 따라 영양소 함량의 변동이 심하다. 비타민A는 5~6년 지난 것은 쇠고기보다 1천 배가 많은 1만 IU나 된다. 흔히 들을 수 있는 아나고라는 것은 일본말로서, 바닷장어를 말하는데 이는 뱀장어보다 영양가가 많이 떨어진다. 열량을 비교해 보면 100g당 뱀장어는 210kcal이고, 바닷장어는 170kcal 정도(지질 11%)이다.

장어의 지질은 불포화 지방산인데, 쇠기름이나 돼지기름과는 달리 모세 혈관을 튼튼히 하며 생기를 돋우는 작용을 한다. 양식보다는 천연산의 것이 지방산 조성이 훨씬 우수하다. 그러나 장어도 다른 생선과 마찬가지로 산성 식품이므로 곁들이는 음식에 신경 쓸 필요가 있다.

등 빛깔이 회흑색·다갈색·진한 녹색인 것이 맛이 좋다 보니 요즘 문제가 되고 있는 착색제 '마라카이트 그린'이 문제가 된다. 이것을 사료에 섞는데 그것은 원래 착색이 아닌 살균이 목적이지만 색깔을 곱게 해 주니 일석이조인 셈. 발암 물질로 알려져 문제가 되고 있

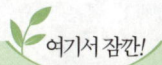
여기서 잠깐!

민물장어 Vs 바다장어 스태미나의 상징인 장어는 형태는 비슷하지만 생태학적으로 큰 차이가 있다. 주로 뱀장어를 민물장어라 하고, 갯장어나 붕장어, 검붕장어 등을 바다장어라고 부르는데, 이렇게 분류하는 것은 장어형 체형을 가진 이들 어류의 서식 또는 생산 환경에 따라 임의로 붙인 것으로 보인다. 그중에서도 초밥이나 구이 등으로 우리가 가장 많이 애용하는 것은 민물장어라 불리는 뱀장어이다. 약용으로도 많이 이용되지만 혈액 속에 독이 들어 있으므로 회로 먹는 것은 좋지 않다. 정력에 좋다고 소주에 장어 피를 타 마시는 경우가 있는데 이 또한 위험하다. 일명 아나고라고 불리는 붕장어는 가격이 저렴하고 생산량이 많아서 많이 애용되고 있다.

지만 천연산과 양식을 식별하기는 쉽지 않다.

장어는 소화 기능이 약한 사람이나 어린이는 많이 먹지 않는 것이 좋다. 우리와 일본에서는 구이를 많이 먹는데, 중국에서는 산자현대의(蒜子炫大蟻)라는 요리가 자양 강장 식품으로 유명하다. 토막낸 장어를 기름으로 튀긴 마늘을 섞어 고아 낸 요리인데 비린내도 없고 특유한 맛을 가지고 있다.

궁합이 맞는 음식 & 약이 되는 조리법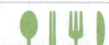

장어구이

● **재료** 장어 1마리, 생강 초절임, 깻잎 10장, 레몬 약간, 양념장(장어 육수 1컵, 설탕 6큰술, 파·마늘·생강 저민 것 각 20g, 간장 8큰술, 고춧가루 4작은술, 고추장 1큰술, 후춧가루 약간, 물엿 2큰술, 청주 2큰술, 참기름 2작은술)

● **만드는 법**
① 장어를 깨끗하게 손질하여 7cm 길이로 잘라 껍질에 3~4군데 정도 칼집을 넣는다.
② 깻잎은 깨끗이 씻어 물기를 제거한 뒤 동그랗게 말아 가늘게 채 썬다.
③ 냄비에 양념장 재료를 넣은 다음 반으로 줄어들 때까지 끓인다. 육수는 구이에 이용되는 몸통을 제외한 머리와 꼬리 부분을 푹 삶아서 만든다. 면보에 거르면 국물이 더 깔끔해진다.
④ 찐 장어의 양면에 양념장을 골고루 발라 석쇠나 그릴에 굽는다. 굽는 도중 양념장을 3~4회 정도 발라 간이 골고루 배게 한다.
⑤ 구워진 장어를 접시에 담은 뒤 생강 초절임과 채 썬 깻잎, 레몬 조각을 곁들여 낸다.

밟혀도 계속해서 일어서는 끈질긴 생명력
질경이

• 만성 간염 개선 • 요산 배설 촉진 • 이뇨 • 시력 강화

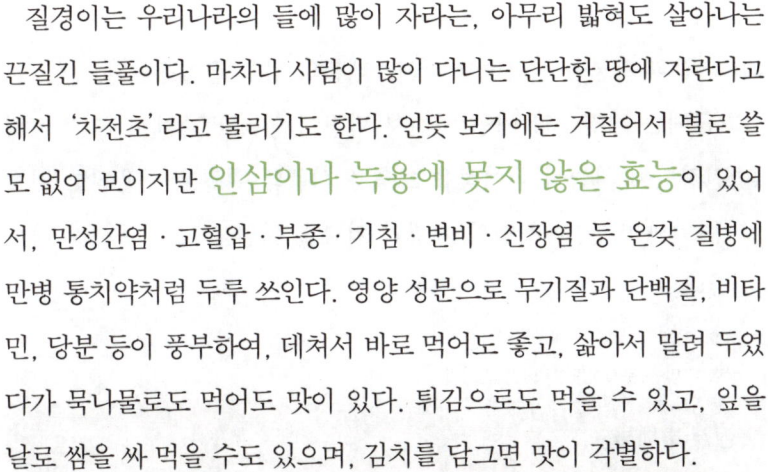

    질경이는 우리나라의 들에 많이 자라는, 아무리 밟혀도 살아나는 끈질긴 들풀이다. 마차나 사람이 많이 다니는 단단한 땅에 자란다고 해서 '차전초'라고 불리기도 한다. 언뜻 보기에는 거칠어서 별로 쓸모 없어 보이지만 인삼이나 녹용에 못지 않은 효능이 있어서, 만성간염·고혈압·부종·기침·변비·신장염 등 온갖 질병에 만병 통치약처럼 두루 쓰인다. 영양 성분으로 무기질과 단백질, 비타민, 당분 등이 풍부하여, 데쳐서 바로 먹어도 좋고, 삶아서 말려 두었다가 묵나물로도 먹어도 맛이 있다. 튀김으로도 먹을 수 있고, 잎을 날로 쌈을 싸 먹을 수도 있으며, 김치를 담그면 맛이 각별하다.
    질경이에는 플라보노이드·타닌·플란타긴이라는 배당체가 들어 있다. 이 플란타긴은 호흡 중추 신경에 작용해서 호흡기의 운동 속도를 조절하므로 기침에 효과가 있다. 뿐만 아니라 체내 분비 신경(창자의 근육이나 자궁 근육 등을 움직이는 신경)을 자극하고 흥분시켜 기관지의 점액과 소화액의 분비를 촉진하거나 증가시킨다. 또 유해 물질인 요산의 배설을 촉진하고 이뇨 작용을 한다.
    질경이를 먹으면 위장 기능이 좋아진다. 신장에 좋으며, 눈을 밝게

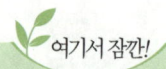 **여기서 잠깐!**

차전자의 효능 질경이는 6~8월에 이삭 모양의 하얀 꽃이 피어 10월경 흑갈색의 자잘한 씨앗이 익는데, 이것을 차전자(車前子)라고 한다. 질경이 씨를 물에 불리면 끈끈한 점액이 나오는데, 예부터 한방에서는 이것을 신장염·방광염·요도염 치료제로 이용해 왔다. 만병통치약으로 불릴 만큼 활용 범위가 넓고 약효가 뛰어나 기침·눈 질환·임질·심장병·태독·난산·출혈 등에 써 왔다. 이뇨와 해독 작용이 뛰어나 소변이 잘 나오지 않거나 변비, 천식, 백일해 등을 치료하는 데도 효과적이다. 오래 먹으면 몸이 가벼워지고 무병 장수한다는 기록도 있다. 특히 간 기능을 활발하게 해 주어 황달에 효과적이며, 최근에는 암 세포의 진행을 80% 억제해 준다는 연구 결과가 보고되고 있다.

하며, 간의 기능을 강화하고 콜레스테롤의 양을 떨어뜨린다.

최근에는 질경이의 씨인 차전자 껍질이 미국 FDA에서 그 기능성을 인정받아 기능성 식이섬유 보충용 식품의 원료로 사용되고 있으며, 변비와 비만, 대장암의 예방과 치료를 위한 보조 식품까지 나오고 있다.

궁합이 맞는 음식 & 약이 되는 조리법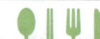

질경이 나물

- **재료** 삶은 질경이 한 줌, 조선간장 1/2큰술, 들깨 가루 1큰술, 마늘 1/3큰술, 들기름 2큰술, 물 2큰술
- **만드는 법**
① 질경이를 팔팔 끓는 물에 데쳐 헹군 다음 물기를 꼭 짠다.
② 조선간장과 마늘, 들깨 가루를 넣고 조물조물 무친다.
③ 무쳐 놓은 질경이를 달구어진 냄비에 넣고 들기름을 부어 골고루 배어들도록 볶는다.
④ 물을 2스푼 정도 넣고 뚜껑을 닫은 채 1분 정도 뜸을 들이면 완성된다.

천수를 누리는 불로장생의 묘약
참깨

- 정력 증강 • 변비 개선 • 노화 방지

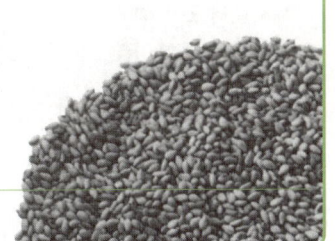

 참깨는 유료 작물(油料作物) 중에서 가장 오래된 것으로, 원산지는 인도를 중심으로 한 온난한 지방으로 추측된다. 우리나라에서는 삼국 시대 이전부터 재배되어 온 것으로 추정되지만, 맛에 관한 내용을 서술한 고려 시대의《향약구급방》이 최초로 참깨의 기록을 담고 있다.

 식용 기름으로서 질이 좋아 외국에서는 올리브 대용으로 쓰이고 있으며, 우리나라에서는 조미료(깨소금)와 식용 기름으로 주로 쓰이고 있다. 이 밖에 식품 가공유(마가린) 공업 원료(비누·화장품 등), 약용으로 쓰이고, 깻묵은 단백질·칼슘·인 등이 풍부하여 사료나 거름으로 쓰이고 있다.

 참깨의 품종은 색깔에 따라 흑임자라 불리는 검은 참깨와 일반 참깨(황색·갈색·백색 참깨)로 대별된다. 일반 참깨는 유지 함유량이 높아서 착유용으로 주로 쓰이며, 흑임자는 식이섬유와 칼슘이 흰깨에 비해 많이 함유되어 있어서 한방에서는 변비 치료와 영양 강장제로 쓰인다. 흑임자로 만든 죽은 정력제나 병후 회복식으로 이용되어 왔다.

 《동의보감》에 의하면, 참깨는 기침·눈병·단독·화상·변비·풍

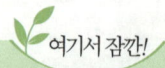

깨에 숨어 있는 의미 깨는 한자로 임(荏)이라고 하여 임무(任)를 완수하는 데 도움을 주는 풀(艹)이라는 의미를 갖고 있다. 즉 임무 완수에 반드시 필요한 육체의 건강을 도모함과 동시에 정신적 깨달음에도 도움을 준다는 것이다. 그 의미대로 굳어 가는 것을 부드럽게 하거나 긴장을 풀어 주고 정신적으로 유연함을 갖게 하여 기(氣)가 잘 순환하게 하는 작용을 한다. 이렇게 볼 때 《아라비안 나이트에》서 "열려라 참깨"라고 주문을 외치는 것도 일리가 있다고 할 수 있다.

그중에서도 참깨는 위에 언급한 내용과 가장 잘 부합되므로 참깨를 잘 이용하면 노화 방지는 물론 불로장생할 수 있다. 쌈과 나물 등에 많이 이용되는 들깨는 특유의 향을 가지고 있어서 사람들을 하나로 묶어 주는 역할을 한다. 이를 통해 신경 안정은 물론 사람들과 교감을 나누는 데 큰 도움이 된다. 검은색의 기운이 풍부한 검은깨, 즉 흑임자는 신장과 방광에 힘을 주고 원기를 보완해 주며 뼈와 머리카락의 작용을 강화해 주는 힘이 있다.

치·폐결핵·응혈·강장제·종기·대하증에 유효하고, 흑임자는 위산 과다·폐렴·현기증·편도선염에 효과가 있다고 한다.

참깨에는 45~55%의 지방질과 필수 지방산인 리놀레산이 44% 정도 들어 있다. 단백질은 20% 정도 함유되어 있는데, 주로 필수 아미노산인 글로불린이므로 동물성 단백질에 뒤지지 않고 아주 우수한 편이다. 또한 탄수화물과 비타민A·B_1·B_2·C 등이 풍부하고 열량도 높아서 국민 건강에 중요한 식품이다. 산화 방지 역할로 노화를 예방하는 셀레늄·베타카로틴·비타민E·식이섬유를 비롯해 노화를 예방하고 향미를 주는 세사미놀(sesaminol)도 들어 있다.

참깨를 구성하는 지방산은 올렌산·리놀산·아라키돈산인데 여기에 특수 성분인 리그넌 등이 있어 몸에 좋다.

참깨를 볶을 때 나는 고소한 향기의 일부는 시스틴(cystine)에 기인한다. 우리나라는 예부터 참깨의 자양 강장 효과와 노화 방지 효과를 높이 평가했으며, 중국에서는 '불로장생(不老長生)의 묘약'이라 하여 참깨를 먹으면 천수(天壽)를 누린다고 여겼다고 한다. 그러나 아무리 노화 예방에 좋다고 하여 무작정 많이 먹는다고 해서 모두 다 흡수되는 것이 아니다. 그보다는 매일 참깨 1큰술(10g)을 나물 무침이나 된장 양념에 섞어 먹거나 밥에 뿌려 먹는 것이 효과적이다.

참기름은 노화 예방 효과가 매우 크기 때문에 참깨뿐만 아니라 참기름도 튀김과 볶음 등에 적극적으로 이용하면 부작용도 없고 다른 영양소와의 상승 효과도 지속되어 암의 예방과 치유에 좋은 것이다.

궁합이 맞는 음식 & 약이 되는 조리법

임자수탕

● 재료 닭 1마리, 깨 1/2컵, 잣 2.5큰술, 당근 1/4개, 표고버섯 3장, 오이 1/2개, 달걀 1개, 소금 약간, 대파, 생강, 닭고기 양념(간장 1큰술, 파·마늘 다진 것 각 1작은술, 후춧가루, 깨소금 1큰술)

● 만드는 법
① 닭을 물에 담가 잡맛을 없앤 뒤 기름과 핏물을 제거하여 닭이 잠길 정도로 물을 붓고 생강과 파를 넣어 삶는다.
② 삶은 닭은 껍질을 벗겨 내고 살만 발라 납작하게 썰어 닭고기 양념에 무친다.
③ 닭을 삶아 낸 물은 식혀서 위에 뜬 기름을 걷어 낸다.
④ 믹서에 깨와 잣을 넣은 다음 준비해 둔 육수를 약간 넣고 갈아서 소금으로 간한 뒤 차갑게 해 둔다.
⑤ 당근과 오이를 가로 세로 1×4cm 크기로 썬 다음 오이는 소금에 절여 꼭 짜서 볶아 놓는다. 표고도 같은 길이로 썰어 간장과 설탕에 살짝 볶는다.
⑥ 달걀은 삶아서 가늘고 둥글게 썰어 준비해 준다.
⑦ 양념해 둔 닭고기와 당근, 오이, 표고버섯, 달걀을 그릇에 예쁘게 담은 다음 국물을 붓는다.

비만을 해결하는 우리 고유의 인스턴트 식품
청국장

• 간장 해독 • 노화 방지 • 피부 미용

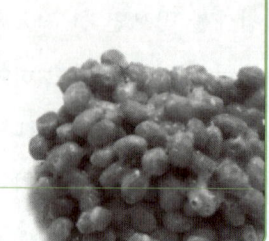

청국장은 일종의 인스턴트 식품이다. 보통 된장은 몇 달 걸려서 만들어 먹었는데, 청국장은 배양균을 첨가하면 단 며칠만에 만들어 먹을 수 있다. 청국장(淸國醬)이란 이름 외에 담북장·퉁퉁장 등으로도 불린다.

청국장은 단백질 17%, 지질 10%, 당질 10%, 식이성 섬유 2%, 무기질 2.6%, 칼슘 92mg%, 철분 3.3mg%, 비타민B_2 0.56mg% 등으로 구성되어 있다. 열량은 190kcal(100g당)이며, 필수 아미노산·비타민 B군·나이아신·판토텐산 등도 있다.

메주콩을 쑤어 다 식기 전에 그릇에 담고 아랫목에 놓아 담요를 씌워 2~3일간 따뜻하게 보온하면 납두균(納豆菌)이 번식하여 끈끈한 향기를 가진 물질로 변한다. 이 균은 40~43℃에서 가장 잘 자라며, 단백질 분해 효소, 당화 효소 등의 효소가 들어 있으므로 소화율이 매우 높다. 이 균은 공기 중에 많지만 볏집에 항상 묻어 있으므로 청국장 띄울 때 콩 사이사이에 볏집을 놓으면 잘 발효된다. 청국장이 다 뜨게 되면 끈끈이 실을 내는데 숟갈로 떠 보아 실이 길게 늘어나는 것일수록 잘 뜬 것이다. 아미노산인 글루타민산이 여러 개 합친 것과 과당의 종합물인 프락탄이 엉겨서 된 것이다. 따라서 청국장의 끈기가 잘 만들어지게 하려면 메주콩을 띄울 때 설탕을 조금 넣으면 된다.

　소화성이 떨어지는 콩의 소화력이 이 납두균의 작용으로 높아질 뿐 아니라 청국장을 다른 음식과 함께 먹음으로써 다른 음식의 소화도 도와 주어 열 효과를 올려 주기도 한다. 특히 비타민B_2의 함량이 많아 간의 해독 기능을 좋게 하므로 담배나 술에 시달린 간을 보호해 준다.

　이 균은 장내 부패균의 활동을 약화시키거나, 콜레라균·티프스균 등 병원균에 대한 항균 작용이 있는데, 억제 효력은 유산균보다 강력하다. 부패균이 만드는 발암 물질이나 발암 촉진 물질인 암모니아·인돌·아민 등 부패 물질의 생성을 감소하므로 간의 부담을 줄이고, 유해 물질의 흡착과 배설을 촉진하여, 뇌나 피부, 기타 체조직의 노화를 방지하고 질병의 원인을 예방한다.

　이 균으로 유기산이 생성되어 장을 자극해 소화 활동을 활발히 한

> **여기서 잠깐!**
>
> **힘들지 않고 효과적인 청국장 다이어트** 청국장 분말은 생청국장을 얼려 가루로 만든 것으로, 효능은 생청국장과 거의 같다. 물에 탔을 때 끈적끈적한 실 같은 진액이 많이 나타나는 것이 좋은 것이다. 미네랄이 풍부하고 레시틴 등의 생리 활성 물질이 풍부하여 다이어트에 더없이 좋다. 무엇보다 포만감이 커서 굳이 식사를 조절하지 않아도 자연스레 식사량이 줄어든다는 장점이 있다. 생청국장을 먹기 번거롭다면 시중에 나와 있는 환이나 분말 등의 제품을 이용하는 것도 한 방법. 먹기가 간편한 데다 특유의 냄새가 나지 않아 청국장 냄새를 싫어하는 사람도 쉽게 먹을 수 있다. 물이나 음료 200㎖에 청국장 한 숟가락 정도를 타 먹는 것이 가장 적당하며, 우유나 요구르트에 섞어 마시는 것도 좋다.

다. 변비 개선 효과도 있고, 면역 능력을 향상시킨다.

청국장의 특수성분인 낫도키나아제(nattokinase)에 의한 혈전 용해 효과가 매우 커서 심장병과 뇌졸중을 예방한다.

장내 발암 촉진 물질의 배설 촉진과 면역력을 향상시킴으로써 암을 예방한다.

궁합이 맞는 음식 & 약이 되는 조리법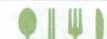

청국장 찌개

- 재료 두부 1/2모, 쇠고기 100g, 양파 1개, 청·홍고추 각 1개씩, 실파 1뿌리, 다진 마늘 1/2큰술, 소금 약간, 청국장 3큰술, 쌀뜨물(또는 물) 1/2컵
- 만드는 법
① 두부는 가로 세로 각 1.5cm 크기로 깍둑썰기하고, 쇠고기는 기름기 없는 살코기를 준비해 한입 크기로 썬다.
② 양파는 두부 크기로 썰고, 풋고추와 붉은 고추는 어슷하게 썬다. 실파는 짧게 잘라 둔다.
③ 뚝배기에 쌀뜨물을 붓고 청국장을 풀어 센 불에서 팔팔 끓이다가 국물이 끓어오르면 불을 줄인 다음 쇠고기와 양파를 넣어 뭉근하게 끓인다.
④ 고기와 양파가 익고 국물이 걸쭉해지면 두부와 고추, 실파, 다진 마늘을 넣고 소금으로 간을 맞추어 두부가 떠오를 때까지 조금 더 끓인다.

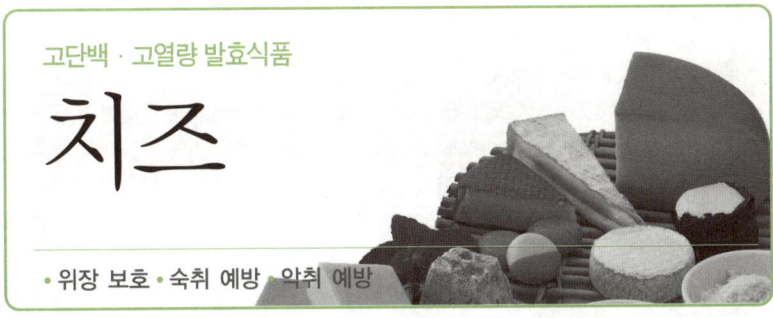

고단백 · 고열량 발효식품
치즈

• 위장 보호 • 숙취 예방 • 악취 예방

   치즈는 동물의 젖을 짜서 소화 흡수가 잘되는 모양으로 농축한 발효 저장 식품이다.

   옛날 아랍 상인이 위(胃)로 만든 물통에 물 대신 양젖을 담아 낙타 등에 싣고 길을 떠났다고 한다. 온종일 가다가 피로하고 갈증이 심해 양젖을 먹으려고 물통을 기울이니 새콤하고 맑은 물과 하얀 덩어리가 섞여 나왔다. 먹을 수가 없어 야자수 밑에 쏟아 버렸다. 몇 달 후에 우연히 같은 길을 지나다가 이상한 냄새가 나 모래를 헤집고 보니 자기가 버리고 간 것이 발효가 되어 치즈가 만들어졌다고 한다.

   치즈는 젖에 유산균과(공기 중에 얼마든지 있음) 송아지의 제4위에서 추출한 응유 효소인 렌넷을 섞어 응고시키고 발효해서 만든다. 굳어진 덩어리를 서늘한 곳에서 오래 두면 단단한 내추럴 치즈가 만들어진다. 유산균이 산 채로 남아 있어 생치즈라고 한다.

   워낙 종류가 많아 맛과 향이 다른 종류가 2천 종이나 되는데, 이름 붙여진 것만도 6백 가지나 된다고 한다. 맷방석보다 더 큰 치즈가 있는가 하면 치즈살 속에 대리석 같은 무늬가 새겨진 푸른곰팡이가 들어 있는 로크포르 치즈, 겉이 하얀 곰팡이로 뒤덮여 있는 까멘바르

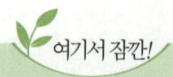 **여기서 잠깐!**

집에서 간단하게 치즈 만들기
우유 800㎖와 생크림 400㎖, 레몬 1개, 식초 2큰술을 준비하여 냄비에 우유와 생크림을 넣고 잘 저어 약한 불에서 끓인다. 레몬을 반으로 잘라 즙을 내어 넣은 다음 우유가 끓기 시작하면 식초를 넣는다. 우유가 몽글몽글하게 뭉쳐지기 시작하면 불에서 내려 식혀서 깨끗한 체에 면보를 깔고 식은 우유를 붓는다. 수분이 거의 빠졌을 때 면보를 덮어 냉장고에서 굳히면 완성.
※ 주의 : 식초를 넣은 뒤에는 절대로 젓지 말고, 우유와 생크림은 2:1 비율이 가장 이상적이다. 단, 너무 오래 가열하면 물처럼 풀어지므로 몽글몽글한 상태에서 불을 꺼야 한다.

치즈도 있다. 둥근 치즈를 빨간 파라핀으로 감싼 고다 치즈도 있다.

치즈는 단백질과 지방이 각각 20~30% 가량 들어 있는 고열량 식품이다. **술안주로 치즈를 먹으면 위를 보호해서 숙취와 악취를 예방**하는 효과도 크다.

처음 치즈를 먹으면 고리타분한 냄새와 맛이 나는데, 오래 씹으면 고소한 맛이 난다. 그래서 식도락가로 알려진 프랑스인들은 식사 코스가 끝나면 치즈를 손님들에게 권한다.

궁합이 맞는 음식 & 약이 되는 조리법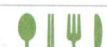

치즈 샌드위치

- **재료** 식빵 4장, 슬라이스 치즈 2장, 양상추 2장, 다진 피클 4큰술, 토마토 1개, 마요네즈
- **만드는 법**
① 식빵에 마요네즈를 바른 뒤 빵 사이에 치즈를 넣고 전자레인지에 15초간 데운다.
② 양상추는 깨끗이 씻어 한 입 크기로 자르고 토마토는 0.5cm 두께로 썬다.
③ 데워진 식빵 가장자리를 잘라 낸 다음 대각선으로 자른다.
④ 식빵 사이에 양상추와 다진 피클, 토마토를 넣으면 완성.

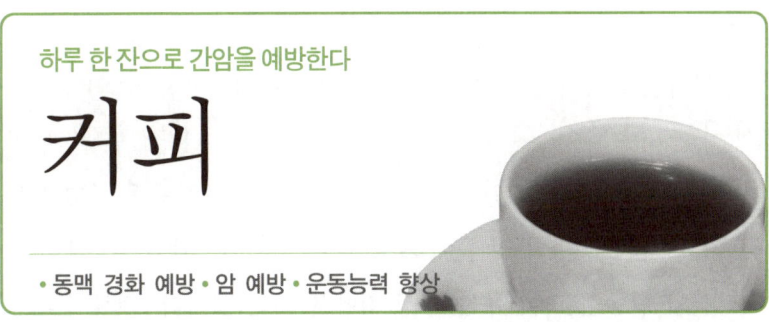

커피

하루 한 잔으로 간암을 예방한다

• 동맥 경화 예방 • 암 예방 • 운동능력 향상

18세기 프랑스 외교관 테레랑은 커피를 '악마처럼 검고 지옥처럼 뜨겁고 천사처럼 순수하며 사랑처럼 달콤하다'고 표현했다. 세계의 3대 음료수로 동양의 차, 서양의 커피, 남미의 마테가 꼽힐 만큼 커피는 전세계 어디에서나 애용된다. 우리나라에서는 1875년 고종 황제가 처음 마시기 시작한 이후, 국민들이 가장 많이 마시는 기호 음료로 자리잡았다.

커피는 향기만으로도 신체의 여러 부분에 자극을 준다. 방향제로도 쓰일 만큼 구수한 향기도 일품이거니와, 시험을 앞두고 졸음이 밀려올 때나 운전 중 정신이 산만해질 때 한 잔의 커피가 주는 효과는 매우 크다. 하지만 일상생활에서 각광받는 만큼 부작용도 만만치 않아 골다공증과 수면 장애의 원인으로 지목받는 것도 사실이다. 학자들은 커피에 함유되어 있는 카페인이 중추 신경계를 자극해 각성제 역할을 하며, 이뇨 작용을 유발하여 늘 수분이 1~2% 부족한 '만성 탈수'와 '칼슘 부족에 따른 골다공증을 초래할 수도 있다'고 경고해 왔다.

그런데 최근 하루 한 잔 정도 뜨거운 커피가 주는 효능이 속속들이 밝혀지고 있다.

커피에는 노화의 주범인 녹색 활성 산소를 제거하여 **노화를 방지하는 항산화 물질인 폴리페놀류가 다량 함유**돼 있다. 또한 주성분인 카페인은 체지방을 연소하는 데 도움을 주고 운동 능력을 향상시킨다. 우리 몸에 피로를 느끼게 하는 뇌의 수용체인 아데노신의 활동을 막아 주는 각성 작용을 하는 것이다. 덧붙여 지적 능력을 높이고, 운동 능력을 향상시키며, 암 발생을 억제하고 동맥 경화를 방지하는 힘도 있다고 한다.

일본 도호쿠 대 연구팀이 최근 40세 이상 6만1천 명을 대상으로 커피를 마시는 횟수와 간암 발생률의 상관 관계를 조사한 결과, 커피를 전혀 마시지 않는 사람의 간암 발생률을 1로 했을 때 하루 평균 0에서 1잔을 마시는 사람의 간암 발생률은 0.71로 나타났다. 매일 한 잔 이상 커피를 마신 경우 간암 발생률은 더욱 적어 0.58로 나타났다.

여기서 잠깐!

커피의 유래 7세기경, 에디오피아에 칼디라는 양치기 소년이 있었다. 어느 날 칼디는 염소들이 흥분하여 이리저리 뛰어다니더니 밤에 잠을 자지 못하는 것을 발견하였다. 염소들이 갑작스레 흥분하는 모습을 본 칼디는 염소들이 목장 주변에 있는 어떤 나무의 빨간 열매를 따먹었을 때 이러한 현상이 일어난다는 것을 알게 되었다. 그 열매를 먹어 본 칼디는 신기하게도 기분이 좋아지는 것을 느낄 수 있었다. 칼디는 이러한 사실을 가까운 이슬람 사원 승려에게 알렸고, 승려는 여러 가지 실험을 거쳐 그 빨간 열매에 잠을 쫓는 효과가 있음을 발견하였다. 그 뒤로 커피는 곧 여러 사원으로 퍼져나갔다.

그 뒤로 사람들은 이 열매로 만든 음료를 가리켜 영혼을 맑게 하며 신비로운 영감을 주는 성스러운 것이라고 했다. 바로 커피였다. 커피의 어원인 kaffa는 이슬람어로 '힘'이라는 뜻이다.

연구팀은 이에 대해 '커피에 들어 있는 클로로겐산(chlorogenic acid)이란 물질이 간암 위험을 감소시키는 효과가 있다'고 설명했다.

이 연구는 어른을 대상으로 한 것이므로 청소년에게도 그대로 적용할 수는 없다. 의사들은 일반적으로 하루의 카페인 섭취량이 어린이는 100mg, 청소년은 200mg 이상이면 식욕 부진·불안·메스꺼움 증세가 나타날 수 있다고 말한다. 보통 커피 한 잔에 24에서 100mg의 카페인이 들어 있으므로 어느 정도의 양을 마셔야 할지 판단할 수 있을 것이다.

주목받는 커피의 효능

학습 능률 향상 '내전 크레페린 검사'라는 한 자리 숫자를 계산해 나가는 테스트를 해 보면 커피를 마심으로써 계산 능력이 향상된다고 한다.

다이어트 효과 카페인은 신체의 에너지 소비량을 약 10% 올린다. 즉, 같은 것을 먹어도 카페인을 섭취한 사람의 쪽이 칼로리 소비가 10% 높아져 비만을 방지한다.

지구력 향상 운동을 하면 글리코겐에서 에너지가 공급되고, 글리코겐이 없어지면 피하 지방이 에너지로 변한다. 그러나 카페인은 글리코겐보다 먼저 피하 지방을 에너지로 변환하는 작용을 한다. 마라톤 선수가 레이스 중에 마시는 드링크에 카페인 음료가 많은 것은 이 때문이다.

숙취 방지와 해소 음주 후 숙취는 알코올이 체내에서 분해되어 아세트알데하이드라는 물질로 변하기 때문에 일어난다. 카페인은 간 기능을 활발하게 해 아세트알데하이드 분해를 빠르게 하고, 신장의 움직임을 활발하게 하여 배설을 촉진한다. 가능하면 술을 마신 후에 한잔의 물과 커피를 마시면 좋을 것이다.

입 냄새 예방 커피에 함유되어 있는 푸란(Furan)류에는 입 냄새를 억제하는 효과가 있다. 특히 마늘의 냄새를 없애는 효과가 높다. 단, 커피에 우유나 크림을 넣으면 푸란류가 먼저 이쪽에 결합을 하므로 효과가 없다.

암과 동맥 경화 억제 커피의 클로로겐산이 발암 물질을 억제한다. 또한 커피는 동맥 경화를 예방하는 HDL(좋은 콜레스테롤)을 증가시키는 효과도 있다.

요즘 웰빙 커피가 관심을 끌고 있다. 특히 GCoX공법으로 천연 폴리페놀 함량이 일반 커피믹스의 2배인 '테이스터스초이스 웰빙 커피'는 칼로리는 낮추고 항산화 물질인 폴리페놀의 함량은 높인 것이다. 이것은 천연 폴리페놀을 양질의 상태로 보존하면서도 맛과 향을 그대로 살린 특징이 있다.

궁합이 맞는 음식 & 약이 되는 조리법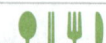

비엔나 커피

- **재료** 뜨거운 원두 커피 4컵, 생크림 1/2컵, 설탕 1큰술, 계핏가루 약간
- **만드는 법**
① 생크림에 설탕을 넣고 거품을 낸다.
② 뜨거운 커피를 잔에 붓고 생크림을 듬뿍 올린 뒤 계핏가루를 뿌린다.

밭에서 나는 쇠고기

콩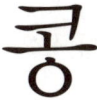

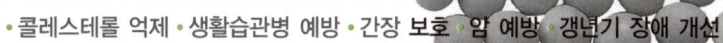

• 콜레스테롤 억제 • 생활습관병 예방 • 간장 보호 • 암 예방 • 갱년기 장애 개선

콩은 중국에서 기원전 2세기의 무덤에서 발굴되었을 정도로 재배 역사가 오랜 곡식이다. 우리나라에서도 아주 오래 전부터 간장·된장·두부 등 여러 가지 전통 식품으로 실생활과 밀접한 관련을 맺어 왔다.

콩은 '밭에서 나는 쇠고기'라고 불릴 정도로 단백질과 지질이 풍부하다. 콩에 들어 있는 단백질의 양은 농작물 중에서 최고이며, 구성 아미노산의 종류도 육류에 비해 결코 뒤지지 않는다. 특히 정자의 생성을 촉진하는 라이신과 알기닌, 글루타민산 등이 풍부하다.

콩의 지질은 대부분이 불포화 지방산으로, 약 50%가 리놀산이고, 레놀산이 6%나 들어 있다. 이 불포화 지방산은 동물성 지방의 과잉 섭취로 인한 콜레스테롤을 씻어 내는 작용을 한다.

《본초강목》에는 '콩을 오랫동안 복용하면 안색이 좋아지고, 흰머리가 검은색으로 변하며, 늙지 않고, 피를 돌게 하며, 모든 독을 풀어 준다'고 기록 되어 있다. '피를 돌게 하고, 모든 독을 풀어 준다'는 것은 콩에 콜레스테롤이 없고 불포화 지방산이 많음을 뜻한다.

콩이 심장병·동맥 경화·고혈압 등의 생활습관병을 일으키지 않는 식품임이 증명되면서 콩의 최대 생산국인 미국에서는 콩단백질로 만든 인조육과 두유, 콩가루 등의 제조와 소비가 점점 늘어나고 있는 추세이다.

콩의 레시틴은 뇌와 간장에 많이 함유되어 있는 성분으로, 간장 보호와 치매 예방에도 중요한 작용을 한다.

콩의 식이섬유는 배변 효과를 증진시키고, 항암 효과와 간에서 콜레스테롤 합성을 방해하는 효과도 있다.

콩에는 배당체인 사포닌이 소량 들어 있는데, 이는 노화를 촉진하는 과산화 지질의 생성을 억제하며, 지방 대사를 촉진하여 비만을 예방하는 데 효과적이다. 콩의 이소플라본 성분에는 성 호르몬을 활성화하는 작용이 있어서 갱년기 여성에게 큰 도움이 된다.

하지만 콩을 날것으로 먹으면 거의 소화가 되지 않으며, 익혀 먹어

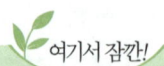
여기서 잠깐!

초콩의 효과 건강에 좋다고 알려진 콩과 식초가 만나 상승 작용을 하는 초콩. 완전 식품이라 불릴 만큼 풍부한 콩의 영양에 레시틴과 사포닌, 이소플라본 등의 생리 활성 물질까지 한번에 섭취할 수 있다. 특히 콩에 들어 있는 리놀렌산은 혈관 속의 콜레스테롤을 제거하여 혈액 순환과 물질대사를 좋게 해 주기 때문에 지방을 분해하는 효과가 크다.

검은콩을 깨끗이 씻어 물기를 완전히 제거한 뒤 투명 밀폐 용기에 7부 정도 차도록 담아 식초를 가득 채워 어둡고 찬 곳에 보관하면 된다. 3~4일 정도 지나면 콩이 식초를 흡수하여 부풀어오르는데, 이때 식초를 조금 더 부으면 된다. 이 과정을 두 번 정도 반복한 뒤 냉장고에 넣어 두고 먹는다. 식후에 7~8알씩 하루 20알 정도가 가장 적당하며, 물을 마시면 콩 단백질이 더 잘 흡수되고 포만감이 커지므로 초콩을 먹은 뒤에는 반드시 물을 한 컵 이상 마시는 것이 좋다.

도 소화율이 65% 정도이다. 하지만 가공한 된장은 80%, 두부는 95%나 소화가 된다.

콩에는 비타민B군이 특히 많고 A와 D도 들어 있으나 비타민C만은 거의 없다. 콩에 물을 주어 기른 콩나물에 비타민C가 풍부한 것을 보면 음식에 관한 우리 선조의 지혜는 참으로 대단하다 할 수 있겠다.

궁합이 맞는 음식 & 약이 되는 조리법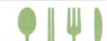

녹차 콩국수

● **재료** 흰콩 1컵, 물 5컵, 녹차 가루 1큰술, 소금 1큰술, 오이 1/2, 방울토마토 2개, 국수 150g, 얼음 3~4개

● **만드는 법**

① 흰콩을 준비하여 불순물을 제거한 뒤 하루 정도 물에 불려 손으로 비벼 껍질을 벗긴다.
② 냄비에 콩을 넣은 다음 콩이 잠길 정도로 물을 붓고 5분 정도 삶아 건져낸다.
③ 믹서에 콩과 물 5컵, 녹차 가루, 소금을 넣고 곱게 갈아 냉장 보관한다.
④ 오이는 5cm 길이로 잘라 돌려깎기하여 채 썰고, 방울토마토는 꼭지를 떼고 4등분한다.
⑤ 냄비에 국수를 넣고 삶다가 물이 끓어오르면 찬물을 한 컵 정도 붓는다. 면이 끓여 투명해지면 건져내 찬물에 헹군다.
⑥ 그릇에 국수를 담고 준비해 둔 시원한 콩국을 부은 다음 오이와 방울토마토를 얹어 낸다.

숙취 해소, 감기에 특효

콩나물

• 감기 예방 • 기력 회복 • 심장 질환 예방 • 갱년기 장애 개선

요즘 새싹 채소가 인기를 끌고 있다. 알파파 순·무 순·양배추 순 등 종류도 매우 다양하여 새싹 채소 전문점까지 생겨났다. 이는 서양에서 온 식습관인데, 사실 새싹 채소의 원조는 우리의 콩나물이라 할 수 있다. 보기에는 색도 연하고 크기도 작아서 볼품 없지만 **일반 채소보다 비타민과 무기질이 3~4배 이상 많아 영양 덩어리**라고 할 수 있다. 눈이 펄펄 내리는 한겨울에도 방 안에서 콩나물을 길러 먹었던 우리 선조들의 지혜는 감탄할 만하다.

콩나물은 콩을 원료로 하면서도 그냥 콩에서는 전혀 찾아볼 수 없는 비타민C와 비타민A의 전구체가 풍부하게 들어 있다. 싹이 트면서 콩에는 들어 있지 않는 비타민C가 생겨나는데, 콩나물 무침 한 접시 분량에 무려 성인 하루 필요량의 반 정도나 들어 있다. 더구나 콩나물의 비타민C는 익혀도 50% 이상이 남아 있기 때문에 조리된 음식으로도 충분히 섭취가 가능하다. 그래서 콩나물을 즐겨 먹는 사람은 감기에 잘 걸리지 않는다. 또한 비타민A는 세균 감염에 대한 면역력을 강화시키며, 사포닌·비타민B군·아미노산 등의 영양소가 들어 있어 기력을 회복하는 데 도움을 준다.

콩나물에는 비타민 외에도 단백질과 무기질, 비타민B가 많다. 콩나물을 먹지 않으려는 아이들에게 콩나물을 먹이면 키가 큰다고 하는 말은 일리가 있다. 키가 잘 자라기 위해서는 칼슘과 단백질이 꼭 필요한데, 콩나물에는 콩 단백질이 많이 함유되어 있다.

콩은 양질의 단백질과 지질 및 우수한 영양 성분 외에도 다양한 생리 활성을 가진 기능성 물질들을 함유하고 있으며, 콩에 함유된 이소플라본은 여성들의 갱년기 장애를 줄이고 호르몬과 관련된 유방암·골다공증·관상 동맥 심장 질환의 예방 및 치료에 효과적인 것으로 밝혀지고 있다. 또한 콩나물에 함유된 아미노산인 아스파라긴은 알코올 섭취 시 생성되는 독성 물질인 아세트알데히드를 분해함으로써 과음으로 지친 몸에 해독 작용을 한다. 또 기능성 성분은 콩보다 콩나물에 많이 함유되어 있고, 콩나물의 머리 부위와 몸통뿐만 아니라 뿌리에도 기능 성분이 풍부하므로 잔뿌리를 제거하지 말고 골고루 섭취하는 것이 좋다.

예로부터 콩나물국은 저혈압이나 감기에 아주 좋은 효과가 있다고 알려져 왔다. 사람이 기진했을 때 콩나물의 뿌리와 파의 흰 밑동을 넣어 끓인 '백비탕'을 먹으면 정신을 차린다고 한다.

최근 러시아 장수촌에서 늘 먹는 몇 가지 일상 식품 가운데 콩나물이 있다는 사실이 알려지면서 전세계적으로 콩나물에 대한 관심이

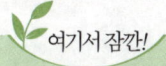

청심환의 재료로 쓰이는 콩나물 콩나물은 조선시대부터 지금까지 청심환의 중요한 원료로, 조선시대에는 중국에까지 수출하는 매우 귀한 약재였다고 한다. 온몸이 무겁고 저린 몸살 기운을 물리치고 원기 회복에 도움을 준다.

높아졌다.

중국 명 나라 때 이시진이 엮은 약학서 《본초강목》에는 콩나물에 대해 '益氣止痛 除胃中積熱 口瘡(익기지통 제위중적열 구창 : 면역력을 높여 주고 위열과 구내염을 치료한다)고 기록해 놓았다. 실제로 온몸이 무겁고 저린 몸살 기운이 있을 때 따끈따끈한 콩나물국을 먹으면 원기 회복에 도움이 된다. 그래서 심하지 않으면서도 지지부진 낫지 않는 여름 감기에 콩나물을 먹으면 효과적인 예방과 치료를 병행할 수 있다.

궁합이 맞는 음식 & 약이 되는 조리법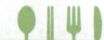

콩나물밥

- **재료** 쌀 3컵, 콩나물 300g, 파 1/2뿌리, 쇠고기 100g, 마늘 2쪽, 소금, 진간장, 참기름 약간, 양념장(실파 1뿌리, 마늘 2쪽, 진간장 2큰술, 고춧가루 약간, 깨소금 1큰술, 참기름 1큰술)
- **만드는 법**
① 쌀은 미리 씻어 물에 불려 준비해 놓고, 콩나물은 깨끗이 다듬어서 소금을 약간 넣고 삶는다.
② 다진 쇠고기에 파, 마늘, 진간장, 참기름을 넣고 양념해서 볶는다.
③ 콩나물 삶은 물은 버리지 말고 밥물로 이용한다. 밥이 끓어오르면 콩나물과 쇠고기를 얹어 뜸을 들인다.
④ 송송 썬 실파와 다진 마늘을 진간장에 섞고 고춧가루와 참기름, 깨소금으로 양념장을 만든다.
⑤ 밥을 그릇에 담고 양념장을 곁들이면 완성.

하루 한 개로 생활습관병을 예방하고 암을 예방한다

키위

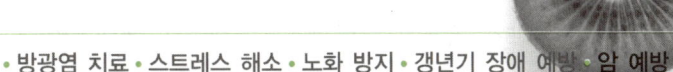

• 방광염 치료 • 스트레스 해소 • 노화 방지 • 갱년기 장애 예방 • 암 예방

중국 양자강 연안과 대만에서 자생하는 것을 개량한 것으로, 영어로는 '차이니즈 구즈베리(chinese gooseberry)'라고 한다. 20세기 초에 뉴질랜드로 전해졌는데, 이 나라에 사는 희귀새인 키위와 색 털로 덮여 있는 모양이 비슷하다고 하여 이러한 이름이 붙여졌다.

중국에서는 옛날부터 키위를 달여 식욕 부진이나 장내의 열을 식히고 출혈을 막는 데 복용해 왔다. 뿐만 아니라 **간장이나 신장과 관련된 질병에도 효과**가 있어서 방광염이나 요로 결석의 치료약으로도 이용했다.

키위 1개의 무게는 약 100g으로, 과육은 비취와 같은 청록색이고 딸기와 멜론의 맛을 합친 것 같은 독특한 맛이 난다. 다 익기 전에 먹으면 단단하고 제맛이 나지 않으므로 후숙시켜 먹어야 좋다. 잘 익은 과일은 젤리 모양이고, 물기가 많으며 흑갈색의 작은 씨앗이 들어 있다.

사계절 내내 어디서나 구하기 쉬운 키위는 무엇보다도 비타민C가 풍부하다. 비타민C는 혈관을 부드럽게 하며 탄력을 유지해 혈류를 원활히 하는 작용이 있다. 혈류가 좋아지면 남성 호르몬과 여성 호르몬 생성이 쉬워져 저항력과 면역력을 높여 스트레스를 이겨 낼 수 있는 건강한 몸을 만들어 주고 활성 산소를 제거해 준다. 그래서 암이나 백내장, 노화를 예방하는 효과가 뛰어나다. 피부가 거칠거나 정신적 피로가 심한 사람, 담배를 많이 피는 사람은 키위를 자주 섭취하는 것이 좋다.

또 키위에는 항산화 물질인 비타민E와 비타민B, 셀렌·아연·칼슘·칼륨·마그네슘·철분 등의 미네랄 성분이 풍부하여 남성의 정력을 증강시키고, 여성의 월경 관련 장애나 갱년기 장애를 어느 정도 예방한다. 나트륨이 적으므로 소금 섭취를 줄여야 하는 사람에게 썩 좋은 과일이다.

키위의 과육에 풍부한 수용성 식물성 섬유인 펙틴은 혈중 콜레스테롤을 줄이고, 동맥 경화나 고혈압 등에 효과가 있으며, 장의 기능을 활발하게 하여 변비도 해결해 준다. 매일 1개씩 키위를 아침 식사 전에 먹으면 변비 치료에 상당한 효과가 기대된다. 껍질에 많이 들어 있는 불용성 식물섬유인 폴리페놀은 암 발생을 억제하는 강력한 항암 작용이 있다. 따라서 껍질째 갈아 주스를 만들어 먹는 것이 효과적이다.

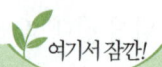

키위의 연육 작용 키위에는 단백질 분해제인 '액티나딘' 성분이 들어 있어서 연육 작용은 물론 소화 작용에도 뛰어난 효과가 있다. 그래서 불고기나 갈비를 재거나 질긴 고기를 양념할 때 저민 키위나 키위 즙을 넣으면 고기가 훨씬 부드러워진다. 또한 액티나딘에는 육류의 소화를 돕는 성분이 들어 있으므로 육류를 먹은 뒤에 후식으로 키위를 먹거나 키위 주스, 샐러드를 만들어 먹는 것도 좋은 방법이다. 고기를 먹고 체했을 때 키위를 많이 먹으면 키위가 고기를 녹여 주어 체한 것을 풀어 준다는 말도 있다.

단백질을 분해하는 효소인 액티나딘은 소화 흡수를 돕고, 위가 더 부룩한 증상을 해소해 준다.

고기의 단백질을 빨리 분해하므로 육류 요리와 함께 섭취하면 좋다. 질긴 고기 위에 얇게 저민 키위를 약 20분간 올려놓으면 연하고 맛있는 고기 요리를 먹을 수 있다.

궁합이 맞는 음식 & 약이 되는 조리법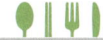

키위 주스

- **재료** 키위 4개, 요구르트 1병, 시럽, 생수
- **만드는 법**
① 물과 설탕을 1:1 비율로 넣어 젓지 않은 상태로 끓여 시럽을 만들어 식혀 둔다.
② 키위는 껍질을 벗겨 믹서기에 들어가기 적당한 크기로 자른다.
③ 믹서기에 키위와 요구르트, 생수를 넣고 간다. 이때 생수의 양을 잘 조절해야 진한 맛을 살릴 수 있다.
④ ①에서 준비해 둔 시럽을 넣고 다시 한번 갈면 키위 주스 완성.
※ 단, 키위는 너무 곱게 갈면 씨까지 갈아져 쓴맛이 나므로 주의할 것.

변비 치료와 예방에 좋은 흙 속의 알
토란

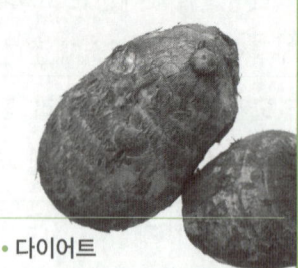

• 해독 • 간 기능 강화 • 궤양 방지 • 변비 개선 • 다이어트

'흙 속의 알'이라 하여 토란(土卵)이라 하고, 연잎처럼 잎이 퍼졌다 하여 토련(土蓮)이라고도 불리는 토란은 추석을 전후하여 나오는 뿌리 채소이다.

토란의 주성분은, 수분이 63~85%를 차지하고 있으며, 그 다음으로 많은 것은 전분으로 개당 13~19g 정도 들어 있다. 토란의 점액질에는 간 기능을 높이는 작용이 있다. 토란 특유의 점액질은 무틴으로, **해독 작용과 간 기능을 높이고, 궤양을 방지**한다. 또한 칼륨이 풍부하여 피로 회복과 고혈압에 효과적이며, 저칼로리 식품으로서 탄수화물 대사에 필요한 비타민B_1과 지방 대사에 필요한 비타민B_2가 풍부하고, 섬유질이 많이 함유되어 있어서 변비가 있거나 비만인 사람에게 좋다.

토란의 녹말은 입자가 작기 때문에 가루로 만들어 섭취하면, 소화가 잘되고 변비의 치료와 예방 효과를 볼 수 있다. 조리할 때는 토란이 미끈거리기 때문에 쌀뜨물이나 소금물에 삶아서 쓴다.

토란은 주로 토란탕·산적·찜·조림·구이·장아찌·엿 등으로 먹으며, 다시마와 궁합이 잘 맞는 식품이다.

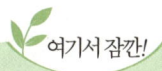 **여기서 잠깐!**

추석에 토란탕을 먹는 이유 추석에는 햇토란을 수확하여 햇음식을 먹는 관습에 따라 토란탕을 해 먹는데, 여기에도 우리 조상들의 지혜가 담겨 있다. 특히 토란은 알칼리성이라서 기름진 음식이 대부분인 추석 음식으로 안성맞춤이다. 소화가 잘되게 해 줄 뿐만 아니라 변비와 식중독을 예방하는 효과가 있기 때문이다.

추석에는 토란 외에도 송편과 과일을 많이 먹는다. 송편은 오므려서 빚으면 반달 모양이 되고 오므리지 않으면 보름달 모양을 띤다. 즉 달을 상징하는 송편은 하늘의 열매, 땅에서 나는 과일은 땅의 열매, 그리고 땅 밑에서 나는 토란은 땅 밑의 열매이다. 이처럼 추석에는 하늘과 땅 위, 땅 밑의 열매를 모두 먹는다는 의미에서 송편과 과일, 토란국을 함께 먹는다.

토란을 구입할 때는 껍질을 벗겨 파는 것은 표백 처리된 것이므로 가능하면 피하고, 껍질에 진흙이 묻어 있는 것을 고른다. 사용할 때는 겉에 묻은 진흙을 흐르는 물에 솔로 문질러 씻고, 삶은 것은 물에 담가 하나하나 잘 씻어 이용한다.

궁합이 맞는 음식 & 약이 되는 조리법

토란대 들깨 무침

- **재료** 삶은 토란대 200g, 청·홍고추 각 1개, 국간장 1큰술, 들기름·물·들깨 가루 각 2큰술
- **만드는 법**
① 삶은 토란대를 끓는 소금물에 데쳐 찬물에 헹군 다음 물기를 꼭 짜서 적당한 길이로 썬다.
② 고추는 씨를 빼서 어슷썰기하여 준비해 둔다.
③ 국간장과 들기름으로 토란대를 양념한다.
④ 팬에 들기름을 두르고 양념한 토란대를 넣고 볶다가 물을 넣고 다시 볶는다.
⑤ 물기가 없어지면 들깨 가루를 넣고 뒤적이다 썰어 놓은 고추를 얹는다.

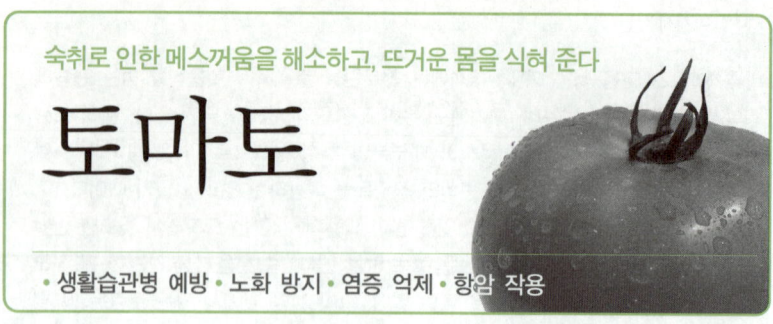

숙취로 인한 메스꺼움을 해소하고, 뜨거운 몸을 식혀 준다
토마토

• 생활습관병 예방 • 노화 방지 • 염증 억제 • 항암 작용

    토마토를 영국에서는 '사랑의 사과', 이탈리아에서는 '황금의 사과'라고 한다. 원산지는 남미의 잉카 제국으로, 생김새 면에서나 영양 면에서나 토마토만큼 전 세계에서 사랑을 받고 있는 식품도 드물 것이다.

    토마토는 육식에서 빼놓을 수 없는 채소로, 식생활이 서구화되어 육류와 치즈를 많이 섭취하게 되면서 자연스럽게 토마토의 소비량도 늘어나고 있다. 붉은색의 토마토에는 카로티노이드계 색소인 항산화 물질 베타카로틴과 셀레늄도 많지만 이보다 항산화 작용이 2배나 더 강력한 리코펜(lycopene)이 풍부하다. 이 리코펜은 베타카로틴처럼 체내의 노폐 물질인 **활성 산소를 억제하여 노화를 방지하고 항암 효과가 뛰어나다**. 게다가 토마토는 면역 기능을 높이는 비타민C도 풍부하여 생활습관병을 예방하는 효과가 크다.

    다른 채소와 비슷하게 수분이 90% 이상으로, 비타민A 전구체·C·B_1·B_2를 고루 갖추고 있어 '비타민의 왕'이라고도 불리며, 식이섬유와 칼륨 함량이 많은 알칼리성 식품이다. 또 식이섬유인 펙틴을 많이 함유하고 있어 변비를 개선하고 콜레스테롤을 저하시킨다. 구연산·사과산·주석산·호박산을 함유하고 있어 산미가 있고, 특유의 향기가 피로 회복과 체력을 증진시키며, 루틴(lutein : 비타민P. 삼투압을 조절하고 모세 혈관을 강하게 하는 작용을 한다)이 들어 있어 고혈압과 동맥 경화, 변비 등에도 좋은 보건 채소이다. 독일이나 중국에서는 만성적인 고혈압증으로 고민하는 사람의 보조 요법으로 토마토가 적극적으로 이용되고 있다. 그래서 안저 출혈이나 코피, 잇몸에서 출혈이 나는 것의 치료에 이용되기도 한다. 염증을 억제하고 부종을 거라앉히는 효과가 크다는 것이다.

완숙 토마토일수록 영양 효과가 좋으므로 잘 익은 것을 껍질째 하루 1~2개 정도만 먹으면 다량의 리코핀을 섭취할 수 있다. 먹을 때는 끓는 물에 살짝 넣었다가 건져서 껍질을 벗겨 먹으면 좋다. 익힌 토마토는 생 토마토에 비해 칼슘, 칼륨, 비타민A가 5배, 비타민B_1은 4배, 비타민B_2는 6배, 비타민C는 2.5배 정도가 많다고 한다. 하지만 토마토 주스는 생 토마토에 비해 비타민C와 칼슘이 적다.

방울토마토는 비록 한 개당 무게가 20g 이하에 불과하나 항산화

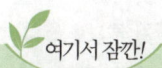
여기서 잠깐!

토마토 껍질 쉽게 벗기는 방법
① 토마토를 냉동실에 하루 정도 얼렸다가 꺼내어 찬물을 끼얹는다. 이때 십자로 칼집을 내면 더 쉽게 벗겨진다. 토마토를 얼리는 과정에서 과육에 포함된 수분이 함께 어는데, 이때 과육이 껍질을 밖으로 밀어내면서 토마토가 팽창한다. 이 상태에서 물을 끼얹으면 속살이 약간 녹으면서 수축됨과 동시에 껍질과의 사이에 공간이 생겨 껍질을 쉽게 벗길 수 있다.
② 토마토 윗부분에 십자 모양을 내어 끓는 물에 살짝 담그거나 젓가락에 끼워 불에 살짝 그을리면 모양도 상하지 않고 예쁘게 잘 벗겨진다. 특히 토마토는 익히면 영양이 더 많아진다는 사실을 알아둘 것.

작용으로 암과 노화를 방지하는 베타카로틴(비타민A 효과)·C가 일반 토마토보다 훨씬 많이 함유되어 있고, 칼륨·칼슘 함량도 일반 토마토보다 높다.

토마토를 우유나 요구르트 등의 유제품과 함께 먹으면 토마토만 먹을 때보다 리코펜의 흡수율이 3배나 더 높아진다. 토마토 주스와 수박 주스를 1:1의 비율로 섞어 마시면 열이 나서 갈증을 심하게 느낄 때 효과가 크다.

궁합이 맞는 음식 & 약이 되는 조리법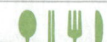

토마토 스파게티

- **재료** 토마토 5개, 스파게티 면, 베이컨 60g, 버터 30g, 양파 1/2개, 생크림·우유 각 1컵, 파마산 치즈 가루 4큰술, 소금
- **만드는 법**
① 토마토와 양파, 베이컨을 잘게 썰어 놓는다.
② 팬을 달구어 버터를 넣어 녹인 다음 양파를 넣어 볶다가 베이컨을 넣고 한 번 더 볶는다.
③ 베이컨이 노릇노릇해지면 뜨거운 물 1큰술을 넣는다.
④ 볶은 베이컨에 잘게 썬 토마토와 생크림, 우유를 넣고 소금과 후추로 간하여 생크림이 반으로 줄어들 때까지 졸인다.
⑤ 끓는물에 소금과 스파게티 면을 넣고 10분 정도 삶아 체에 받쳐 물기를 뺀다.
⑥ 준비해 놓은 스파게티 면에 ④와 파마산 치즈 가루를 넣고 함께 버무리면 완성.

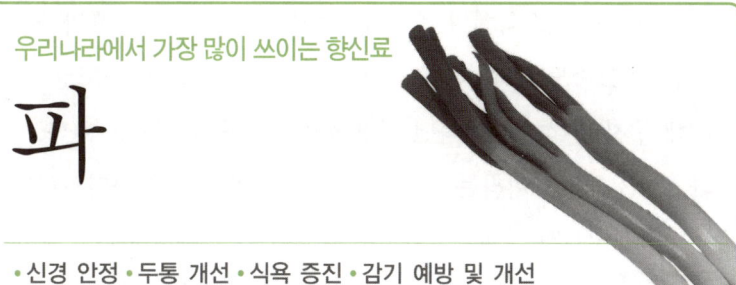

파

우리나라에서 가장 많이 쓰이는 향신료

• 신경 안정 • 두통 개선 • 식욕 증진 • 감기 예방 및 개선

파는 동양에만 있는 채소로, 중국에서는 3,000년 전부터 재배되어 왔으며, 우리나라는 중국을 거쳐 고려 이전에 들어온 것으로 추측된다. 추위와 더위에 강하여 시베리아에서 열대 지방까지 분포되어 있다. 겨울을 지나도 죽지 않는 동총이라는 파는 더운 기운을 많이 간직하고 있다.

파는 영양가가 높아 식용 · 약용으로 골고루 쓰인다. 서구에서는 양파가 주종이어서 대파를 그다지 식용하지 않지만, 동양에서는 전골, 국, 양념에 빠져서는 안 되는 채소다. 음식의 향취를 돋우고, 해산물의 비린내와 육류의 누린내를 없애 주는 기본 양념이다. 굵은 파는 조림과 탕류에 조미료로 이용되고, 실파는 약용이나 생식, 숙채용으로 이용된다.

신경 안정 작용이 있고, 항산화 작용으로 암과 노화를 예방하는 베타카로틴(비타민A) · C · E · B_1 · B_2 · D가 풍부하다. 녹색 잎 부분에는 칼슘이 많다.

파는 유황 함량이 많은, 즉 알칼리성인 다른 채소와 달리 유황이 많아 산성 식품이다. 파의 자극적인 냄새 성분인 알릴디썰파이드

(allyl disulfide)는 소화액의 분비를 촉진하며, 살균 살충 효과가 있고 유기산 등 효소도 많다. 디프테리아·결핵균·이질균, 포도상구균을 억제해 주지만 많이 섭취하면 위장 장애의 원인이 되기도 한다.

파에는 유화알릴이라는 성분이 있어 신경의 흥분을 가라앉히는 작용을 한다. 정신적인 피로나 고민으로 흥분이 가라앉지 않을 때 파를 썰어서 냄새를 맡거나 파를 끓인 물의 증기를 쐬면 효과적이다. 파로 만든 음식을 많이 먹는 것도 좋다. 약효는 몸체보다 뿌리가 좋다. 감기로 인한 두통과 오한에는 파의 흰 뿌리 부분만 사용한다.

파는 소화액 분비를 촉진하여 식욕을 돋우고, 혈액 순환을 원활하게 해 주고, 이뇨·건위·발한 등에 효과가 있다.

파는 굵기에 따라 대파와 쪽파로 구분하는데, 대파는 주로 생선과 고기의 냄새를 없애 주는 역할을 담당하며, 쪽파는 파김치로 우리 식생활에서 풍미를 돋운다. 겨울파나 여름파 가릴 것 없이 몸을 따뜻하게 해 주고 위장 기능을 도와준다. 감기 증상이 악화되는 것을 막고, 소변을 좋게 하며, 흥분을 가라앉히는 효과가 있어서 한방과 민간에

> **여기서 잠깐!**
>
> **파를 이용한 깜짝 감기 대처법** 감기 증상이 있을 때는 무조건 약을 먹거나 병원에 가기보다는 집에서 간단하게 활용할 수 있는 민간요법을 이용하여 초기 감기를 잡는 것이 좋다. 이렇게 하면 면역력이 증가하여 감기 예방 효과를 높일 수 있다. 특히 코가 막혔을 때는 콧구멍에 적당한 크기로 자른 파의 흰 대 부분을 끼워 넣고 10분 정도 가만히 있으면 효과적이다. 흐르는 콧물을 막아 주는 효과도 있다. 그런 다음 강력한 살균 작용을 하는 카테킨이 풍부한 홍차를 분무기에 넣고 방안에 뿌리면 홍차가 가습기 역할과 함께 감기 바이러스까지 퇴치해 주어 일석이조의 효과를 볼 수 있다.

서 온갖 증상의 약으로 이용해 왔다.

파의 하얀 밑동인 '총백'은 다른 약재의 독을 없애고 대소변을 잘 나오게 한다. 파의 씨는 눈을 밝게 하고 속을 따뜻하게 하며 정액을 보충시킨다. 그러나 뼈마디를 벌어지게 하고 정신력을 분산시키거나 땀을 나게 해 몸을 허하게 만들 수도 있다.

불면증과 감기에는 파를 달여 마시든가 파를 잘게 썰어 넣어 끓인 된장국을 뜨겁게 마시면 효과가 있다. 생파에 된장을 묻혀 식사 때 먹어도 효과 있는데 이것은 기생충·위궤양·건위 등에도 효과가 있다. 또한 동상으로 손이 튼 환부를 파 삶은 국물에 담그고 있으면 효과가 있다.

우리말에 '검은 머리가 파뿌리 되도록 살자'는 말이 있듯이 파는 장수 식품이며, 파뿌리와 생강, 대추를 넣어 달여 먹으면 감기 예방에도 효과가 있다.

궁합이 맞는 음식 & 약이 되는 조리법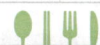

된장 파국

- **재료** 된장 1큰술, 다진 마늘 1큰술, 파, 다시마 육수(다시마 1장, 찬물 10컵, 국물용 멸치 3~4마리)
- **만드는 법**
① 찬물에 다시마와 멸치를 넣고 끓이다가 끓기 시작하면 다시마를 건져내고 10분 정도 더 끓여 체에 밭친다.
② 다시마 우려낸 국물에 된장을 넣고 끓인다.
③ 국물이 끓으면 다진 마늘을 넣고 불을 줄인 다음 송송 썬 파를 얹는다.
※ 두 번째 쌀 씻은 물을 버리지 말고 이용하면 국물이 더 구수하고 맛있다.

상큼한 향기와 맛
파래

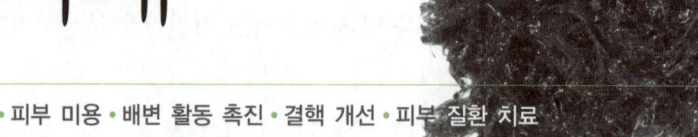

• 피부 미용 • 배변 활동 촉진 • 결핵 개선 • 피부 질환 치료

　겨울철에 맛이 좋은 해조류인 파래는 아작아작 **씹히는 맛이 좋고 상큼한 향기와 맛이 독특**하여 생채, 국, 무침 등의 다양한 요리에 이용된다. 판에 떠서 말린 것, 줄에 걸어서 말린 것, 말린 것을 갈아서 분말상으로 만든 것이 있으나 보통은 판에 떠서 말린 것을 판다.

　젖은 파래는 무를 곁들인 무침에 주로 이용하며, 말린 파래는 그대로 튀겨 튀각을 만들거나 손으로 적당량씩 뜯어 불려서 사용한다. 또 과자를 굽는 데 넣어 먹기도 하고, 해태에 섞어서 김으로 만드는 경우도 있다. 손으로 작게 뜯어서 기름 두른 팬에 볶아 먹기도 하고 물에 적셔 불렸다가 무쳐 먹기도 하고, 장아찌도 만든다.

　파래에는 인체에 유익한 특유의 색소가 있는데, 강한 불이나 햇빛에 의해 손상되기 쉽기 때문에 살짝 굽거나 날 것 그대로 섭취하는 것이 좋다. 한편 파래탕에서 지속적으로 목욕을 하면 여성의 피부는 윤기가 생기고 아름다워진다.

　알긴산과 요오드를 비롯하여 칼륨 · 철분 · 불소 등의 미네랄 및 비타민 성분이 풍부하게 함유되어 있다. 단백질에는 메티오닌 · 리신 등이 들어 있지 않아 영양가는 낮다.

파래류가 갖는 독특한 향기는 다이메틸설파이드(dimethylsulfide)에 의한 것이다.

클로로필 a와 b외에 베타카로틴 등의 몇 가지 색소를 가진다.

구울 때 청록색을 띠는 것은 붉은색의 피코에리스린과 청색의 피코시아인 때문이고, 날김에는 녹색의 엽록소와 붉은 피코에리스린이 섞여 있어 흑자색을 띤다. 불에 구우면 엽록소는 퇴색되지만 청록색 대장의 연동 운동을 돕는 식물성 섬유질이 풍부하게 함유되어 있어 배변을 원활하게 하는 효과가 있다.

메칠메치오닌과 비타민A가 들어 있어 담배의 니코틴을 해독해 주고 간의 기능을 활성화하는 작용도 한다.

김이나 파래에 함유되어 있는 비타민A는 폐 점막을 재생시키고 보호하는 작용을 하며, 결핵이나 폐암까지 치료해 주는 영약인데, 파래

> **여기서 잠깐!**
>
> **바닷속의 영양 식물 해조류** 해조류는 일반적으로 광합성에 관여하는 색소의 특징에 따라 녹조류, 갈조류, 홍조류로 분류된다. 햇빛이 바다 속으로 들어가면 녹색은 얕은 곳에서 사라지고 적색은 깊은 곳까지 들어가는데, 그래서 녹조류는 비교적 얕고 밝은 곳에서 자라고 갈조류와 홍조류는 깊고 어두운 곳에서 자란다. 우리나라 근해에는 약 500여 종의 해조류가 있으며, 식용으로 이용하는 것은 약 50여 종이다. 각종 생활습관병과 변비, 비만 예방은 물론 골다공증을 막아 주고 혈압을 떨어뜨리는 등의 효과가 입증되면서 식품과 의약품의 원료로 다양하게 이용되고 있다.
>
> - **녹조류** : 가시파래, 홑파래
> - **갈조류** : 미역, 다시마, 모자반, 톳
> - **홍조류** : 김, 우뭇가사리, 불등가사리

에는 김보다 3배의 비타민A 전구체가 함유되어 있다.

외상·습진·화상 등의 피부 염증에 좋은 효과를 나타낸다. 특히 아토피성 피부염, 과민성 피부염에도 뛰어난 효과를 나타낸다.

궁합이 맞는 음식 & 약이 되는 조리법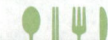

파래 무침

● 재료 파래 400g, 당근 1/2개, 무, 양념(파 1/2뿌리, 마늘 3쪽, 설탕 3큰술, 식초 2큰술, 간장 1큰술)

● 만드는 법
① 파래는 물에 씻어 건져 놓는다. 마른 파래를 이용할 경우에는 물에 불린다.
② 당근과 무는 4cm 길이로 채 썰어 준비한다.
③ 파래를 손으로 짜서 물기를 제거한다.
④ 파래에 당근, 파, 다진 마늘, 설탕, 식초, 간장, 소금을 넣고 조물조물 버무리면 완성.

각기병을 낫게 하는
팥

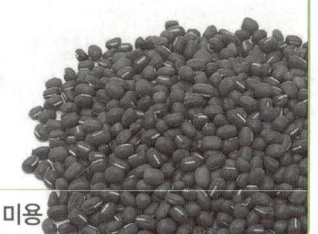

• 신경 쇠약증 개선 • 생활습관병 예방 • 피부 미용

팥은 성질이 따뜻하고 맛은 달며 독이 없다. 단백질·지방·당질·회분·섬유질 등과 비타민B_1이 다량으로 함유되어 있어 각기병의 치료약으로 널리 알려져 있다. 우리 체내에서 비타민B_1이 부족하게 되면 각기병을 비롯해서 신경·위장·심장 등에 여러 가지 증세가 나타나게 된다. 특히 비타민B_1은 신경과 관련이 깊어 이것이 부족하게 되면 식욕 부진·피로감·수면 장애·기억력 감퇴·신경 쇠약 등의 증세가 나타난다. 따라서 팥은 이러한 증세 및 질병의 예방과 퇴치에 아주 좋은 식품이며, 특히 신경을 많이 쓰는 정신 근로자나 수험생 등에게 더욱 좋다.

팥에는 소변에 이롭고, 수종을 가라앉히고 염증을 없애 주며 주독을 풀어 주는 여러 가지 효능이 있다. 또 몸이 비대한 사람이 먹으면 몸이 가벼워지고, 몸이 여윈 사람이 먹으면 몸이 튼튼해지는 묘한 작용도 있다. 설사를 멈추게도 하고 비만증과 고혈압을 예방하고 치료 효과를 보이므로 따라서 40대 이후 생활습관병 예방에 좋다.

팥을 삶아서 먹으면 신장염에 치료 효과가 있고, 당뇨병에는 팥과 다시마, 호박을 삶아 약간 매운 듯하게 먹으면 좋다. 얼굴에 주근깨

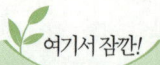 여기서 잠깐!

팥의 주술성 24절기의 하나인 동지는 아세(亞歲), 즉 작은 설날이라 불렸을 정도로 큰 명절이었다. 이날은 팥죽을 쑤어 먹는데, '팥죽 한 그릇을 먹으면 나이를 한 살 먹는다'고 한 것으로 미루어 보아도 동지를 설로 여겼다는 것을 알 수 있다. 팥죽에는 찹쌀로 빚은 경단을 나이 수대로 넣는데, 이를 새알심 또는 옹심이라고 한다. 특히 동짓날에는 팥죽을 쑤어 집안의 가신(家神)에게 제사를 올리고 액살이 출입한다는 대문에 뿌려 액을 막는 의미로 삼았다. 붉은 팥으로 팥죽을 쑤는 것은 붉은색이 태양을 상징하고 잡귀를 쫓는 색깔로 인식되어 벽사(抗邪)의 기능을 한다고 믿었기 때문이다.

가 있는 사람은 팥꽃의 즙을 내어 바르면 주근깨가 없어진다고 한다.

옛날 사람들은 건강을 지키기 위해 매달 초하루와 보름날을 팥밥 먹는 날로 정하였다고 한다.

궁합이 맞는 음식 & 약이 되는 조리법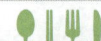

팥죽

- **재료** 팥 3컵, 물 6컵, 설탕 1컵, 멥쌀가루 2컵, 찹쌀가루 1컵, 뜨거운 물 4큰술, 소금, 잣·땅콩 약간
- **만드는 법**
① 충분히 불린 팥에 살짝 잠길 정도로 물을 부어 터지지 않을 정도로 삶는다.
② 삶은 팥물을 따라내고 다시 물 6컵을 붓고 중간 불에서 충분히 삶는다.
③ 삶은 팥을 체에 받치거나 주걱으로 으깨면서 약한 불에서 끓인다. 껍질이 씹히는 것을 좋아하지 않는다면 체에 걸러 고운 앙금만 받아도 된다.
④ 국물이 걸쭉해지면 설탕을 넣고 주걱으로 저으면서 약한 불에서 계속 끓인다.
⑤ 멥쌀가루와 찹쌀가루를 2:1 비율로 섞어 체에 내린 다음 뜨거운 물로 익반죽하여 둥글게 빚어 새알심을 만든다.
⑥ 끓는 팥죽에 새알심을 넣어 새알심이 동동 떠오를 때까지 끓인다.
⑦ 새알심까지 익으면 기호에 맞게 소금간을 한 뒤 다진 잣과 땅콩을 뿌린다.

효과가 즉시 나타나는 열량원
포도

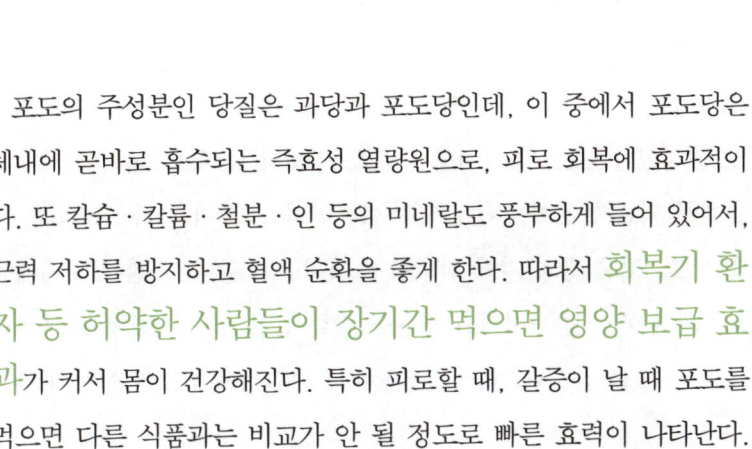

• 근력 증강 • 피로 회복 • 허약 체질 개선 • 항암 작용

포도의 주성분인 당질은 과당과 포도당인데, 이 중에서 포도당은 체내에 곧바로 흡수되는 즉효성 열량원으로, 피로 회복에 효과적이다. 또 칼슘·칼륨·철분·인 등의 미네랄도 풍부하게 들어 있어서, 근력 저하를 방지하고 혈액 순환을 좋게 한다. 따라서 회복기 환자 등 허약한 사람들이 장기간 먹으면 영양 보급 효과가 커서 몸이 건강해진다. 특히 피로할 때, 갈증이 날 때 포도를 먹으면 다른 식품과는 비교가 안 될 정도로 빠른 효력이 나타난다. 꾸준히 먹으면 소변을 좋게 하고, 혈중 콜레스테롤을 내리는 데 도움이 된다.

특히 포도는 유기산·사과산·구연산·주석산의 함량이 충분히 함유되어 있어 단백(蛋白) 식품의 과식이나 발병 원인에 의해 몸속에 생긴 산성증(酸性症)을 억제하는 놀라운 힘을 지니고 있다. 특히 약을 먹을 때 포도 주스와 함께 복용하면 약의 흡수를 도울 뿐 아니라 효능을 높인다는 연구 결과도 있다.

포도는 간(肝)에 좋으나 많이 먹으면 눈이 어두워지므로, 좋다고 한꺼번에 많이 먹으면 해가 올 수도 있다. 포도를 조금씩 계속 먹으면 피부가 고와지며 미용 효과도 있고, 노화 방지·신경통·관절염·신장병·발육 부진·허약 체질에 좋으며, 항암 성분이 많이 들어 있어서 각종 암에 걸린 사람과 암 예방에도 좋은 식품이다.

포도를 먹을 때는 알맹이만 먹을 것이 아니라 껍질과 씨앗까지 씹어 먹는 것이 양양 섭취 면에서 훨씬 좋으며, 암 예방에도 효과적이다. 포도 씨앗과 껍질에는 정상 세포가 암 세포로 변하는 것을 막고 악성 암 세포의 증식을 막는 레스베라트롤 성분이 많기 때문이다.

충청북도농촌진흥원 옥천포도시험장의 포도씨 성분 분석 결과, 포도씨에는 해독·살균·항암 효력이 있는 카테킨 성분이 풍부한 것으로 밝혀졌다. 포도씨의 지방 성분은 인체의 콜레스테롤치를 낮추고 노화를 막는 불포화 지방산으로 이루어져, 인체가 일찍 노화되는 것을 막고, 잦은 병과 기력 감퇴를 방지한다고 한다. 또한 포도씨에는 피부의 탄력을 증진시키고 혈관을 강화시키는 피크나게롤도 풍부하므로, 포도는 건강과 미용은 물론 두뇌 발달에도 최고의 음식이라 할 수 있다.

포도가 제철이 아닐 때는 잼이나 젤리, 건포도 등으로 가공해 두고

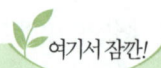
여기서 잠깐!

와인과 콜레스테롤 적당량의 와인이 심장마비 발생 위험률을 줄인다는 사실은 많은 역학 조사를 통해 밝혀졌다. 와인이 순환계 질환에 좋은 것만은 틀림없다. 하지만 술이 어떻게 그런 역할을 하는지에 대해서는 아직 완전히 규명되지 않고 있다. 학설 가운데는 알코올 성분이 혈액 내의 HDL콜레스테롤의 수치를 높여 준다는 것이 있다. 남녀 100명을 대상으로 영국 과학자들이 실시한 실험에서 하루 한 잔의 와인을 마실 경우 HDL치가 7% 올라가는 것으로 나타났다. 와인은 마시면 식욕이 좋아진다. 식욕을 잃기 쉬운 사람, 특히 노인들에게 권장할 만하다.

섭취하기도 한다. 건포도는 포도보다 당질·식물성 섬유·미네랄이 농축되어 함유되어 있다. 그만큼 당분과 열량도 높아서 과자 재료로 적합하다.

포도의 과육과 껍질을 발효시켜 만든 와인에는 유기산이 많아서 식사 때 같이 마시면 식욕 증진 효과가 있고, 몸을 따뜻하게 해 준다. 특히 적포도주에 함유된 폴리페놀의 항산화력은 비타민C나 비타민E보다 3~5배 강하면서, 알코올과 상승 작용을 하므로 일반 식품에 있는 폴리페놀보다 그 효과가 더 뛰어나다. 게다가 위장병·당뇨병·기타 퇴행성 질환의 예방에도 효과가 있어서 와인을 하루에 한 두 잔 마시면, 전혀 마시지 않는 사람보다 더 건강하고 오래 산다.

궁합이 맞는 음식 & 약이 되는 조리법

포도잼

- **재료** 포도 2kg, 설탕 800g, 레몬 1큰술
- **만드는 법**
① 포도는 알알이 떼어 깨끗이 씻어 소쿠리에 밭쳐 물기를 제거한다.
② 냄비에 포도와 레몬, 설탕을 넣고 중간 불에서 은근하게 끓인다.
③ 포도가 끓어 껍질과 씨가 분리되면 불을 끄고 면 보자기에 거른다.
④ 걸러진 포도즙을 불에 올려 약한 불에서 서서히 조린다.
⑤ 다 조려지면 깨끗이 씻어 말린 병에 잼을 담고 밀봉하여 보관한다.

표고버섯

항암 효과가 우수한 버섯의 왕

• 암 예방 • 혈압 안정 • 비만 예방 • 당뇨 예방

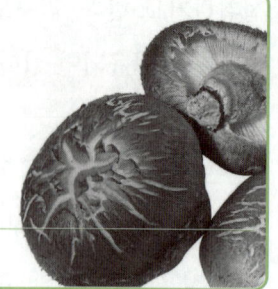

　버섯은 신비로운 식품으로 역사적으로 전설과 이야기 거리가 많다. 버섯은 곰팡이의 일종으로서 성장이 매우 빨라, 갑자기 솟아 나오기 때문에 요술쟁이로도 통한다. 우리나라에서도《삼국사기》성덕왕 3년 정월조에 보면 공주에서 금지(목이버섯)를 진납하였고, 7년 정월에 상주에서 서지(석이버섯)를 진상하였다는 기록이 있다.

　표고버섯은 맛 성분인 구아닐산과 글루타민산과, 독특한 향의 원인 물질인 렌티오닌이 풍부하다. 또한 비타민D의 생성 촉진 물질인 에르고스테린을 많이 함유하고 있어, 표고버섯을 먹고 자외선을 쬐면 체내에서 비타민D가 생성된다. 비타민D는 칼슘의 흡수를 도와주며 골밀도를 높인다.

　특히 표고버섯에 풍부하게 들어 있는 **다당류에는 몸의 방어 기능을 활성화시켜 암을 막아 주는 기능**이 있다. 그 가운데 항암 작용이 높은 물질은 렌티난이다. 혈압을 내리고 혈중 콜레스테롤을 내리는 작용은 엘리타데닌이라는 성분 때문이지만, 비타민 $B_1 \cdot B_2 \cdot$ 니아신 같은 비타민B군과, 칼륨·식이섬유 등이 풍부하게 들어 있어 혈압을 안정시키고, 중성 지방과 콜레스테롤을 저하시키

며, 장 속의 노폐물 배설을 촉진하는 등 건강한 신체를 위해 다양한 효과를 발휘한다. 적혈구를 늘리며 빈혈을 방지하는 비타민B_{12}는 임신중의 부인이나 빈혈인 사람에게는 매우 유용하다.

이 밖에 열량도 낮아서 비만과 당뇨병을 예방해 준다. 하지만 혈중 요산치가 높아 통풍기가 있는 사람은 과다 섭취하지 않도록 주의해야 한다.

버섯의 주름(菌褶)에 있는 포자에는 최근 화제가 되고 있는 인터페론 인듀서라고 하는 리보 핵산이 들어 있다. 이 성분은 갓이 활짝 피지 않은 것에 더 많이 들어 있으므로 갓이 피지 않고 두꺼운 것을 먹는 것이 좋다. 버섯을 말리면 1/5 가량으로 줄어든다.

말린 표고버섯은 조리하기 전에 미지근한 물에 담갔다가 기둥을 떼어 내고 물기를 꼭 짜서 사용하되 버섯 불린 물은 버리지 말고 국물 요리에 함께 이용하도록 한다. 조리하기 전에 햇빛을 쬐면 영양가가 높아진다.

명 나라의 《오서》는 일찍이 표고버섯의 장점을 다음과 같이 말했다. "정력을 좋게 하고, 풍을 고치며, 피의 흐름을 도와준다."

> **여기서 잠깐!**
>
> **골다공증에 최고, 표고버섯** 비타민D는 햇볕에 말려야만 생성되는데, 표고버섯에는 칼슘의 흡수를 돕는 비타민D가 풍부하게 들어 있다. 특히 표고버섯의 비타민D는 햇볕에 말려야만 생성되므로 조금 번거롭더라도 표고를 직접 집에서 말려 이용하는 것이 비타민D를 섭취하는 데 도움이 된다. 그중에서도 표고버섯 차는 골다공증뿐만 아니라 피부 미용에도 효과적이다. 감기 바이러스와 싸우는 인터페론의 생성을 촉진하는 기능도 있으므로 차로 끓여 마시면 효과 만점. 표고버섯 8개에 물 3컵을 붓고 물이 반으로 줄어들 때까지 끓이면 완성.

궁합이 맞는 음식 & 약이 되는 조리법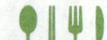

표고버섯 영양밥

- **재료** 쌀 200g, 찹쌀 40g, 표고버섯 30g, 마른 대추 3~4개, 은행 10알, 생밤 30g, 당근 1/2개, 김 가루, 양념장(진간장, 파·마늘 다진 것, 고춧가루, 후춧가루, 참기름, 참깨)
- **만드는 법**
① 쌀은 30분 이상 충분히 물에 불려 씻어서 건져 놓는다.
② 버섯과 당근은 씻어서 먹기 좋은 크기로 썬다.
③ 마른 대추는 물에 담가 깨끗이 씻고, 은행은 기름에 살짝 볶아 껍질을 제거한다.
④ 씻어 놓은 쌀에 준비해 놓은 버섯과 대추, 은행, 당근을 넣어 밥을 짓는다.
⑤ 밥을 그릇에 담은 다음 김 가루를 뿌리고 양념장을 곁들인다.
※ 채소에서 수분이 나오므로 밥물은 평소의 1/3 정도만 잡고, 소금을 약간 뿌려 간을 한다.

여름을 타는 것을 방지하고, 스트레스를 이겨 내는 비타민C가 풍부

피망

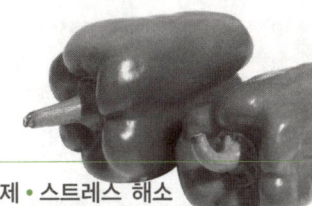

• 변비 예방 및 개선 • 고혈압 예방 • 기미 억제 • 스트레스 해소

 여름 타는 것을 예방하는 데 효과적인 피망은 녹색 채소가 부족하기 쉬운 여름에 아주 좋은 채소이다. 피망에 함유되어 있는 칼륨이나 비타민P는 고혈압이나 동맥 경화의 예방과 개선에 효과가 있다.

 항산화 비타민A 효과가 있는 베타카로틴과 C가 풍부하고, 비타민 $B_1 \cdot B_2 \cdot D \cdot P$가 다량 함유되어 있으며, 철분과 칼슘 함량도 높다. 식이섬유도 들어 있어서 변비 예방 및 개선에 효과가 좋으며, 캡사이신 유사 물질과 클로로필, 터펜 등의 항암 성분이 들어 있다.

 녹색의 피망의 비타민C 함유량은 토마토의 4배에 달하는데, 붉은색과 오렌지색 피망은 녹색의 2배나 되어 작은 것 3개면 하루 필요량이 충족된다. 생것을 사과와 함께 갈아서 주스로 마시면 비타민C를 많이 섭취할 수 있다.

 피망은 기름에 살짝 볶는 것이 지용성 비타민인 베타카로틴과 비타민E의 흡수율을 높이므로 가장 좋은 조리법이다. 이때 비타민C는 거의 파괴되지 않는다.

 이 비타민C는 면역력을 강화하고, 세포를 튼튼하게 해 주며, 감기

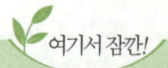

> **여기서 잠깐!**
>
> **피망과 파프리카** 샐러드를 비롯한 각종 음식에 많이 이용되고 있는 피망 (piment)과 파프리카(paprika)는 같은 식물이다. 우리에게 익숙한 '피망'은 원래 프랑스 말이었으나 일본을 거쳐 우리나라에 수입되면서 피망이라고 불리게 된 것이다. '파프리카'는 피망을 의미하는 네덜란드 말로 단 고추, 즉 Sweet pepper를 의미 한다. 우리나라에서는 피망과 파프리카를 약간 다르게 생각하는 데, 이는 네덜란드에서 농업 자재와 종묘, 종자가 대량으로 들어오면서 작물인 양 작물 이름까지 들어왔기 때문이다. 이때 들어온 파프리카(피망)는 원래의 피망 을 개량해서 만든 식물로, 12가지나 되는 다양한 색깔을 가지고 있다. 매운 맛은 거의 없고 단맛이 많은 것이 특징이다.

예방이나 정신적인 스트레스에도 효과적이다. 또 피부의 기미와 주근깨, 얼굴이 검어지는 원인인 멜라닌 색소를 억제하므로 미용에도 좋다. 또한 엽록소와 식물성 섬유에는 콜레스테롤치를 낮추는 효과가 있으므로, 콜레스테롤치가 높은 사람은 적극적으로 섭취하도록 한다.

궁합이 맞는 음식 & 약이 되는 조리법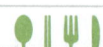

피망 잡채

- **재료** 쇠고기 300g, 피망 6개, 양파 1개, 죽순 60g, 청주 2큰술, 간장 2큰술, 굴 소스 3큰술, 후춧가루·참기름 약간, 식용유 2큰술, 달걀 흰자 1개, 녹말가루 2작은술
- **만드는 법**
① 쇠고기는 가늘게 채 썰어 달걀 흰자와 녹말가루를 넣어 버무린 다음 달군 팬에 넣어 센 불에서 볶는다.
② 피망과 양파, 죽순은 가늘게 채 썰어 놓는다.
③ 팬에 기름을 두르고 달구어 양파를 먼저 넣고 볶다가 양파가 투명해지면 간장과 청주로 간하고 피망과 죽순도 한데 넣어 볶는다.
④ 채소가 다 익으면 볶아 놓은 쇠고기를 넣어 굴 소스와 참기름으로 맛을 낸다.

생명력이 살아 있는
현미

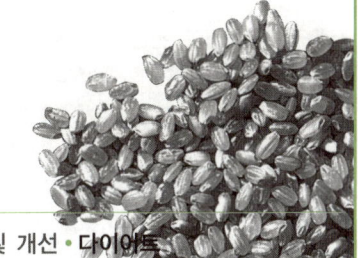

• 피로 회복 • 지구력 증대 • 변비 예방 및 개선 • 다이어트

현미는 벼의 왕겨만 살짝 벗겨 낸 쌀로 물에 담그면 싹이 나는 '살아 있는 쌀'이다. 쌀의 지방·탄수화물·단백질 등의 영양소는 95% 이상이 쌀겨(미강)와 쌀눈(배아)에 집중되어 있는데, 백미는 이러한 영양소가 모두 떨어져 나간 죽은 쌀로 현미에 비해 영양소가 5% 정도밖에 남아 있지 않다. 따라서 현미 한 그릇은 백미 19그릇을 먹는 것과 동일한 효과가 있다.

현미에는 단백질·탄수화물·미네랄·아미노산·칼슘·각종 비타민B군 등 필수 영양소 22종이 풍부하게 들어 있으며, 특히 식이섬유의 함유량이 백미보다 월등히 높아 균형 있는 영양 섭취가 가능하다. 백미 대비 비타민E는 4배, 칼슘은 8배에 달한다. 또한 현미에는 '옥타코사놀'이 함유되어 있어 체내의 콜레스트롤을 감소시키고, 몸의 피로를 회복시켜 주는 글리코겐이 증가한다. 듣기에도 생소한 옥타코사놀은 철새의 날개에 많이 들어 있는 성분으로 새들이 수천 km를 쉬지 않고 날 수 있게 하는 힘의 원천이 되는 성분이라고 한다.

현미 속의 토코트리에놀은 토코페롤보다 혈관에 대한 항산화 작용이 40배 정도 강하다. 또 현미에는 식이 섬유가 매우 풍부하여 변이

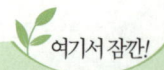

통곡식의 생명력 일반적으로 현미는 씹기가 어렵고 소화도 잘 안 된다고 생각하는 경향이 있다. 하지만 현미와 같은 통곡식은 위장의 운동 능력을 높여 주어 몸을 지치지 않게 하고, 손상된 위 점막 세포를 복구해 주는 효과가 있다. 특히 쌀은 정제·정미되는 과정에서 쌀눈과 식이섬유를 비롯한 효과적인 성분들이 모두 깎여 나가는 데 비해 현미는 쌀눈과 영양이 그대로 살아 있어 건강에 매우 좋다. 통곡식의 씨눈과 껍질에 들어 있는 섬유질, 비타민, 미네랄은 당분이 서서히 흡수되게 하여 혈당을 안정적으로 유지해 줄뿐만 아니라 배고픔을 잊게 하여 간식에 대한 욕구를 줄여 주기 때문에 자연스럽게 다이어트 효과가 있다.

부드러워지고 많아져서 만성 변비·숙변·생활습관병 예방에 좋다.

주식으로 백미 대신 현미를 먹으면 콜레스테롤 수치가 내려가고 몸에 유익한 HDL 콜레스테롤 수치가 올라간다. 또 변의 체내 정체 시간이 짧아져서 노폐물이 몸밖으로 빨리 배출된다. 소화 기관을 빠르게 청소하므로 비만·변비·치질 등을 예방하고 치료를 촉진한다.

현미를 다이어트 식으로 이용하면 요요 현상이 없으며 적당하게 체중 유지를 해 준다.

궁합이 맞는 음식 & 약이 되는 조리법

발아 현미밥

● **재료** 발아 현미, 물

● **만드는 법**
① 발아 현미를 사람 수에 맞게 계량한다. 1컵이 보통 1인분이다.
② 쌀에 물을 붓고 쌀눈이 떨어지지 않도록 살살 저어 물을 버린 다음 다시 깨끗한 물을 부어 쌀을 헹군다.
③ 내솥에 불린 발아 현미를 담고 물을 부은 다음 뚜껑을 닫는다.
④ 메뉴의 잡곡 모드를 선택하여 취사한다.

심장병과 불임증에 좋은 호두
호두

• 심장병 예방 • 불임증 개선 • 피부 미용

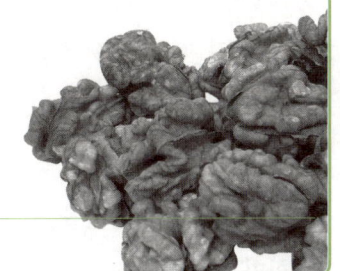

　호롱불 대신 반 토막낸 호두에 심지를 박고 불을 밝힌 우리 조상들은 낭만적인 데가 있었다. 차이코프스키의《호두까기 인형》에도 있듯이, 동서양을 막론하고 호두는 옛부터 사람들이 사랑해 온 열매다. 한국에는 호두나무·굴피나무·가래나무 등 세 종류가 있다. 호두(胡頭)는 강도(羌桃)·당추자(唐楸子)·추자(楸子)·핵도(核桃) 등 별명이 많다. 단단한 껍질을 벗기면 속이 복잡하게 되어 있다. 그래서 일이 복잡하여 갈피를 잡을 수 없는 상황을 표현할 때 '호두 속 같다'고 한다.

　호두는 혈중 콜레스테롤 수치를 내리고, 해로운 콜레스테롤을 줄이는 효과가 있어 **심장병과 고혈압의 예방에 도움**이 된다. 하루에 3개, 약 30g을 섭취하면 심장병의 위험율을 10% 정도 줄일 수 있다는 연구도 나왔다. 버터나 육류 같은 포화 지방산을 많이 섭취하는 서구인들의 사망 원인 제1위는 심장병이다. 따라서 동물성 지방을 줄이고 호두에 함유되어 있는 지방을 섭취하면 심장병을 예방할 수 있다.

　호두에는 양질의 단백질이 많고(18.6%), 영양가가 높으며 지질

(59.4%)이 많아 칼로리가 높은 식품으로 귀족들의 사랑을 받아 왔다. 호두의 지질 중 90%는 콜레스테롤을 저하시키는 불포화 지방산으로 리놀산과 리놀렌산, 올레산 등이다. 지방 외에도 단백질·철·니아신·비타민B_1·B_2·B_6·E가 풍부하여 혈액 순환을 원활하게 하고, 체내의 노화 물질을 억제하고, 불임증에도 효과가 있다. 회복기의 환자가 호두를 먹으면 회복이 빠르며 머리카락에 윤이 나고, 추위를 타는 사람에게는 추위를 이기는 에너지를 준다.

우리나라에는 음력 정월 보름날 '부럼'이라 하여 호두·밤·땅콩 등을 먹는 풍습이 있다. 이날 새벽에 호두 등을 까서 먹고 깍지를 버리면 한해 동안 부스럼을 앓지 않는다고 알려져 왔다. 중국에서는 정초나 명절에 아이들에게 호두를 선물하는 습관이 있는데, 이는 아이들의 기억력이 좋아진다고 믿고 있기 때문이다. 호두·밤·잣은 모두 영양이 풍부한 견과류(堅果類)로서, 단단한 깍지를 밖으로 버린다는 풍습보다는 칼로리가 높은 식품을 엄동설한에 먹음으로써 건강을 유지하는 데 큰 도움을 주었을 것이다.

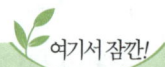

두뇌 건강에 좋은 견과류 그 모양이 사람의 뇌를 닮아 두뇌 활성화에 특히 좋은 호두를 비롯하여 잣, 땅콩, 아몬드 등의 견과류는 대표적인 건뇌 식품이다. 견과류에는 육류나 기름에 많이 포함되어 있는 오메가-6 지방산의 활동을 억제하고 혈관 확장 작용을 하는 '오메가-3' 지방산이 들어 있어서 뇌세포가 퇴화되는 것을 막아 준다. 잣과 땅콩은 하루 10알, 호두는 큰 것으로 1알씩 먹으면 심혈관계 질환 예방 및 기억력 및 집중력 향상에 도움이 된다. 하지만 견과류는 공기와 접촉할 경우 지방이 산화되어 부패하기 쉽고 발암 물질이 생성될 수 있으므로 밀폐 용기에 넣어 냉동 보관하는 것이 가장 좋다.

청나라 말기의 서태후(徐太后)는 막강한 권력을 가진 여걸로서 널리 알려진 인물이다. 그녀는 젊었을 때뿐만 아니라 나이 들어서까지 아름다운 피부를 자랑했다고 한다. 막대한 돈을 들여 페르시아만의 천연 진주를 가루 내어 마셨다는 풍문이 전해지고 있으나 실은 호두를 으깨서 만든 호두낙(胡桃酪)이 비법이었다.

호두의 단단한 겉껍질을 깐 것은 오래 묵으면 기름기가 산패해서 변질하게 되므로 껍질 깐 것을 살 때는 잘 살펴야 한다. 겉껍질이 있는 것이라도 해가 지나 4~5월이 지나면 맛과 영양이 떨어진다.

궁합이 맞는 음식 & 약이 되는 조리법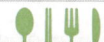

호두죽

● **재료** 쌀 1컵, 호두 1/2컵, 물 10컵, 대추 5~6알, 소금 약간
● **만드는 법**
① 씻어서 충분히 불린 쌀을 소쿠리에 건져 물기를 제거한다.
② 호두는 더운물에 5분 정도 불렸다가 손으로 비벼서 껍질을 벗긴다.
③ 냄비에 물을 충분히 붓고 대추를 푹 끓여 체에 으깬 다음 물을 부어 내린다.
④ 쌀과 호두를 물과 함께 믹서기에 넣고 따로따로 갈아 체에 걸러 물을 받는다.
⑤ 밑이 두꺼운 냄비에 쌀물과 호두물, 대추물을 넣어서 나무주걱으로 저으면서 끓인다.
⑥ ⑤가 한번 끓어오르면 불을 줄여서 끓여 기호에 맞게 소금을 첨가한다.

부종과 비만 예방에 탁월하다
호박

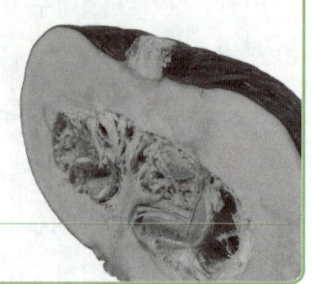

• 시력 강화 • 암 예방 • 부종 해소 • 두뇌 강화

호박은 박과에 속하는 식물 중에서 영양가가 가장 높다. 동인도가 원산지인데, 건조한 기후면 어느 곳에서나 잘 자라 세계적으로 널리 보급되어 있다. 우리나라에는 임진왜란 이후에 들어왔고 절에서 주로 먹었으므로 승소(僧蔬)라고 했다. 《동의보감》에는, '호박은 성분이 고르고, 맛이 달며, 독이 없고, 오장을 편하게 하며, 산후의 혈진통을 낫게 하며, 눈을 밝게 하고, 혼백을 밝게 한다'고 되어 있다.

비타민A 전구체 · B_1 · B_2, 철분, 아연 등이 골고루 함유되어 있으며, 당근 · 시금치와 함께 녹황색 채소를 대표하는 채소이다. 활성 산소의 무독화(無毒化)로 암 발생을 억제하고, 항산화 작용으로 노화를 억제하는 비타민C · E와 베타카로틴 등이 풍부하고, 상승 효과로 암을 예방하는 루테인 · 페놀 · 셀레늄 등도 들어 있다. 루테인은 특히 폐 · 자궁 · 유방 · 피부 · 대장에서의 암 발생을 억제한다. 페놀은 채소 · 과일 · 향신료 · 차 등에 넓게 함유되어 있는 성분으로, 암 발생과 진행을 억제하는 효과가 있다고 밝혀지고 있다. 셀레늄은 미네랄의 일종으로, 베타카로틴이나 비타민C · E처럼 활성 산소를 격퇴시켜 유방암과 대장암의 발생을 억제한다. 그래서 베타카로틴과 비타민E를 배합해 투여하면 암 예방 효과가 상승한다.

호박의 베타카로틴은 체내에서 비타민A가 되어 점막을 강화하고, 거친 피부나 감기를 예방하며, 야맹증이나 눈의 피로한 증상을 예방하는 데 효과적이다. 호박의 당분은 소화 흡수가 잘되기 때문에 위장이 약하고 마른 사람에게 부식뿐만 아니라 간식으로도 적격이며 회복기 환자에게 아주 좋다. 우리나라에서 산후 부기가 생겼을 때 늙은 호박을 권장한 이유도 호박이 갖는 이러한 특성 때문이었을 것이다. 한방에서는 황달과 각기병에 걸린 사람에게는 좋지 않다고 해 왔는데 이는 근거 없는 말이다.

호박의 비타민C는 열에 잘 파괴되지 않으므로, 따뜻한 수프를 만들어도 된다. '동짓날 호박을 먹으면 중풍에 걸리지 않는다'는 말이 있는데, 이는 비타민A, C와 B의 효과 때문으로 여겨진다. 늙은 호박은 저장성이 좋은 것이 장점이다.

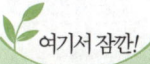
여기서 잠깐!

호박의 다양한 민간요법과 이용법
- 겨울철에 호박을 많이 먹으면 중풍, 감기, 동상을 예방할 수 있다.
- 호박을 삶은 물을 마시면 몸에 부기가 빠지고 소변을 시원하게 볼 수 있어 산후 부종이나 신장 기능 회복에 매우 좋다.
- 소염 작용과 해독 작용이 있으며, 통증 완화에도 도움이 된다.
- **어린 호박** : 채소로 이용하거나 말려서 사용한다.
- **호박꽃 · 호박씨** : 요리에 이용한다.
- **호박잎** : 쌈을 싸 먹는다.
- **늙은 호박** : 꼭지 부분이 안쪽으로 많이 들어간 것이 당도가 높으며, 잘랐을 때 흰 가루가 많이 붙어 있지 않은 것이 좋다. 엿 · 떡 · 범벅 · 중탕 · 죽 · 수프 · 잼 · 파이 등에 이용된다.

호박씨 또한 매우 우수한 식품으로 단백질·지질·당질·섬유질·칼슘·인·비타민A 전구체·B_1·B_2 등이 골고루 들어 있다. 100g당 열량이 550kcal나 되는데 지질이 좋은 불포화 지질이다. 머리를 좋게 하는 레시틴과 필수 아미노산이 많다. 뒷전에서 좋지 못한 일이나 모사를 꾸미는 사람을 빗대어 하는 '호박씨 깐다'는 말은 실은 IQ가 높아 머리가 좋은 이를 이르는 말이었을 것이다. 호박씨를 많이 먹은 사람이 당연히 두뇌 회전이 빨라질 것이니 말이다.

궁합이 맞는 음식 & 약이 되는 조리법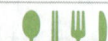

호박 수프

● **재료** 단호박(중간 크기) 1/2개, 양파 1/4개, 월계수 잎 1장, 우유 3컵, 크림 2큰술, 밀가루 1큰술, 버터 1/2큰술, 식용유·소금 약간씩

● **만드는 법**
① 단호박은 반을 갈라 씨와 섬유질을 숟가락으로 긁어내고 껍질을 벗겨 얇게 썬다.
② 양파도 가늘게 채 썬다.
③ 냄비에 식용유를 두르고 단호박과 양파를 넣어 투명해질 때까지 볶는다.
④ ③에 버터를 넣고 볶다가 녹으면 밀가루를 넣고 함께 볶는다
⑤ ④에 우유를 붓고 월계수 잎을 넣어 15분 정도 끓이다가 월계수 잎을 건져낸다.
⑥ ⑤를 믹서에 곱게 갈아 체에 밭쳐 거른 다음 크림을 넣고 한번 더 살짝 끓이면 완성.
※ 여기에 새알심을 넣어 먹으면 든든한 한 끼 식사가 된다.